中医经典必读释义

国家中医药管理局人事教育司　组织

（以姓氏笔画为序）

王庆其　刘景源　张再良　编　写
周国琪　郝万山

中国中医药出版社
·北京·

图书在版编目（CIP）数据

中医经典必读释义/国家中医药管理局人教司组织编写. —
北京：中国中医药出版社，2012.4（2024.12 重印）
ISBN 978 - 7 - 5132 - 0827 - 7

Ⅰ. ①中… Ⅱ. ①王… Ⅲ. ①中国医药学－古籍－注释
Ⅳ. ①R22

中国版本图书馆 CIP 数据核字（2012）第 044971 号

中 国 中 医 药 出 版 社 出 版
北京经济技术开发区科创十三街 31 号院二区 8 号楼
邮政编码　100176
传真　010-64405721
廊坊市祥丰印刷有限公司印刷
各地新华书店经销

*

开本 850×1168　1/32　印张 16.25　字数 416 千字
2012 年 4 月第 1 版　2024 年 12 月第 13 次印刷
书　号　ISBN 978 - 7 - 5132 - 0827 - 7

*

定价　49.00 元
网址　www.cptcm.com

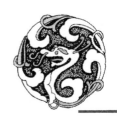# 内容提要

　　《中医经典必读》是学习中医经典著作的简易读本，所选条文均为中医经典著作的重要条文，是历代医学家"勤求古训，博采众方"，进行长期医疗实践的经验结晶和经典理论，是构建中医学理论体系的基础架构。熟读这些经典，是学习、继承中医学精华的基本功。

　　本书是在国家中医药管理局人事教育司 2004 年组织选编的《中医经典必读》一书的基础上，由原编写专家对经典条文"注解"、"释义"而成。其中【原文】部分，完全与《中医经典必读》本相同，选择公认的权威版本，选取经典医著中最为重要的原文，力求准确无误；【注解】部分，将原文中深奥难懂的字、词予以注解，为学习者准确理解原文提供帮助；【释义】部分用现代语言，深入浅出，对所选条文予以"白话解"，并予科学阐释。

　　本《释义》80% 以上的条文都是学习中医必须背诵的精辟内容，其用无穷，让学者受用终生。

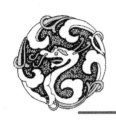

前　言

　　"将升岱岳，非径奚为？欲诣扶桑，无舟莫适！"历代名医无不熟读经典，"经典"了然于心，加上勤于实践，勇于创新，继承发扬共举，方可成为一代名医，造福人类。所以，重视和加强中医经典的学习，对于训练临床思维方法，夯实中医基本功底，提高辨证论治水平，是有百利而无一弊之举。

　　本书是在国家中医药管理局科技教育司 2004 年组织选编的《中医经典必读》一书的基础上，由原编写专家对经典条文"注解"、"释义"而成。

　　《中医经典必读》是学习中医经典著作的简易读本，所选条文均为中医经典著作的重要条文，是历代医学家"勤求古训，博采众方"，进行长期医疗实践的经验结晶和经典理论，是构建中医学理论体系的基础架构。熟读这些经典，是学习、继承中医学精华的基本功。

　　本《释义》中【原文】部分，与《中医经典必读》本相同，选择公认的珍本，选取经典医著中最为重要的条文，经认真核对，力求准确无误；【注解】部分，将原文中深奥难懂的字、词予以解释，为学习者准确理解原文提供帮助；【释义】部分用现代语言，深入浅出，对所选条文予以"白话解"，并予科学阐释。凡入选本书的经方、时方，均附有精选方剂歌诀，不仅朗朗上口，便于背诵；而且归纳精准，有助于理解原文。

本《释义》80% 以上的条文都是学习中医必须背诵的精辟内容，其用无穷，学者受用终生。

出版者
2012 年 3 月

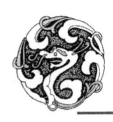

目　录

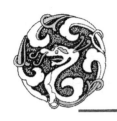

《黄帝内经必读》释义

王庆其　周国琪

养　生

【原文】

《素问·上古天真论》：上古之人，其知道者，法于阴阳①，和于术数②，食饮有节，起居有常，不妄作劳③，故能形与神俱④，而尽终其天年⑤，度百岁乃去。今时之人不然也，以酒为浆⑥，以妄为常，醉以入房，以欲竭其精，以耗⑦散其真，不知持满，不时御神⑧，务快其心，逆于生乐⑨，起居无节，故半百而衰也。

【注解】

① 法于阴阳：法，效法。效法自然界寒暑往来的阴阳变化规律。

② 和于术数：和，调和，引申为恰当运用。术数，此指养生的方法，如导引、按跷、吐纳等。恰当地运用各种养生方法。

③ 不妄作劳：妄，乱也。作劳，包括劳作和房事。不要违背常规地劳作。

④ 形与神俱：形，形体；神，精神。俱，全也；引申作

健全、和谐。形神健全和谐。

⑤ 天年：天赋年寿，即自然寿命。

⑥ 以酒为浆：浆，饮料。把酒作一般饮料饮用，形容酗酒无度。

⑦ 耗（hào 好）：嗜好，与前文"欲"义同。

⑧ 不时御神：时，善也；御，用也。谓不善于驾驭、使用精神，即妄耗神气。

⑨ 逆于生乐：违背生命之愿望。《中华大字典》：乐，"愿也"。

【释义】

本节阐发了养生的重要意义，提出五种养生法则。

养生的意义：远古时代人们寿命能超过百岁，乃懂得养生之道，能适应自然界阴阳的变化规律，掌握各种养生方法，保持形神和谐协调之故；而今世之人早衰，是因为不懂养生之道，酗酒劳倦，以致精气耗竭，真元匮乏。说明人之寿夭不在时世之异，而在人对养生的认识和态度的不同。

养生法则：一法于阴阳，即养生应效法自然界阴阳变化规律；二和于术数，即恰当运用养生方法锻炼身体；三食饮有节制；四起居作息有规律；五劳作不违背常度。以此养生，则形神和谐，能"尽终其天年，度百岁乃去"。

【原文】

虚邪贼风①，**避之有时，恬惔虚无**②，**真气从之，精神内守，病安从来。是以志闲而少欲，心安而不惧，形劳而不倦，气从以顺，各从其欲，皆得所愿。故美其食，任其服**③，**乐其俗，高下不相慕**④，**其民故曰朴**⑤。**是以嗜欲不能劳其目**⑥，**淫邪不能惑其心，愚智贤不肖，不惧于物**⑦，**故合于道。**

【注解】

① 虚邪贼风：泛指异常气候和外来致病因素。

② 恬惔虚无：恬惔，安静淡泊的意思。虚无，心无杂念和妄想。思想闲静，没有杂念。

③ 任其服：任，随便。服，衣服。着衣随便。

④ 高下不相慕：无论社会地位尊贵或卑贱，都能安于本位，不互相倾慕。

⑤ 朴：淳朴敦厚的品性。

⑥ 嗜欲不能劳其目：各种嗜好、欲望都不能引起他的注目。

⑦ 不惧于物：不为外界物欲所惊扰。

【释义】

本节提出养生的原则：对外环境要"虚邪贼风，避之有时"，对内环境要"恬惔虚无，精神内守"。虚邪贼风，是外界的致病因素；情志失调、劳倦过度，是内伤致病因素。既注意避免外邪的侵袭，又懂得调摄精神，避免情志过激和精气妄耗，才能保持真气充盛。内外调和，病安从来？

【原文】

女子七岁，肾气盛，齿更发长①；二七而天癸至②，任脉通，太冲脉③盛，月事以时下，故有子；三七，肾气平均，故真牙生而长极④；四七，筋骨坚，发长极，身体盛壮；五七，阳明脉衰，面始焦⑤，发始堕；六七，三阳脉衰于上⑥，面皆焦，发始白；七七，任脉虚，太冲脉衰少，天癸竭，地道不通⑦，故形坏而无子也。丈夫八岁，肾气实，发长齿更；二八，肾气盛，天癸至，精气溢写⑧，阴阳和⑨，故能有子；三八，肾气平均，筋骨劲强，故真牙生而长极；四八，筋骨隆

盛，肌肉满壮；五八，肾气衰，发堕齿槁；六八，阳气衰竭于
上，面焦，发鬓颁白⑩；七八，肝气衰，筋不能动，天癸竭，
精少，肾藏衰，形体皆极；八八则齿发去。**肾者主水**⑪，受五
藏六府之精而藏之，故五藏盛，乃能写⑫。今五藏皆衰，筋骨
解堕，天癸尽矣，故发鬓白，身体重，行步不正，而无子耳。

【注解】

① 齿更发长：人到七八岁，乳牙脱落，更换恒齿；头发
开始茂盛。

② 天癸至：天，先天；癸，癸水。至，极也，此有充盛
的意思。天癸是肾气充盛产生的促进生殖功能发育、成熟、旺
盛的精微物质。

③ 太冲脉：王冰注："太冲者，肾脉与冲脉合而盛大，故
曰太冲。"

④ 真牙生而长极：真牙，即智齿。长极，发育完全、成
熟。智齿生出，发育健全。

⑤ 焦：通憔，即憔悴。

⑥ 三阳脉衰于上：太阳、阳明、少阳脉气衰减于上（头
面）部。因三阳脉皆起或止于面部，故云衰于上。

⑦ 地道不通：指月经停止来潮。

⑧ 精气溢写：写，通泻，此为泄义。精气盈满而能外泻。

⑨ 阴阳和：指男女媾合。一说指男女气血阴阳调和。

⑩ 颁白：即斑白，指头发黑白相杂，俗称花白。

⑪ 主水：指肾藏精的功能。

⑫ 五藏盛乃能写：五脏精气盛，肾乃能泄精。

【释义】

本节主要讨论人体生长壮老的规律以及肾中精气与五脏六
腑精气的关系。

1. 人体生长壮老的规律可分为三个时期

生长发育期：女子七至十四岁，男子八至十六岁，此时肾气渐渐盛实，主要表现为齿更发长，天癸发育日渐成熟，女子月事应时而下，男子开始有排精现象，具备了生育能力。

壮盛期：女子二十一至二十八岁，男子二十四至三十二岁。此时肾气充盛已成稳定均衡趋势。主要表现为智齿生出，牙齿生长齐全，筋骨坚强，体格壮盛，发长极。

衰老期：女子三十五至四十九岁，男子四十至六十四岁，此时肾气渐衰，主要表现为阳明脉气渐衰，面色逐渐憔悴，发枯白而开始脱落，天癸渐竭，形体衰老，精气渐亏，逐步失去生殖能力。

2. 肾气的盛衰与五脏六腑精气的盛衰密切关联

说明肾主藏精的功能，肾不仅藏先天之精，而且接受来自五脏六腑的后天之精；只有当五脏精气充盛，肾才能泄精。

【原文】

《素问·四气调神大论》：春三月，此谓发陈①，天地俱生，万物以荣，夜卧早起，广步于庭，被发缓形②，以使志生，生而勿杀，予而勿夺，赏而勿罚③，此春气之应，养生之道也④。逆之则伤肝，夏为寒变，奉长者少。

夏三月，此谓蕃秀，天地气交，万物华实⑤，夜卧早起，无厌于日，使志无怒，使华英成秀⑥，使气得泄，若所爱在外，此夏气之应，养长之道也。逆之则伤心，秋为痎疟⑦，奉收者少，冬至重病。

秋三月，此谓容平⑧，天气以急，地气以明，早卧早起，与鸡俱兴，使志安宁，以缓秋刑⑨，收敛神气，使秋气平，无外其志，使肺气清，此秋气之应，养收之道也，逆之则伤肺，冬为飧泄⑩，奉藏者少。

冬三月，此谓闭藏，水冰地坼，无扰乎阳，早卧晚起，必待日光，使志若伏若匿，若有私意，若已有得⑪，去寒就温，无泄皮肤，使气亟夺⑫，此冬气之应，养藏之道也。逆之则伤肾，春为痿厥，奉生者少。

【注解】

①发陈：发，生发，发散。陈，敷布、布陈。春季万物生发，推陈出新。

②被发缓形：被，同披。披散开头发，解开衣带，使形体舒展无拘束。

③生而勿杀，予而勿夺，赏而勿罚：调摄人的精神情志，人要适应春气之生机，而不容杀灭；要接受春气惠予，而不容劫夺；要承受春气恩赐而不容克罚。

④养生之道：保养春气生发之规律。下文"养长之道"、"养收之道"、"养藏之道"皆仿此。

⑤天地气交，万物华实：华，开花。实，果实。天地阴阳之气交合，万物繁茂充实。

⑥使华英成秀：使人的精神饱满，以适应夏气，成其秀美。

⑦痎（jiē，音皆）疟：泛指疟疾。

⑧容平：容，生态、相貌。秋季万物成熟，形态平定不再生长的自然景象。

⑨使志安宁，以缓秋刑：秋气肃杀，万物收敛，故称"秋刑"。使神志安宁平静，以避秋季肃杀之气。

⑩飧（sūn 孙）泄：泻出未消化的食物。又称完谷不化的泄泻。

⑪使志若伏若匿，若有私意，若已有得：使神志内藏，安静自若，如有隐私不能外泄，如获心爱之物而窃喜。

⑫无泄皮肤，使气亟夺：亟，频数，屡次。冬季不要使皮肤过多出汗，导致阳气频繁耗伤。

【释义】

本节论述自然四时生长收藏的规律，提示人类要顺从四时阴阳变化调养精神情志和生活起居，则体健神旺，可以减少疾病发生。若违逆四时阴阳，则内伤五脏，可能发生病变。

【原文】

夫四时阴阳者，万物之根本也。所以圣人春夏养阳，秋冬养阴①，以从其根，故与万物沉浮于生长之门。逆其根，则伐其本，坏其真矣。故阴阳四时者，万物之终始也，死生之本也，逆之则灾害生，从之则苛疾不起，是谓得道。道者，圣人行之，愚者佩②之。从阴阳则生，逆之则死，从之则治，逆之则乱。反顺为逆，是谓内格③。是故圣人不治已病治未病，不治已乱治未乱，此之谓也。夫病已成而后药之，乱已成而后治之，譬犹渴而穿井，斗而铸锥，不亦晚乎！

【注解】

① 春夏养阳，秋冬养阴：养阳，即养生养长；养阴，即养收养藏。春夏季节自然界阳气生发，人应顺应调养阳气；秋冬季节自然界阴气收敛，人应顺应调养阴气。

② 佩：与悖同，古通用。悖，违背；违反。

③ 内格：格，格拒也。人体内在生理功能与自然界四时阴阳变化不相协调。

【释义】

本节强调四时阴阳是万物生长之根本，从之则治，逆之则乱；并强调"不治已病治未病"的防治原则。提出了"春夏养阳，秋冬养阴"这一顺应四时的重要养生原则，春夏宜顺其生长之气以养阳；秋冬宜顺其收藏之气以养阴。

【原文】

《素问·气交变大论》：夫道者，上知天文，下知地理，中知人事，可以长久。

【释义】

此句提示医学之道当掌握天文、地理，以及社会、心理、人际之事等知识，则可以长久。

阴阳五行

【原文】

《素问·阴阳应象大论》：阴阳者，天地之道也①，万物之纲纪②，变化之父母③，生杀之本始④，神明之府⑤也，治病必求于本⑥。

故积阳为天，积阴为地。阴静阳躁，阳生阴长，阳杀阴藏⑦。阳化气，阴成形⑧。寒极生热，热极生寒⑨；寒气生浊，热气生清⑩；清气在下，则生飧泄；浊气在上，则生䐜胀⑪，此阴阳反作⑫，病之逆从⑬也。

故清阳为天，浊阴为地。地气上为云，天气下为雨；雨出地气，云出天气。故清阳出上窍，浊阴出下窍⑭；清阳发腠理，浊阴走五藏⑮；清阳实四支，浊阴归六府⑯。

【注解】

① 阴阳者，天地之道也：天地，泛指自然界。道，法则、规律。阴阳是自然界的法则和规律。

② 纲纪：即纲领。

③ 父母：本原、根源之义。

④ 生杀之本始：生，产生；杀，消亡。本始，即本原和

起点。阴阳是事物产生与消亡的原由。

⑤ 神明之府：府，居舍、藏物的场所。阴阳是产生自然界万物运动变化内在动力的场所。

⑥ 本：在此指阴阳。

⑦ 阳生阴长，阳杀阴藏：互文。阴阳既为生杀之本，亦为长藏之本。阳既能生万物，亦能杀万物；阴既能长万物，亦能藏万物。

⑧ 阳化气，阴成形：阳气具有蒸腾气化的作用；阴气具有凝聚成形的作用。阴阳代表二种相反的作用。

⑨ 寒极生热，热极生寒：此以寒热互变之例，说明阴阳在一定条件下的相互转化。

⑩ 寒气生浊，热气生清：张介宾注："寒气凝滞，故生浊阴；热气升散，故生清阳。"

⑪ 䐜胀：此指胸腹胀满。

⑫ 反作：即反常。阳应升在上而反在下，阴应降在下而反在上，是谓阴阳反作。

⑬ 逆从：偏义复词，即逆的意思。指上述飧泄、䐜胀，皆阴阳之逆行。

⑭ 清阳出上窍，浊阴出下窍：上窍，指耳、目、口、鼻等头面部七窍；下窍，即前后二阴。人体吸入的自然之气和饮食水谷化生的清阳之气出于头面官窍，产生声音和嗅、视、听觉等功能。产生的浊阴变为粪、尿由前后二阴排出体外。

⑮ 清阳发腠理，浊阴走五藏：清阳，指卫气。浊阴，指精血津液。腠理，指皮肤、肌肉、脏腑之间通行元气的间隙。发，发散，布散；走，运行，归属。清阳之气发散于肌肤、脏腑间隙以温养之。浊阴之气趋向五脏贮藏而濡养之。

⑯ 清阳实四支，浊阴归六府：清阳，指水谷精气。支，通肢。浊阴，由水谷变化而成的糟粕和水液。言水谷精气有充养四肢百骸的作用；谷食及其变化的糟粕和水液，归于六腑

传化。

【释义】

本段主要论述了阴阳的基本概念及基本内容。

世界上一切事物是在不断地运动变化，新生和消亡。事物之所以能运动发展变化，根源就在于事物本身存在着相互对立统一的阴阳两方。阴阳在其运动变化过程中，既是对立的，又是相互依存、相互为用，在一定条件下，又能相互转化的。将"阴阳"引入医学领域的重要意义及临床治疗的指导思想就是"治病必求于本"。

本节以天地、静躁、寒热、化气、成形、云雨等自然运动、作用、现象等说明阴阳的属性特征及其相互对立、相互依存、相互转化的关系。以阴阳升降运动说明人体的生理病理现象。人体吸入的自然之气和饮食水谷化生的清阳之气出于头面官窍，产生声音和嗅、视、听觉等功能；产生的浊阴变为粪、尿由前后二阴排出体外。清阳之气宣发于肌肤、脏腑间隙以温养之；浊阴之气趋向五脏贮藏而濡养之。水谷精气有充养四肢百骸的作用；谷食及其变化的糟粕和水液，归于六腑传化。阳应升在上而反在下，阴应降在下而反在上，是为阴阳反常，可出现完谷不化的飧泄、胸腹部胀满等病证。

【原文】

水为阴，火为阳。阳为气，阴为味。

味归形，形归气①，气归精，精归化②，精食气，形食味③，化生精，气生形④。味伤形，气伤精，精化为气，气伤于味。

阴味出下窍，阳气出上窍。味厚者为阴，薄为阴之阳；气厚者为阳，薄为阳之阴。味厚则泄，薄则通；气薄则发泄，厚则发热。壮火之气衰，少火之气壮⑤，壮火食气，气食少火，

壮火散气，少火生气⑥。

气味，辛甘发散为阳，酸苦涌泄⑦为阴。

【注解】

① 味归形，形归气：归，归附，在此有滋养、化生之义。形，指形体，包括脏腑精血等有形物质。气，指人体的真元之气。药物饮食五味有滋养人之形体作用，而形体又依赖于真气的充养。

② 气归精，精归化：气，指药食之气。化，气化、化生。药物饮食之气有化生成人体阴精的作用，而人体的阴精又依赖气化功能产生。

③ 精食气，形食味：食，音义同饲，以食予人也。此句补充说明"气归精，味归形"。

④ 化生精，气生形：补充说明"精归化"、"形归气"。精归化，故化生精；形归气，故气生形。

⑤ 壮火之气衰，少火之气壮：壮火，指药物饮食气味纯阳的作用。少火，指药物饮食气味温和的作用。气，指正气。之，作使、令解。后世对壮火、少火的含义，有进一步的发挥，认为壮火即病理之火，少火为生理之火。此句本义为药食气味纯阳者可以使得正气虚衰；药物饮食气味温和者可以使得正气盛壮。

⑥ 壮火食气，气食少火；壮火散气，少火生气：前"食"字，是消蚀之义，后"食"字，音义同饲。药物饮食的纯阳作用可消蚀耗散人体的元气，人体的元气仰饲于药物饮食的温和作用；药物饮食的纯阳作用可耗散人体的元气，药物饮食的温和作用补养人体的元气。

⑦ 涌泄：泛指呕吐泄泻。

【释义】

本节用阴阳属性及其相互转化关系，阐明药物饮食在体内的转化过程，以及气味厚薄的不同性能、作用。药物饮食气味太过对人体的影响。

1. 味、形、气、精、化的关系

药物饮食气味在人体内可以相互转化。味、气可以滋养形体，生成精气；进一步能产生人体之气和促进气化功能；药物饮食气味太过又可以损伤人体的形精，影响气化。

2. 药物饮食气味的阴阳属性及其性能

以阴阳的理论，对药物饮食气味厚薄及其作用进行了阐释，药物饮食气味有阴阳之分、厚薄之别。其作用、性能也相异，如药物饮食有出上窍与出下窍、通与泄、发热与发泄、上涌与下泄等阴阳相反的作用区分。

3. 壮火、少火的概念及其对人体的影响

属于阳性的药食气味可以分为壮火、少火两种，药食气味纯阳者可以使得正气虚衰；药物饮食气味温和者可以使得正气盛壮。纯阳作用药食可以消蚀耗散人体的元气，人体的元气仰饲于药物饮食的温和作用；药物饮食的纯阳作用可耗散人体的元气，药物饮食的温和作用补养人体的元气。

【原文】

阴胜则阳病，阳胜则阴病①。阳胜则热，阴胜则寒②。重寒则热，重热则寒。

风胜则动，热胜则肿，燥胜则干，寒胜则浮③，湿胜则濡写④。

天有四时五行，以生长收藏，以生寒暑燥湿风。人有五藏化五气，以生喜怒悲忧恐。故喜怒伤气，寒暑伤形。暴怒伤阴，暴喜伤阳⑤。厥气上行，满脉去形⑥。喜怒不节，寒暑过

度，生乃不固。故重阴必阳，重阳必阴。

【注解】

① 阴胜则阳病，阳胜则阴病：阴胜，即酸苦涌泄太过；阳胜，即辛甘发散太过。指过用酸苦涌泄药，则机体阳气损伤；过用辛甘发散药，则机体阴精耗损。后世对此又有新的发挥，认为阴邪偏胜，则伤阳气；反之阳邪偏胜，则伤阴气，以此成为中医学病机总纲。

② 阳胜则热，阴胜则寒：本指用辛甘药太过，就产生热病；用酸苦药太过，就产生寒病。后世又发挥为：阳邪胜致热病，阴邪胜致寒病。

③ 寒胜则浮：浮，浮肿。寒为阴邪，易伤阳气，阳气不行，聚水成为浮肿。

④ 湿胜则濡写：濡写，又称湿泻，由湿邪伤脾所致。脾被湿困，不能运化水谷，故泄泻稀溏。

⑤ 暴怒伤阴，暴喜伤阳：阴，肝阴；阳，心阳。突然暴怒易伤肝阴；突然狂喜易伤心阳，使心神涣散而不收。

⑥ 厥气上行，满脉去形：厥气，厥逆上行之气。去形，形神分离。厥逆之气上行，脉中气血满盈，神气浮越，形神分离而昏厥。

【释义】

本段论述了阴阳偏盛的病理以及六淫、七情内伤的致病特点。

1. 阴阳偏盛的病理

阴邪偏胜，则伤阳气，产生寒病；反之阳邪偏胜，则伤阴气，产生热病。阴阳偏胜至极点，则可向相反方面转化。

2. 六淫之邪的致病特点

风邪的致病特点是动摇、振颤；火热的致病特点是火热之邪内郁，营气壅滞肉理，发为痈疡红肿；寒为阴邪，易伤阳气，聚水成为浮肿；脾被湿困，不能运化水谷，故泄泻稀溏。

3. 七情内伤的致病特点

怒为肝志，肝藏血，血属阴，故暴怒伤阴；喜为心志，心属阳，藏神，卒暴之喜则伤阳。人体内五脏阴阳相乱，平衡失调，甚至出现昏厥的病理状态。

【原文】

阳胜则身热，腠理闭，喘麤为之俛仰①，汗不出而热，齿干以烦冤②，腹满，死，能③冬不能夏。阴胜则身寒、汗出，身常清，数慄④而寒，寒则厥，厥则腹满，死，能夏不能冬。此阴阳更胜之变，病之形能⑤也。

【注解】

①喘麤（cū，音粗）为之俛（fú，音俯）仰：麤，粗的异体字。俛，俯的异体字。呼吸喘息粗急而困难，呈前俯后仰之状。

②烦冤：即烦闷不舒。

③能（nài，音耐）：音义同耐。

④数（shuò，音索）慄：数，频繁，多次之义。慄，战抖。即频频战栗。

⑤形能（tài，音态）：形，指形体、形状。能，同态。即形态。指疾病所产生的症状和体征而言。

【释义】

本段仿效阴阳的法则，辨别疾病阴阳之属性。

阳（邪）胜所产生的症状和体征：阳邪不得泄越则出现全身内外皆热，且有津液耗伤，火扰心神之表现。腹满，乃阳热结于中焦，阳胜阴绝，中土败坏，故死。此证若得冬阴之助，尚能支持，如遇夏热，则内外皆热，不可耐受。

阴（邪）胜所产生的症状和体征：阴盛则阳衰，外有身寒汗出、战栗、四肢逆冷；内因脾胃阳绝而腹满，亦死也。此证若得夏热之助，犹可支持，如遇冬寒，则无法耐受。

【原文】

故善用针者，从阴引阳，从阳引阴①，以右治左，以左治右，以我知彼，以表知里，以观过与不及之理，见微得过，用之不殆②。

【注解】

① 从阴引阳，从阳引阴：由于人身的阴阳气血内外上下交相贯通，所以针刺阳分或阴分，能够调节相对一方经脉的虚实盛衰。

② 殆：危也。

【释义】

本节提出了阴阳互刺、左右互刺的针刺法则。根据人体脏腑经脉表里阴阳气血交相贯通的整体理论，针刺阳分可以引导阴分的经气，调节相对一方经脉的虚实盛衰，从而起到治疗阳分的病证的疗效。反之亦然。左右互刺的针刺方法也同样基于这一理论。

【原文】

善诊者，察色按脉，先别阴阳；审清浊，而知部分①；视喘息，听音声，而知所苦；观权衡规矩②，而知病所主；按尺寸③、观浮沉滑涩，而知病所生。以治无过，以诊则不失矣。

【注解】

① 审清浊，而知部分：清浊，指望诊中面部颜色的清与

浊。清，指面色明润光泽；浊，指面色晦暗滞浊。审察色泽清浊，可测知疾病部位。

②权衡规矩：泛言四时常脉。权为秤锤，衡为秤杆，规为作圆之器，矩为作方之器。此喻脉象。即《素问·脉要精微论》："春应中规，夏应中矩，秋应中衡，冬应中权。"

③尺寸：尺，尺肤，前臂内侧从肘至腕的一段皮肤。寸，寸口脉。概言尺肤和寸口。

【释义】

以阴阳的理论指导诊法。诊法有望闻问切，如"察色按脉"、"审清浊"、"视喘息、听声音"、"观权衡规矩"、"按尺寸"等，然重要的是"先别阴阳"，阴阳为辨证之总纲，阴阳辨明，"以治则无过，以诊则不失矣"，此为中医诊法之关键。

【原文】

《素问·六微旨大论》：成败倚伏①生乎动，动而不已，则变作矣。

出入废，则神机②化灭；升降息，则气立③孤危。故非出入，则无以生长壮老已；非升降，则无以生长化收藏。是以升降出入，无器不有。

亢则害，承④乃制，制则生化，外列⑤盛衰，害则败乱，生化大病。

【注解】

①倚伏：相因叫"倚"，隐藏叫"伏"。潜伏的因果关系。

②神机：泛指生命内在的阴阳变化之机，是生命征象的根本。《素问·五常政大论》云："根于中者，命曰神机。"

③气立：生命体因外界之气而立。《素问·五常政大论》

云："根于外者，命曰气立。"

④ 承：承袭之义。五行各有所承袭，以防其太过，不使其亢甚为害。

⑤ 外列：外列自然界的客观表现。

【释义】

本节论述气机的运动形式。气的运动谓气机，气机的运动形式多种多样，概言之有四种形式——升降出入。自然界的生长化收藏，人体的生长壮老已，无不赖之以变化。升降出入运动是所有形体器官的共性。四者之间还必须保持正常，否则自然界就会灾害降临，人体就将发生疾病。

【原文】

《素问·宝命全形论》：木得金而伐，火得水而灭，土得木而达①，金得火而缺，水得土而绝②。万物尽然，不可胜竭。

【注解】

① 达：通达。

② 绝：阻绝。

【释义】

本节阐述了五行相胜之关系。五行之间有相生和相克的关系，相生，即滋助、长养、促进；相克，即克制、压抑、约束。任何事物的内部都具有五行的五个方面，其相互之间不仅需要相生的联系，也要有相克的制约，这就构成一种相对稳定的有规律的结构联系。

【原文】

《灵枢·岁露论》：人与天地相参，与日月相应也。

【释义】

人类长期生活在自然环境中，已经形成与自然天体日月星辰运行规律以及气候适应的生理节奏。

藏　象

【原文】

《素问·灵兰秘典论》：心者，君主之官也，神明①出焉。肺者，相傅②之官，治节③出焉。肝者，将军之官④，谋虑出焉。胆者，中正之官⑤，决断出焉。膻中者，臣使之官，喜乐出焉。脾胃者，仓廪⑥之官，五味出焉。大肠者，传导之官，变化出焉。小肠者，受盛⑦之官，化物出焉。肾者，作强⑧之官，伎巧⑨出焉。三焦者，决渎⑩之官，水道出焉。膀胱者，州都⑪之官，津液藏焉，气化则能出矣。凡此十二官者，不得相失也。故主明则下安，以此养生则寿，殁世不殆⑫，以为天下则大昌。主不明则十二官危，使道⑬闭塞不通，形乃大伤，以此养生则殃，此为天下者，其宗大危，戒之戒之！

【注解】

① 神明：指心主人的精神意识思维活动。

② 相傅：指辅助君主治理国家大事的宰相、相国。

③ 治节：治理调节。比喻肺佐心以调气血、行营卫、治理诸脏的功能。

④ 将军之官：肝属风木，性动而急，如将军之勇。

⑤ 中正之官：胆正直刚毅，不偏不倚，故为中正之官。

⑥ 仓廪：指贮藏粮食的仓库。

⑦ 受盛（chéng，音成）：盛，以器受物。指接受容纳之意。

⑧ 作强：指精力充沛，强于所用，偏指体力。

⑨ 伎巧：指人的智巧能力。

⑩ 决渎：决，通也；渎，水道也。疏通水道之义。

⑪ 州都：指水液汇聚的地方。膀胱为津液所聚之处，故称州都之官。

⑫ 殁（mò 末）世不殆：殁，通没，殁世，终身之义；殆，危险。即终身没有危险。

⑬ 使道：指十二脏腑相互联系的通道。

【释义】

本节以古代官制作比喻，形象地论述了十二脏腑的主要生理功能及其相互之间的关系，强调心在十二脏腑中的主导作用。十二脏腑的主要功能：心藏神，主人体精神思维活动而协调各脏腑的生理功能，为君主之官。肺主气，助心调畅全身气血和气机升降，为"相傅之官"。肝犹如将军，智勇兼备，主深谋远虑，为"将军之官"。胆主决定判断，肝胆相使，才能正确处理事物，为"中正之官"。膻中为心包络，犹如内臣，代君行令，主情志喜乐，为"臣使之官"。脾胃能受纳腐熟水谷，化生水谷精微，为"仓廪之官"。大肠具有传化糟粕功能，为"传导之官"。小肠具有将胃消化之食物分清别浊的功能，为"受盛之官"。肾藏精充脑养骨，使人运动强劲，动作精巧，神强聪慧，为"作强之官"。三焦具有疏通水道，运行水液的功能，为"决渎之官"。膀胱能贮藏全身升清降浊后的津液，在肾的气化作用下，变为尿液排出体外，为"州都之官"。

十二官的功能活动不是孤立的，而是既分工又合作，密切配合，共同维持人体生理功能，说明十二脏腑是一个统一协调的整体，体现了藏象学说的整体观。

【原文】

《素问·六节藏象论》：帝曰：藏象何如？岐伯曰：心者，生之本，神之变①也；其华在面，其充在血脉；为阳中之太阳，通于夏气②。肺者，气之本，魄之处也；其华在毛，其充在皮，为阳中之太阴③，通于秋气。肾者，主蛰，封藏之本④，精之处也；其华在发，其充在骨，为阴中之少阴⑤，通于冬气。肝者，罢极之本⑥，魂之居也；其华在爪，其充在筋，以生血气，其味酸，其色苍，此为阳中之少阳⑦，通于春气。脾、胃、大肠、小肠、三焦、膀胱者，仓廪之本，营之居也，名曰器，能化糟粕，转味而入出者也；其华在唇四白，其充在肌，其味甘，其色黄，此至阴⑧之类，通于土气。凡十一⑨藏取决于胆也。

【注解】

① 神之变：变，在此应作"处"解，即居处之义，与下文"魄之处"、"精之处"例同。

② 阳中之太阳，通于夏气：心属火，位居膈上，主宣达阳气，故为阳中之太阳，与夏热之气相应。

③ 阳中之太阴：太阴，在此当作"少阴"解。因肺属金，位居膈上，主肃降阳气，故为阳中之少阴，与秋燥之气相应。

④ 主蛰，封藏之本：蛰，冬眠伏藏之虫。此以冬眠伏藏之虫，比喻肾主藏精，宜闭藏而不妄泄的功能，故称"封藏之本"。

⑤ 阴中之少阴：少阴，当作"太阴"解。因肾属水，位居膈下阴位，主闭藏阴精，故为阴中之太阴，与冬寒之气相应。

⑥ 罢（pǐ疲）极之本：罢，音义同疲；极，劳也。因肝主筋，其血气濡养筋脉，筋主运动；劳累太过，肝之气血失于

濡养筋脉，则不堪疲劳，故肝为罢极之本。

⑦ 阳中之少阳：当作"阴中之少阳"。因肝居膈下阴位，主少阳升发之气，属于木，故为阴中之少阳，与春温之气相应。

⑧ 至阴：从阳位到达阴位。脾居中焦，位于上焦阳位与下焦阴位之间，故曰至阴。

⑨ 十一：乃古代直排版"土"字之误，可参。

【释义】

本节论述了藏象的概念和藏象学说的基本内容。五脏是人体之本，以五脏之本为中心，联系诸腑、经脉、体表五华、五体，形成肝、心、脾、肺、肾五大系统的生理活动，同时又互相之间紧密联系，并与自然界相联成一个整体，形成以五脏为中心的藏象学说。

【原文】

《素问·五藏别论》：脑、髓、骨、脉、胆、女子胞，此六者，地气之所生也，皆藏于阴而象于地，故藏而不写①，名曰奇恒之府②。夫胃、大肠、小肠、三焦、膀胱，此五者，天气之所生也，其气象天，故写而不藏。此受五藏浊气，名曰传化之府。此不能久留，输写者也，魄门亦为五藏使③，水谷不得久藏。所谓五藏者，藏精气而不写也，故满而不能实④。六府者，传化物而不藏，故实而不能满⑤也。所以然者，水谷入口，则胃实而肠虚；食下，则肠实而胃虚。故曰：实而不满，满而不实也。

【注解】

① 藏而不写：写，通"泻"，输泻。指奇恒之府能贮藏精气，无输泻的功能。

② 奇恒之府：奇，异也；恒，常也。奇恒，异于常腑。具有不同于六腑的功能的脏器。

③ 魄门亦为五藏使：魄，通"粕"；魄门，肛门。使，役使。指肛门排泄糟粕的功能，为五脏之役使。

④ 满而不能实：满，指精气盈满；实，指精气壅实、呆实。指五脏精气宜盈满，但不能壅实不行。

⑤ 实而不能满：实，水谷和糟粕暂时充实；满，水谷和糟粕滞满不行。指六腑水谷与糟粕宜暂时充实，但不能滞满不行。

【释义】

本段讨论了奇恒之腑、五脏、六腑的生理功能特点。

奇恒之府功能好象大地蓄藏万物一样，主藏阴精，与五脏相似；但形态中空又与六腑相似，故有异于一般的六腑。五脏主藏精气，而精气又要保持运行流畅，不能壅实不行，故其功能特点为"满而不能实"。六腑主传化水谷而不藏，六腑正常传化功能应处于"虚实"状态，即"胃实而肠虚"，"肠实而胃虚"，以通为用。

【原文】

《素问·经脉别论》：食气入胃，散精于肝，淫气①于筋。食气入胃，浊气②归心，淫精于脉。脉气流经，经气归于肺，肺朝百脉③，输精于皮毛。毛脉合精④，行气于府⑤，府精神明，留于四藏⑥，气归于权衡⑦。权衡以平，气口⑧成寸，以决死生。

饮入于胃，游溢精气，上输于脾。脾气散精，上归于肺，通调水道，下输膀胱。水精四布，五经并行⑨。合于四时五藏阴阳，揆度以为常也⑩。

【注解】

① 淫气：浸淫满溢，此处为滋养濡润之意。

② 浊气：指谷食之气中的浓稠的部分。

③ 肺朝百脉：朝，朝会。肺主气，百脉中气血运行有赖于肺之调节，故百脉朝会于肺。

④ 毛脉合精：肺主气，心主血脉，毛脉合精，即气血相合。

⑤ 行气于府：府，指血脉，即精气行于血脉之中。

⑥ 府精神明，留于四藏：留，反训为"流"。指经脉中的精气，正常运行而不紊乱，流行输布于肝、心、脾、肾四脏。

⑦ 气归于权衡：权衡，此指通过调节达到平衡。言精气化为血气入于血脉，精气的敷布要保持平衡的生理状态。

⑧ 气口：即寸口，因其长1.9寸，故曰"气口成寸"。

⑨ 水精四布，五经并行：五经，五藏之经脉。水谷精气敷布于全身，灌注于五脏之经脉。

（10）揆度以为常也：揆度，测度。从脉象变化测度津液的代谢情况，以此作为常规大法。

【释义】

本段论述了谷食和水饮入胃后其精气输布运行的过程。进食后水谷精气散于肝，滋润于筋脉；其浓稠的精气注于心，通过经脉朝会于肺，借助肺朝百脉的功能，输布全身，直至皮毛，营养全身。在肺朝百脉和主治节的作用下，使气血相合，血脉和调，津液四布，下输膀胱。

水谷精气的生成输布过程是在五脏六腑的综合作用下进行的，与四时阴阳密切相关，并可通过经脉而反映于寸口，所以诊察寸口脉象的变化能测知人体各脏腑的生理和病理。

【原文】

《素问·太阴阳明论》：阳者，天气也，主外。阴者，地气也，主内。故阳道实，阴道虚①。故犯贼风虚邪者，阳受之；食饮不节，起居不时者，阴受之。阳受之则入六府，阴受之则入五藏。入六府则身热，不时卧②，上为喘呼。入五藏则膜满闭塞，下为飧泄，久为肠澼③。故喉主天气，咽主地气，故阳受风气，阴受湿气。故阴气从足上行到头，而下行循臂到指端；阳气从手上行至头，而下行至足。故曰：阳病者，上行极而下；阴病者，下行极而上④。故伤于风者，上先受之；伤于湿者，下先受之。

【注解】

① 阳道实，阴道虚：指属于阳的六腑，多病外感而为实证；属于阴的五脏，多病内伤而为虚证。

② 不时卧：指应睡眠而不能入眠，不能以时卧也。

③ 肠澼：下利脓血。

④ 阳病者，上行极而下；阴病者，下行极而上：此言阴邪或阳邪侵犯阴经或阳经后，随着阴、阳经气的运行而传变。

【释义】

本段以太阴和阳明为例，论述了因经脉脏腑阴阳属性不同，其发病各异的道理和规律。由于阴经、五脏主里属阴；阳经、六腑主外属阳。外邪侵犯，先入在表在阳之阳经六腑；饮食起居，直犯在里在阴之阴经五脏。因此，阴经、五脏和阳经、六腑的发病规律的区别在三个方面：一是贼风虚邪之外感六淫阳邪，侵犯人体从外而入，传及六腑，多为阳热有余之证，而有身热、不得卧、喘呼诸症；饮食起居不慎之阴邪，病从内生，伤及五脏，多为里阴不足之症，而见膜胀、飧泄、肠澼诸疾。二是疾病的发展趋向，病随气转，故阳经之病，上行日久转趋于下；阴经之病，下行日久转趋于上。三是邪气伤人，同类相聚，故风为阳邪而易伤上、伤阳、伤胃；湿为阴邪而易伤下、伤阴、伤脾。

【原文】

帝曰：脾病而四支不用，何也？岐伯曰：四支皆禀气于胃，而不得至经①，必因于脾，乃得禀也。今脾病不能为胃行其津液②，四支不得禀水谷气，气日以衰，脉道不利，筋骨肌肉，皆无气以生，故不用焉。

【注解】

① 至经：《太素》作"径至"。

② 津液：此指水谷之精气。

【释义】

脾与胃以膜相连；通过各自隶属的经脉相互联络，构成表里关系。在生理功能上，胃受纳水谷，需要通过脾的运化，才能把水谷精气输布到四肢百骸及全身脏腑组织，得以充养。脾病则水谷精气不能营养筋脉肌肉，以致四肢不能作随意运动。

【原文】

《灵枢·脉度》：五藏常内阅于上七窍也①，故肺气通于鼻，肺和则鼻能知香臭矣；心气通于舌，心和则舌能知五味矣；肝气通于目，肝和则目能辨五色矣；脾气通于口，脾和则口能知五谷矣；肾气通于耳，肾和则耳能闻五音矣。五藏不和则七窍不通，六府不和则留为痈②。

【注解】

① 五藏常内阅于上七窍也：阅，经历之意，此处可引申为相通。五脏精气通过所属的经脉上通于颜面诸窍。

② 六府不和则留为痈：此言六腑功能失调，使营卫气血运行阻滞，郁而发热，热胜则肉腐，而致痈疡。

【释义】

论述了五脏和七窍的生理上的密切关系。五脏的精气由经脉输送到颜面五官七窍，使七窍与五脏通应相连，五脏功能与七窍感觉密切相关，五脏生理功能协调通利，则七窍感觉灵敏。五脏与七窍在病理上相互影响，五藏不和，则七窍不通。

【原文】

《素问·五藏生成》：诸脉者皆属于目①，诸髓者皆属于脑，诸筋者皆属于节，诸血者皆属于心，诸气者皆属于肺，此四支八溪之朝夕②也。故人卧血归于肝，肝受血而能视，足受血而能步，掌受血而能握，指受血而能摄。

【注解】

① 诸脉者皆属于目：属，有连属、统属之意。五脏六腑之精气，通过十二经脉上注于目。

② 此四支八溪之朝夕：八溪，指上下肢的大关节，左右侧共八处。朝夕，指海水早涨为潮，晚涨为汐，此处指早晚。此言人身脏腑之气血从早到晚时刻出入流行于四肢关节、血脉、骨髓、筋膜之间，如同每天潮汐从不间断地营养全身脏腑组织器官。

【释义】

本段论述了脉、髓、筋、血、气的生理。

脉、髓、筋、血、气在人体具有重要的生理功用，而它们能够发挥各自的生理功用，主要依赖它们各自的连属关系而形成的整体功能。五脏六腑之精气由十二经脉上注于目，始能有眼目的视觉功能。肾藏精主骨生髓，而上注于脑，使脑具有主持肢体运动和思维之功能。肝主筋，全身筋膜连属骨节，形成肢体运动功能，能步、能握、能摄。心主血脉，在心气推动下完成血脉循行不息。肺主气，完成人体呼吸功能和气机的调节功能。人卧血归于肝，人动则血行于诸经的论述，说明肝有贮藏血液和调节血液的生理功能，一切脏腑组织都需要气血的供养和调节。

精　气　神

【原文】

《灵枢·本神》：凡刺之法，先必本于神。血脉营气精神，此五藏之所藏也。

天之在我者德也，地之在我者气也①，德流气薄而生者也②。故生之来谓之精，两精相搏③谓之神，随神往来者谓之魂④，并精而出入者谓之魄⑤，所以任物⑥者谓之心，心有所忆谓之意⑦，意之所存谓之志⑧，因志而存变谓之思⑨，因思而远慕谓之虑⑩，因虑而处物谓之智⑪。故智者之养生也，必顺四时而适寒暑，和喜怒而安居处，节阴阳而调刚柔，如是则僻邪⑫不至，长生久视。

【注解】

① 天之在我者德也，地之在我者气也：德，指特性；气，

指成形物质。说明天地自然具有孕育生命的物质与特性。

②德流气薄而生者也：薄，上迫也。天德下流，地气上交，阴阳相错，升降相因，始有生化之机，产生生命。

③两精相搏：搏者，交结也。男女两性生殖之精相结合。

④随神往来者谓之魂：魂是神支配下的意识活动，如梦寐恍惚，变幻游行之境皆是。

⑤并精而出入者谓之魄：魄是以精为物质基础的生理本能，如感知和动作等。

⑥任物：任，担任、担当。担当认识事物和处理事物之职。

⑦心有所忆谓之意：心感知事物后，根据记忆产生意念，但尚未成定见之时的思维。

⑧意之所存谓之志：志，志向。意念积累之后形成的认识称之志。存，积累。

⑨因志而存变谓之思：存变，反复思量。对已形成的认识进行反复思考的过程称为思。

⑩因思而远慕谓之虑：远慕，即深谋远虑。通过反复思考，对事物进行由近及远，由浅入深的推理、预测，称为虑。

⑪因虑而处物谓之智：经过深思远虑而作出正确的判断和处理，称为智。

⑫僻邪：即致病的邪气。

【释义】

"凡刺之法，先必本于神"，强调了神在针刺疗法中的重要性。神是血脉营气精的外在表现，由五脏守藏，故病人神气盛衰、有神无神直接表达脏腑精气盈亏功能状态，是医生决策治疗的依据，决定治疗效果及预后。

本段指出人的生命源于天地阴阳之气相互作用。论述了精神魂魄心意志思智虑的概念，神的产生，以及人类从认识事物到正确处理事物的认知思维过程。首先由心承担接受事物之职；心感知事物后，根据记忆产生意念；意念积累之后形成对事物的认识称之志；对已形成的认识进行反复思考；通过反复思考，对事物进行由近及远，由浅入深的推理、预测、深谋远虑；最后，经过深思远虑，对事物作出正确的判断和处理。这种思维过程从感性到理性、由低级到高级，符合人的思维规律。并且认为神是生命活动的外在表现，其产生与存在以形体为基础。人的精神意识思维活动皆统属于心，精神魂魄并存并用，四者关系密切，使人成为一个完整的形神兼备的，有灵机智慧的生命体。本节还指出智者养生保健的方法和效果。即在外要顺应天地四时以避邪气，在内应调和情志，忌七情过激。

【原文】

肝藏血，血舍魂①，肝气虚则恐，实则怒。脾藏营，营舍意，脾气虚则四支不用，五藏不安，实则腹胀，经溲不利②。心藏脉，脉舍神，心气虚则悲，实则笑不休。肺藏气，气舍魄，肺气虚则鼻塞不利，少气，实则喘喝胸盈仰息。肾藏精，精舍志，肾气虚则厥，实则胀，五藏不安。必审五藏之病形，以知其气之虚实，谨而调之也。

【注解】

① 血舍魂：此属倒装句，即魂舍于血。

② 经溲不利：经，在此作"泾"。"泾"为大便，"溲"为小便。指二便不利。

【释义】

论述五脏各有所藏（血营脉气精）、各有所舍（魄，意、神、魄、志）、各有所病（虚实）。五脏藏五神，五神功能以五脏精气为基础，故五脏病变可致情志异常，尤其心肝两藏病变最易伤神。五脏虚实证候各有特点，均是临床常见病证，但其中强调了脾肾二脏的重要性，脾肾之病均可以直接影响诸脏，出现"五藏不安"。

【原文】

《灵枢·营卫生会》：人受气于谷，谷入于胃，以传与肺，五藏六府皆以受气，其清者为营，浊者为卫，营在脉中，卫在脉外，营周不休，五十而复大会①。阴阳相贯②，如环无端。

【注解】

①五十而复大会：五十，指营卫在一昼夜中，各在人身运行的周次。营卫二气别行两道，营在脉中，卫在脉外，但在一昼夜各行五十周次之后，便会合一次。

②阴阳相贯：阴阳，此指阴经和阳经。营气循行主要沿十二经脉之序，阴阳表里迭行相贯。

【释义】

经文指出营卫二气皆由水谷精微化生及其运行规律。运行规律：营气沿十二经脉之序，一昼夜运行五十周次。卫气昼行于阳二十五周，夜行于阴二十五周。营卫二气周而复始有规律运行，如环无端。两者虽各行其道，但于夜半子时会合于手太阴肺。

【原文】

壮者之气血盛，其肌肉滑，气道①通，营卫之行，不失其常，故昼精②而夜瞑。老者之气血衰，其肌肉枯，气道涩，五藏之气相搏③，其营气衰少而卫气内伐④，故昼不精，夜不瞑。

【注解】

① 气道：营卫之气运行之道。

② 昼精：白天精力充沛，精神饱满。

③ 五藏之气相搏：五脏功能不相协调。

④ 卫气内伐：卫气内扰而营卫运行紊乱。

【释义】

经文以老年人"昼不精，夜不瞑"、少壮之人"昼精夜瞑"，说明营卫二气与睡眠的密切关系。卫气在人体"昼行阳，夜行阴"，无论何种原因，只要影响了卫气运行，使其不能顺利地入于阴分或出于阳分，就会出现睡眠不安、失眠，或多寐、嗜睡。老年和少壮之人生理机能不同，营卫之气盛衰有别，少壮之人气血盛气道通，营卫之行不失其常，五脏之气调和，精神得养，故白天精神饱满，夜晚则睡眠得安；老人之营卫俱不足，且运行不畅，故白天精力不足，夜则睡眠不安。

【原文】

中焦亦并胃中，出上焦之后①，此所受气者，泌糟粕，蒸津液，化其精微，上注于肺脉，乃化而为血，以奉生身，莫贵于此，故独得行于经隧②，命曰营气。

营卫者，精气也；血者，神气也③。故血之与气，异名同类焉。故夺血者无汗，夺汗者无血。

上焦如雾④，中焦如沤⑤，下焦如渎⑥。

【注解】

① 后：在此作"下"解。

② 经隧：经脉。

③ 营卫者，精气也；血者，神气也：营卫都是水谷精气

化生的；血是水谷精微奉心神化生的，故营卫之气与血是异名同类。

④上焦如雾：形容上焦心肺宣发布散水谷精气的功能，如同雾露弥漫灌溉全身。

⑤中焦如沤：形容中焦腐熟水谷，吸收精微的功能，如同沤渍食物，使之变化。

⑥下焦如渎：形容下焦肾和膀胱如同沟渠排泄水液的功能。

【释义】

本段论述了三焦的功能特点。

上焦的功能主要是宣发卫气，如雾露那样弥漫灌溉，布散水谷精微以营养全身。实际上主要是心肺输布气血的作用。

中焦脾胃有腐熟消化水谷、吸收并输布水谷精微和化生血液的功能，是气血生化之源。

下焦包括小肠、大肠、肾、膀胱等脏腑。胃传下的谷食经小肠分清别浊，其清者即水液渗入膀胱排出体外，其浊者即糟粕归入大肠排出体外。所以概括为"下焦如渎"。

营卫气血皆由水谷精微所化，汗为津之余气，故"夺血者无汗，夺汗者无血"。说明汗血同源。

【原文】

《灵枢·决气》：黄帝曰：余闻人有精、气、津、液、血、脉，余意以为一气耳，今乃辨为六名，余不知其所以然。岐伯曰：两神相搏①，合而成形，常先身生，是谓精。何谓气？岐伯曰：上焦开发，宣五谷味②，熏肤，充身，泽毛，若雾露之溉，是谓气。何谓津？岐伯曰：腠理发泄，汗出溱溱③，是谓津。何谓液？岐伯曰：谷入气满，淖泽④注于骨，骨属屈伸，泄泽⑤补益脑髓，皮肤润泽，是谓液。何谓血？岐伯曰：中焦受气取汁，变化而赤，是谓血。何谓脉？岐伯曰：壅遏⑥营气，令无所避，是谓脉。

【注解】

① 两神相搏：搏，交、合的意思。即男女媾合。

② 宣五谷味：宣发布散水谷之精微。

③ 汗出溱溱：形容汗出很多。溱溱，众盛貌。

④ 淖泽：指水谷精微中质稠浊如膏泽的部分。淖，泥沼。

⑤ 泄泽：即渗出汁液，滋润补益脑髓。

⑥ 壅遏：限制、约束。

【释义】

本段论述了一气分六气、六气的生成及作用。六气皆源于先天，赖后天水谷精微不断充养。由于其性质、分布部位及作用不同，故分为精、气、津、液、血、脉六者。精是构成人体生命的原始物质，能发育成新的生命体，源于先天，赖后天之精不断培育。气在上焦宣发作用下，输布全身，温养脏腑肌腠皮毛。津较清稀，能变为汗，滋润肌肤。液较稠浊，注于骨骼与脑，滑利关节，补益脑髓，润泽皮肤。血由水谷精微经复杂变化而成，具有营养、滋润和维持生命活动的作用。脉具有约束血气在管道中运行的作用。六气同源而异名，相互依存，相互转化。

【原文】

黄帝曰：六气者，有余不足，气之多少，脑髓之虚实，血脉之清浊，何以知之？岐伯曰：精脱①者，耳聋；气脱者，目不明；津脱者，腠理开，汗大泄；液脱者，骨属屈伸不利，色夭，脑髓消，胫痠，耳数鸣；血脱者，色白，夭然不泽，其脉空虚，此其候也。

【注解】

① 脱：夺失、耗散。

【释义】

本段论述了六气耗脱的证候特点：精脱出现耳鸣、耳聋之症，乃肾藏精，开窍于耳，肾精耗脱，耳失精养所致。气脱而目不明，《灵枢·大惑论》云："五藏六府之精气，皆上注于目而为之精"。目之视觉功能全赖五脏六腑精气上奉濡养。大汗可使津液急剧耗脱；阴液耗脱则主要表现为脏腑组织器官失于润养，出现骨节屈伸不利，面色夭然不泽，脑髓不足，足胫痠楚，耳数鸣等症状。血耗脱则面色苍白，夭然不泽。至于"脉脱"，原文似有阙漏，有认为"其脉空虚"，是"脉脱"的证候，其实血脱的证候之中亦可有脉虚如扤的表现，血脱与脉脱无实质区别。

【原文】

《灵枢·本藏》：**人之血气精神者，所以奉生而周于性命者也。经脉者，所以行血气而营**①**阴阳，濡筋骨，利关节者也。卫气者，所以温分肉，充皮肤，肥**②**腠理，司开合者也。志意**③**者，所以御**④**精神，收魂魄，适寒温，和喜怒者也。是故血和则经脉流行，营复阴阳，筋骨劲强，关节清利矣。卫气和则分肉解利**⑤**，皮肤调柔，腠理致密矣。志意和则精神专直**⑥**，魂魄不散，悔怒不起，五藏不受邪矣。寒温和则六府化谷，风痹不作，经脉通利，肢节得安矣。此人之常平也。五藏者，所以藏精神血气魂魄者也。六府者，所以化水谷而行津液者也。**

【注解】

① 营：即气血营运

② 肥：肥沃，此引申为滋润。

③ 志意：指人体的自控调节机能，属于神气。神气为生命活动之主宰，可调节精神情志，调摄机体对外界的适应性等。

④ 御：统管、驾驭的意思。

⑤ 分肉解利：意指肌肉滑润，通利无滞。

⑥ 精神专直：精神集中而无杂念。

【释义】

经文阐述了血气精神在生命活动中的重要作用，认为此四者是维持生命的基本物质和功能，具体而言，其各自功能有所不同：

1. 经脉

行血气，营阴阳，濡筋骨，利关节。

经脉是血气运行之道，通过经脉将血气敷布到全身，从而达到濡润筋骨，滑利关节的作用。

2. 卫气

温分肉，充皮肤，肥腠理，司开合。

卫气行于阳，具有温煦肌肉，充养皮肤，滋润腠理，主司腠理开合的作用，所以卫气可以抵御外邪的侵入。

3. 志意

御精神，收魂魄，适寒温，和喜怒。

志意在此概括了神气的作用。神气不仅可调节、控制精神魂魄的活动，还能调节机体对外界寒热变化的适应能力。

【原文】

《素问·调经论》：血气者，喜温而恶寒，寒则泣①而不能流，温则消而去之。

【注解】

① 泣（sè，音涩）：音义同涩。

【释义】

经文指出血气具有喜温而恶寒的特点，得寒则凝涩，得温则营运。

经　脉

【原文】

《灵枢·经脉》：黄帝曰：人始生，先成精，精成而脑髓生，骨为干，脉为营，筋为刚，肉为墙①，皮肤坚而毛发长，谷入于胃，脉道以通，血气乃行。雷公曰：愿卒闻经脉之始生。黄帝曰：经脉者，所以能决死生，处百病，调虚实，不可不通。

【注解】

①骨为干，脉为营，筋为刚，肉为墙：指骨、脉、筋、肉的功能。骨骼能支撑人体故为干；脉能营运气血以灌溉周身故为营；筋能约束骨骼，使人刚劲有力故为刚；肉能保护内脏组织，如同墙垣，故为墙。

【释义】

本节首论人之生命本源于精，精成则诸如脑、骨、脉、筋、肉、皮肤、毛发等形生，谷入于胃，血气以生，脉道通行，有了生命的活力。接着强调经脉理论在诊断、治疗疾病的重要价值。最后告诫医生，对如此重要的经脉理论不可不通。

【原文】

肺手太阴之脉，起①于中焦，下络①大肠，还①循①胃口，上膈属①肺，从肺系横①出腋下，下循臑②内，行①少阴心主之前，下^①肘中，循臂内上骨下廉^③，入^①寸口，上^①鱼，循鱼际，出^①大指之端；其支^④者，从腕后直出次指内廉，出其端。

是动则病^⑤肺胀满，膨膨而喘咳，缺盆^⑥中痛，甚则交两手而瞀^⑦，此为臂厥^⑧。是主肺所生病者^⑨，咳，上气喘渴^⑩，烦心胸满，臑臂内前廉痛厥^⑪，掌中热。气盛有余，则肩背痛风寒，汗出中风，小便数而欠^⑫；气虚则肩背痛寒，少气不足以息，溺色变。为此诸病，盛则写之，虚则补之，热则疾之，寒则留之^⑬，陷下则灸之，不盛不虚，以经取之^⑭。盛者寸口大三倍于人迎；虚者则寸口反小于人迎也。

【注解】

① 起、络、还、循、属、横、行、下、入、上、出：经脉循行的起始部位称起；经脉绕行于其相合的脏腑称络；经脉去而复回称还；沿着一定的走向称循；经脉与本脏腑相连称属；平行称横；走过它经的周围称行；自下而上行称上；自上而下行称下；由深部而出浅部的称出；从外向里行称入。

② 臑（nào，音闹）：上臂肩至肘的部位。

③ 廉：边缘的意思。

④ 支：指正经分出的支脉。

⑤ 是动则病：是，此；动，变动，病变。指本经脉变动所发生的病证。

⑥ 缺盆：指锁骨上窝。

⑦ 瞀（mào 茂）：视物模糊不清。

⑧ 臂厥：臂部经气厥逆称为臂厥。

⑨ 是主肺所生病者：是，此。主，主管，主治。此肺经腧穴可主治的病证。

⑩ 渴：在此形容喘声粗急。

⑪ 厥：《脉经》、《千金》、《十四经发挥》、《普济方》均无此字。

⑫ 小便数而欠：欠，少也。即小便频数而量少。

⑬ 热则疾之，寒则留之：疾，速刺法；留，指留针法。热证宜速刺，寒证要留针。

⑭ 不盛不虚，以经取之：不盛不虚之证，从本经取穴，不施补泻手法。

【释义】

本节论述肺手太阴经脉的循行部位、经脉病候、寒热虚实辨证、人迎寸口脉对比诊法及治则。经脉病候包括"是动病"与"是主（某）所生病"。十二经脉皆有此病候。"是动"是由于本经脉变动而出现的各种病候；"是主（某）所生病者"是指本经腧穴可主治之病症，可以是本经之病，亦可以旁及他经。经脉病证的辨证有寒、热、虚、实、陷下及不盛不虚六种，形成经脉辨证的基本形式。

本节介绍的人迎寸口合诊法是虚实辨证的内容之一，一般而言，阴脉实证则见寸口脉大于人迎脉；阴脉不足则见寸口反小于人迎。阳脉实证则见人迎脉大于寸口脉；阳脉不足，则人迎反小于寸口。至于盛于多少倍，则反映虚实程度之不同。

【原文】

大肠手阳明之脉，起于大指次指之端，循指上廉，出合谷两骨之间，上入两筋之中，循臂上廉，入肘外廉，上臑外前廉，上肩，出髃骨①之前廉，上出于柱骨之会上②，下入缺盆，络肺，下膈属大肠；其支者，从缺盆上颈贯③颊，入下齿中，还出挟口，交③人中，左之右，右之左，上挟③鼻孔。

是动则病齿痛，颈肿。是主津液所生病者，目黄，口干，鼽衄④，喉痹⑤，肩前臑痛，大指次指痛不用。气有余，则当脉所过者热肿；虚者寒慄不复。为此诸病，盛则写之，虚则补之，热则疾之，寒则留之，陷下则灸之，不盛不虚，以经取之。**盛者人迎大三倍于寸口，虚者人迎反小于寸口也。**

【注解】

①髃骨：指肩胛骨与锁骨相连接处，亦是肩髃穴处。

② 柱骨之会上：指肩胛骨上方颈骨隆起处的大椎穴。因诸阳经会于大椎，故称会上。

③ 贯、交、挟：经脉从中间穿过称贯；经脉彼此交叉谓交；经脉并行于两旁称挟。

④ 鼽（qiú 求）衄：鼻塞称鼽，鼻出血称衄。

⑤ 喉痹：为咽喉肿痛的统称。

【释义】

论述大肠手阳明经的循行路线，经脉病候及虚实寒热辨证，寸口人迎诊脉法及治疗原则。其中虚实寒热辨证分明。"气有余则当脉所过者热肿，虚则寒慄不复"。邪热入结大肠，大肠燥热或燥屎内结，其经脉所过之处多见红、肿、热、痛之证，如齿龈肿痛、颈痛、喉痹、鼽衄等；而大肠气虚，阳气失于温运，则不仅出现大肠主津、传化水谷功能减退的肠鸣飧泄等症，还由于阳气不能养筋，畏寒怕冷，肩臂指端寒痛不休，麻木不仁。

【原文】

胃足阳明之脉，起于鼻之①**交頞中**②**，旁纳**③**太阳之脉，下循鼻外，入上齿中，还出挟口环**④**唇，下交承浆，却**④**循颐**⑤**后下廉，出大迎，循颊车，上耳前，过**④**客主人，循发际，至额颅；其支者，从大迎前下人迎，循喉咙，入缺盆，下膈，属胃络脾；其直**④**者，从缺盆下乳内廉，下挟脐，入气街中；其支者，起于胃口，下循腹里，下至气街中而合**④**，以下髀关，抵**④**伏兔，下膝膑中，下循胫外廉，下足跗**⑥**，入中指内间；**

其支者，下廉三寸而别④，下入中指外间；其支者，别跗上，入大指间，出其端。

是动则病洒洒振寒⑦，善呻，数欠，颜⑧黑。病至则恶人与火，闻木声则惕然而惊，心欲动，独闭户塞牖而处，甚则欲上高而歌，弃衣而走，贲响⑨腹胀，是谓骭厥⑩。是主血所生病者，狂疟温淫⑪汗出，鼽衄，口喎⑫，唇胗⑬，颈肿，喉痹，大腹，水肿，膝膑肿痛；循膺乳、气街、股、伏兔、骭外廉、足跗上皆痛，中指不用，气盛则身以前皆热。其有余于胃，则消谷善饥，溺色黄；气不足则身以前皆寒栗，胃中寒则胀满。为此诸病，盛则写之，虚则补之，热则疾之，寒则留之，陷下则灸之，不盛不虚，以经取之。盛者人迎大三倍于寸口，虚者人迎反小于寸口也。

【注解】

① 之：《太素》、《甲乙经》中均无此字。

② 頞（è，音遏）中：頞，即鼻梁。指鼻梁的凹陷处。

③ 纳：作"约"，有缠束的意思。

④ 环、却、过、直、合、抵、别：经脉环绕于某部四周称环；经脉进而退却称却；经脉通过支节的旁边称过；经脉直行的称直；两支相并称合；到达为抵；另出分支称别。

⑤ 颐（yì，音宜）：口角后，腮的下方。

⑥ 足跗：足背部。

⑦ 洒洒（xiǎn 显）振寒：形容寒栗貌。

⑧ 颜：指额部。

⑨ 贲响：肠鸣亢进。

⑩ 骭（gàn，音干）厥：骭，小腿。指循行于足胫部的胃经气血逆乱。

⑪ 温淫：指温热之邪淫泆漫延。

⑫ 口喎：口角歪斜。

⑬ 唇胗（zhěn，音枕）：胗，同疹。口唇部的疱疹。

【释义】

讨论胃足阳明之脉的循行路线，经脉病候，虚实寒热辨证，寸口人迎脉诊法及治则。胃足阳明之是动病证候，多为狂证，表现多为阳证、实证。"是主血所生病者"句主要针对血气生化无源的血虚病证和血热证而言，若脾胃虚弱，生化乏源则血虚；若阳明胃经血气盛，邪入阳明胃经则易热盛。"所生病"的病候中罗列了 14 种病候，这些病候有的与这条经脉循行部位经气逆乱有关，有的与阳明胃的功能障碍有关，均可从胃阳明经脉进行治疗。

【原文】

脾足太阴之脉，起于大指之端，循指内侧白肉际①，过核骨②后，上内踝前廉，上踹③内，循胫骨后，交出厥阴之前，上膝股内前廉，入腹，属脾，络胃，上膈，挟咽，连舌本，散舌下；其支者，复从胃别上膈，注心中。

是动则病舌本④强，食则呕，胃脘痛，腹胀善噫，得后与气⑤，则快然如衰，身体皆重。是主脾所生病者，舌本痛，体不能动摇，食不下，烦心，心下急痛，溏瘕泄⑥，水闭，黄疸，不能卧，强立股膝内肿厥，足大指不用。为此诸病，盛则写之，虚则补之，热则疾之，寒则留之，陷下则灸之，不盛不虚，以经取之。盛者寸口大三倍于人迎，虚者寸口反小于人迎也。

【注解】

① 白肉际：又称赤白肉际。手足两侧阴阳面分界处。

② 核骨：足大指本节后，内侧突起的圆骨，形如果核，故名。

③ 踹（zhuān，音专）：作"腨"。即腓肠肌部，俗名小腿肚。

④ 舌本：即舌根。

⑤ 后与气：后，大便。气，矢气，俗称放屁。大便和矢气。

⑥ 溏瘕泄：溏，大便稀溏。瘕泄，此指痢疾。指大便溏薄和痢疾的病证。《难经·五十七难》："大瘕泄者，里急后重，数至圊而不能便。"

【释义】

阐述脾足太阴之脉的循行路线、经脉病候、治则及人迎寸口诊脉法。脾足太阴脉的是动病、所生病的证候以脾主运化的功能障碍或减退为主，其中强调"舌本痛"、"舌本强"，说明脾脉与舌本不仅有经脉上的联系，在病理上亦有密切相关。脾气不运，胃气上逆，舌本牵强，运动不利，兼见呕吐、善噫、胃痛等症；脾气阻滞，不通则痛，则舌本痛，食不下，心下急痛诸证迭出。

【原文】

心手少阴之脉，起于心中，出属心系，下膈络小肠；其支者，从心系上挟咽，系目系①；其直者，复从心系却上肺，下出腋下，下循臑内后廉，行太阴、心主②之后，下肘内，循臂内后廉，抵掌后锐骨③之端，入掌内后廉，循小指之内出其端。是动则病嗌干，心痛，渴而欲饮，是谓臂厥。是主心所生病者，目黄，胁痛，臑臂内后廉痛厥，掌中热痛。为此诸病，盛则写之，虚则补之，热则疾之，寒则留之，陷下则灸之，不盛不虚，以经取之。盛者寸口大再倍于人迎，虚者寸口反小于人迎也。

【注解】

① 目系：又名眼系、目本。眼球内连于脑的脉络。

② 太阴、心主：即手太阴经和手厥阴经。

③ 锐骨：掌后小指侧的高骨。

【释义】

论述心手少阴之脉的循行路线、经脉病候、治则及本经的人迎寸口诊脉法。其"是动病"和"所生病"之症候以心经火旺为主，显示心火旺盛，津液受损，经脉气逆而滞的病理。

【原文】

小肠手太阳之脉，起于小指之端，循手外侧上腕，出踝中，直上循臂骨下廉，出肘内侧两筋之间，上循臑外后廉，出肩解①，绕肩胛，交肩上，入缺盆络心，循咽下膈，抵胃属小肠；其支者，从缺盆循颈上颊，至目锐眦②，却入耳中；其支者，别颊上䪼③抵鼻，至目内眦，斜络于颧。

是动则病嗌痛颔④肿，不可以顾，肩似拔，臑似折。是主液所生病者，耳聋，目黄颊肿，颈颔肩臑肘臂外后廉痛。为此诸病，盛则写之，虚则补之，热则疾之，寒则留之，陷下则灸之，不盛不虚，以经取之。盛者人迎大再倍于寸口，虚者人迎反小于寸口也。

【注解】

① 肩解：即肩与臂两骨相接处。

② 目锐眦（zì，音自）：眦，眼角。即眼外角。

③ 䪼（zhuō，音拙）：眼眶的下方，包括颧骨内连及上牙床的部位。

④ 颔（hàn，音憾）：指腮下。

【释义】

论述小肠手太阳之脉的循行路线、经脉病候、治则及人迎寸口诊脉法。手太阳小肠经的病候以肿痛为主，系心火亢盛，移热于小肠经所致，故为实热之证。"颔痛颊肿"是痄腮、发颐的主要证候，好发于小儿。手太阳小肠经腧穴主治水液代谢障碍所产生的病证。因小肠主受盛胃中腐熟后的水谷，再进一步消化和分别清浊，故参与水液代谢，而能主治水液代谢障碍所生之病。

【原文】

膀胱足太阳之脉，起于目内眦，上额交巅①；其支者，从巅至耳上角；其直者，从巅入络脑，还出别下项，循肩髆②内，挟脊抵腰中，入循膂③，络肾属膀胱；其支者，从腰中下挟脊贯臀，入腘中；其支者，从髆内左右，别下贯胛，挟脊内，过髀枢④，循髀外，从后廉下合腘中，以下贯踹内，出外踝之后，循京骨⑤至小指外侧。

是动则病冲头痛⑥，目似脱，项似拔，脊痛，腰似折，髀不可以曲，腘如结⑦，踹如裂，是为踝厥⑧。是主筋所生病者，痔、疟、狂、癫疾、头颇⑨项痛，目黄，泪出，鼽衄，项、背、腰、尻⑩、腘、踹、脚皆痛，小指不用。为此诸病，盛则写之，虚则补之，热则疾之，寒则留之，陷下则灸之，不盛不虚，以经取之。盛者人迎大再倍于寸口，虚者人迎反小于寸口也。

【注解】

① 巅：指头顶正中点，当百会穴处。

② 肩髆（bó 搏）：髆，同膊，指肩胛。

③ 膂（lǚ 旅）：指脊柱两侧的肌肉。

④ 髀（bì 婢）枢：股骨上端的关节部位，相当于环跳穴处。

⑤ 京骨：足小指外侧本节后突出的半圆骨。又穴名。

⑥ 冲头痛：邪气上逆冲脑之头痛。

⑦ 腘如结：指腘部筋脉有捆绑感，屈伸不利。

⑧ 踝厥：因本经经气逆乱，从外踝部向上厥逆的病证，故称踝厥。

⑨ 头囟（xìn 信）：囟门，头顶部。

⑩ 尻：尾骶骨处。

【释义】

阐述足太阳膀胱经脉循行部位、经脉病候、治则及人迎寸口脉诊。膀胱足太阳经病候中最显著的证候是从头目、颈项，沿着经脉所过之处直至腰尻髀腘端的疼痛及活动不利，此乃外感病初起的常见证候。太阳膀胱经主治筋脉所生的病证。因太阳经为诸阳主气，其阳气盛，《素问·生气通天论》说："阳气者，精则养神，柔则养筋。"所以能主治筋脉所发生的病证。

【原文】

肾足少阴之脉，起于小指之下，邪走足心①，出于然谷之下，循内踝之后，别入跟中，以上踹内，出腘内廉，上股内后廉，贯脊属肾，络膀胱；其直者，从肾上贯肝膈，入肺中，循喉咙，挟舌本；其支者，从肺出络心，注胸中。

是动则病饥不欲食，面如漆柴②，咳唾则有血，喝喝③而喘，坐而欲起，目䀮䀮④，如无所见，心如悬若饥状；气不足则善恐，心惕惕如人将捕之，是谓骨厥⑤。是主肾所生病者，口热舌干，咽肿上气，嗌干及痛，烦心，心痛，黄疸，肠澼，脊股内后廉痛，痿厥⑥，嗜卧，足下热而痛。为此诸病，盛则写之，虚则补之，热则疾之，寒则留之，陷下则灸之，不盛不虚，以经取之。灸则强食生肉，缓带披发，大杖重履而步^⑦。盛者寸口大再倍于人迎，虚者寸口反小于人迎也。

【注解】

① 邪走足心：邪，与斜同。斜着走向足心的涌泉穴。

② 面如漆柴：形容面色憔悴，黯黑无光。漆柴，烧成焦黑的柴炭。

③ 喝喝：喘息声。

④ 䀮䀮（huāng 荒）：视物不清貌。

⑤ 骨厥：肾主骨，因本经经脉之气上逆而出现的证候，称为骨厥。

⑥ 痿厥：四肢痿弱逆冷的病症。

⑦ 灸则强食生肉，缓带披发，大杖重履而步：针灸之后增加营养，促使肌肉生长，并放宽衣带，散开头发，手持大杖，脚着重履散步，使形体舒展，气血通畅。

【释义】

论述肾足少阴之脉的循行部位、经脉病候、气不足的辨证、治则、本经虚实的人迎寸口脉诊以及养生方法。肾足少阴之脉的病候多见肾虚不足，导致五脏不安的病证。肾阳虚则脾气弱，故饥不欲食；肾精枯竭，面如漆柴；肾虚及肺，则咳唾有血，喘喝；水亏肝虚，则目䀮䀮无所见；肾气虚则恐，心肾不交则心如悬若饥状，心惕惕如人将捕之。

【原文】

　　心主手厥阴心包络之脉，起于胸中，出属心包络，下膈，历络三焦^①；其支者，循胸出胁，下腋三寸，上抵腋下，循臑内，行太阴少阴之间，入肘中，下臂，行两筋之间，入掌中，循中指出其端；其支者，别掌中，循小指次指出其端。

是动则病手心热，臂肘挛急，腋肿，甚则胸胁支满，心中憺憺大动②，面赤目黄，喜笑不休。是主脉所生病者，烦心，心痛，掌中热。为此诸病，盛则写之，虚则补之，热则疾之，寒则留之，陷下则灸之，不盛不虚，以经取之。盛者寸口大一倍于人迎，虚者寸口反小于人迎也。

【注解】

① 历络三焦：依次联络上、中、下三焦。历，有经历之义。

② 心中憺憺（dàn 淡）大动：憺憺，震撼，在此形容心慌、心悸。心中动悸，心神不安。

【释义】

论述心主手厥阴心包络之脉的循行部位、经脉病候、治则及本经虚实的人迎寸口脉诊。心包络为心之城廓，具代心受邪之功能，故其病候有与心手少阴经病候相似之处，如心痛，掌中热（手心热），目黄，臂肘挛急，腋肿（属臂厥之类）等，均是心火亢盛的表现；但亦有心手少阴经病候未及的表现，如心中憺憺大动，喜笑不休，烦心等证，此为心火亢盛，神明被扰之象，此候不在心手少阴经脉中论述，盖因心包络（膻中）是"臣使之官，喜乐出焉"，故心神失守之候可在此表现于外。心主手厥阴心包络之腧穴主治血脉病变所产生的病证。因心主血脉，诸脉皆属于心，心包络是心的外卫，代心受邪，故云主脉所生病。

【原文】

三焦手少阳之脉，起于小指次指之端，上出两指之间，循手表腕①，出臂外两骨②之间，上贯肘，循臑外上肩，而交出足少阳之后，入缺盆，布膻中，散落③心包，下膈，循属三焦；其支者，从膻中上出缺盆，上项，系耳后直上，出耳上角，以屈下颊至䪼；其支者，从耳后入耳中，出走耳前，过客主人前，交颊，至目锐眦。

是动则病耳聋浑浑焞焞④，嗌肿，喉痹。是主气所生病者，汗出，目锐眦痛，颊痛，耳后肩臑肘臂外皆痛，小指次指不用。为此诸病，盛则写之，虚则补之，热则疾之，寒则留之，陷下则灸之，不盛不虚，以经取之。盛者人迎大一倍于寸口，虚者人迎反小于寸口也。

【注解】

① 手表腕：手表，指手背。指手背腕关节处。

② 两骨：指前臂外侧尺骨和桡骨。

③ 落：在此应作"络"。

④ 浑浑焞焞（tūn，音吞）：形容听觉模糊不清。

【释义】

论述三焦手少阳之脉的循行部位、经脉病候、治则及本经虚实的人迎寸口脉诊法。三焦手少阳之经的病证主要是其经脉循行部位阳热内盛的表现，故有耳聋，嗌肿，喉痹等；三焦手少阳之经腧穴可主治气病所产生的病证。《难经·三十九难》说："三焦者，水谷之道路，气之所终始"，并称三焦为"原气之别使，主持诸气"。故三焦手少阳之经可主治气之病证。

【原文】

胆足少阳之脉，起于目锐眦，上抵头角①，下耳后，循颈行手少阳之前，至肩上，却交出手少阳之后，入缺盆；其支者，从耳后入耳中，出走耳前，至目锐眦后；其支者，别锐眦，下大迎，合于手少阳，抵于䪼，下加颊车②，下颈合缺盆以下胸中，贯膈络肝属胆，循胁里，出气街，绕毛际③，横入髀厌④中；其直者，从缺盆下腋，循胸过季胁，下合髀厌中，以下循髀阳⑤，出膝外廉，下外辅骨⑥之前，直下抵绝骨⑦之端，下出外踝之前，循足跗上，入小指次指之间；其支者，别跗上，入大指之间，循大指歧骨⑧内，出其端，还贯爪甲，出三毛⑨。

是动则病口苦，善太息⑩，心胁痛不能转侧，甚则面微有尘⑪，体无膏泽⑫，足外反热，是为阳厥⑬。是主骨所生病者，头痛颔痛，目锐眦痛，缺盆中肿痛，腋下肿，马刀侠瘿⑭，汗出振寒，疟，胸胁肋髀膝外至胫绝骨外髁⑮前及诸节皆痛，小指次指不用。为此诸病，盛则写之，虚则补之，热则疾之，寒则留之，陷下则灸之，不盛不虚，以经取之。盛者人迎大一倍于寸口，虚者人迎反小于寸口也。

【注解】

① 头角：即额角。

② 下加颊车：加，居其位之意。向下经过颊车处。

③ 毛际：指耻骨部的阴毛处。

④ 髀厌：即髀枢。

⑤ 髀阳：大腿的外侧。

⑥ 外辅骨：即腓骨。

⑦ 绝骨：在外踝直上三寸许腓骨的凹陷处。

⑧ 大指歧骨：指足大趾、次趾间的骨缝。

⑨ 三毛：此指足大趾爪甲后二节间背面有毛的部位。

⑩ 太息：即叹气。

⑪ 面微有尘：形容面色灰暗，如蒙上尘土。

⑫ 体无膏泽：皮肤枯槁，失于润泽。

⑬ 阳厥：指足少阳之气厥逆引起的病证。

⑭ 马刀侠瘿：即瘰疬。生于腋下，其形长，质坚硬，形

似马刀，故名马刀；发于颈旁，形如贯珠的，称为侠瘿。两处病变常相关联，故马刀、侠瘿并称。

⑮外髁：《太素》作"外踝"。

【释义】

论述胆足少阳之脉的循行路线、经脉病候、治则及本经虚实的人迎寸口诊脉法。足少阳胆经经气厥逆，则胆汁泄，故口苦；胆气郁积不舒则善太息，心胁痛不能转侧；郁而化火，则肝胆火旺，甚则面微有尘，体无膏泽等。

【原文】

肝足厥阴之脉，起于大指丛毛之际，上循足跗上廉，去内踝一寸，上踝八寸，交出太阴之后，上腘内廉，循股阴①入毛中，过阴器，抵小腹，挟胃属肝络胆，上贯膈，布胁肋，循喉咙之后，上入颃颡②，连目系，上出额，与督脉会于巅；其支者，从目系下颊里，环唇内；其支者，复从肝别贯膈，上注肺。

是动则病腰痛不可以俛仰③，丈夫㿉疝④，妇人少腹痛，甚则嗌干，面尘脱色。是主肝所生病者，胸满呕逆飧泄，狐疝⑤遗溺闭癃⑥。为此诸病，盛则写之，虚则补之，热则疾之，寒则留之，陷下则灸之，不盛不虚，以经取之。盛者寸口大一倍于人迎，虚者寸口反小于人迎也。

【注解】

① 股阴：大腿内侧。

② 颃颡（háng sǎng，音航嗓）：咽后壁上的后鼻道。

③ 俛仰：俛，同俯。身体前后俯仰。

④㿉疝：疝气之一，睾丸肿痛下坠的病证。

⑤ 狐疝：俗称小肠气。症见腹股沟肿块时大时小，时上

时下，如狐之出没无常，故名。

⑥ 闭癃：病证名。指排尿困难，点滴而下，甚则闭塞不通。

【释义】

论述肝足厥阴之脉的循行路线，经脉病候，治则及本经虚实的人迎寸口诊脉法。肝经病证与其经脉循行部位相关，故有"丈夫㿉疝，妇人少腹痛，甚则嗌干"；肝与肾通，则脊筋之脉通于肝，肝病亦可见腰痛不可以俛仰，《素问·刺腰痛》曰："厥阴之脉，令人腰痛，腰中如张弓弩弦。"肝于胆相表里，上文胆病"面微有尘，体无膏泽"，此肝病则病见面尘脱色。

病 因 病 机

【原文】

《灵枢·百病始生》：黄帝问于岐伯曰：夫百病之始生也，皆生于风雨寒暑，清湿①喜怒。喜怒不节则伤藏，风雨则伤上，清湿则伤下，三部之气②，所伤异类，愿闻其会。岐伯曰：三部之气各不同，或起于阴，或起于阳，请言其方。喜怒不节则伤藏，藏伤则病起于阴也；清湿袭虚，则病起于下；风雨袭虚，则病起于上，是谓三部。至于其淫泆③，不可胜数。

风雨寒热，不得虚，邪不能独伤人。卒然逢疾风暴雨而不病者，盖无虚，故邪不能独伤人。此必因虚邪之风④，与其身形，两虚相得，乃客其形⑤，两实相逢，众人肉坚⑥，其中于虚邪也，因于天时，与其身形，参以虚实，大病乃成。气有定舍，因处为名，上下中外，分为三员⑦。

【注解】

① 清湿：寒湿，指地之寒湿邪气。

② 三部之气：即伤于上部的风雨，伤于下部的清湿，伤于五脏的喜怒邪气。

③ 淫泆：淫，浸淫。泆，同溢，有扩散之意。浸淫传布。

④ 虚邪之风：致病的异常气候。

⑤ 两虚相得，乃客其形：两虚，虚邪之风与正气虚弱的机体；相得，相逢、相遇。虚邪遇到正气虚弱之人，则会留滞于人体而发病。

⑥ 两实相逢，众人肉坚：两实，一指正气充实，一指实风。正气充实的人在正常的气候下，就会身体健康。

⑦ 三员：即上中下三部之气。

【释义】

本段论述了病因与发病部位的关系以及外感发病的机理。其将致病因素分为三类：一者天之风雨寒暑，易伤人身上部；二者地之清湿，易伤人身下部；三者喜怒不节，易伤内脏。邪气不同，伤人途径也不同。七情伤人，直接引起在内的五脏气机变化，故曰起于阴；天、地邪气伤人，从在外肌肤而入，故曰起于阳。外邪伤人有上下之不同。风雨邪气伤人，多伤人头面部；清湿邪气伤人，多停留于下肢肌肉筋脉。在三部之气中，天之邪气风雨寒暑为病尤为多见，所以本节重点论述风雨寒暑等外感发病机理。强调虽有虚邪贼风，只要人体正气不虚，就不能单独使人发病；只有当人体正气内虚时，虚风邪气才能产生致病作用，形成外感病，"两虚相得，乃客其形"，既突出邪气的致病作用，又强调正气在发病中的主导地位。

【原文】

阳络伤则血外溢，血外溢则衄血①；阴络伤则血内溢，血内溢则后血②。

【注解】

① 阳络伤则血外溢，血外溢则衄血：阳络，在上在表的络脉。衄血，指广泛见于肌表和上部之出血，如肌衄、鼻衄、齿衄、目衄等。在上在表的络脉损伤则血溢于外，出现各种衄血症状。

② 阴络伤则血内溢，血内溢则后血：后血，在此泛指尿血、便血。阴络，在内在下的络脉。在内在下的络脉损伤，血溢于肠道之内，而为尿血、便血之症。

【释义】

本节指出了不同部位出血病证的机理，提示出血病证可有阴阳、上下、内外的辨证。

【原文】

《素问·生气通天论》：黄帝曰：夫自古通天者，生之本，本于阴阳。天地之间，六合①之内，其气九州②、九窍、五藏、十二节，皆通乎天气。其生五③，其气三④，数犯此者，则邪气伤人，此寿命之本也。苍天之气，清净则志意治⑤，顺之则阳气固，虽有贼邪，弗能害也，此因时之序。故圣人传精神⑥，服天气，而通神明⑦。失之，则内闭九窍，外壅肌肉，卫气散解，此谓自伤，气之削也。

【注解】

① 六合：四方上下也。即指宇宙。

② 九州：衍文。

③ 其生五：其，此指阴阳。意为阴阳二气衍生木、火、土、金、水五行。

④ 其气三：指阴阳二气各分为三，即三阴三阳之气。

⑤ 志意治：指人的精神活动正常。

⑥ 传（tuán，音抟）精神：传，音义同"抟"，聚也。即精神专一之意。

⑦ 通神明：达到天人阴阳变化协调统一。神明，指阴阳的变化。

【释义】

本段提出生气通天的意义，并从三个方面进行了阐述：一是生命本源于自然界阴阳二气，"生之本，本于阴阳"。二是生命活动与自然界阴阳之气相通应。人由天地阴阳之气所化生，在长期的演化过程中，人体的生命活动形成了与自然界阴阳消长变化相似的节律，表现出与四时变化相通的关系，自然界阴阳变化的一般规律，也就是人体生命活动的基本法则。三是基于上述认识，提出养生必须顺应自然，主动、自觉地适应自然变化，做到"传精神，服天气，而通神明"。反之，若违背了"四时之序"，就会损伤人体的正气，使阴阳之气失调，阳气不固，抵抗力减弱，发生病变。

【原文】

阳气者，若天与日，失其所则折寿而不彰①**，故天运当以日光明。是故阳因**②**而上，卫外者也。因于寒，欲如运枢**③**，起居如惊，神气乃浮**④**。因于暑，汗，烦则喘喝，静则多言**⑤**，体若燔炭，汗出而散。因于湿，首如裹，湿热不攘**⑥**，大筋软短，小筋弛长**⑦**，软短为拘，弛长为痿。因于气**⑧**，为肿，四维相代**⑨**，阳气乃竭。**

【注解】

① 折寿而不彰：指人的寿命夭折而不彰著于世。

② 因：顺应，依顺之意。

③运枢：转动的门轴。比喻人体阳气的卫外作用，有如户枢那样主司肌表腠理的开阖。

④神气乃浮：神气，此指阳气。指阳气开合失序而浮散损伤。吴崑将"欲如运枢，起居如惊，神气乃浮"三句移至"阳因而上，卫外者也"句下，并将"体若燔炭，汗出而散"二句移至"因于寒"句后。如此，则文理通顺，可参。

⑤静则多言：指暑热伤及心神所致的神昏、多言。

⑥攘（rǎng壤）：消除，去除。

⑦大筋软短，小筋弛长：此为互文，意为大筋、小筋或者收缩变短，或者松弛变长。

⑧气：指风气。

⑨四维相代：维，即维系。代，更代。意为寒、暑、湿、气（风）四种邪气更替伤人。

【释义】

本段论述阳气的生理和病理。经文首先以取象类比的方法，借用自然界太阳的形象说明了阳气在人体的重要性。天体的运行不息，是靠太阳的光明，人的生命活动，依赖阳气的温养。若阳气虚损或失去正常的运行规律，就会使体力衰败，抵抗力下降，外感内伤诸邪侵犯人体，发生诸多疾病，甚至缩短寿命。

阳气的病理之一——阳失卫外，邪气侵入。由于感邪不同，发生不同的病症。寒邪外束，阳气被郁，邪正交争于肌表，症见发热体若燔炭，并伴恶寒、无汗、脉浮紧等。此邪在表，若有汗出，则热随汗泄。暑邪外袭，其性炎热，逼津外出，扰动心肺，故汗多心烦、喘喝有声；内扰神明，神识昏乱，则见神昏，多言。湿为阴邪，其性重浊，易困遏清阳，则见头重如裹；郁而化热，阻滞筋脉，使筋失所养，或为短缩而拘急，或为松弛而萎废不用，从而表现为肢体运动障碍之类病证。风邪外袭，阳气蒸腾气化水液功能失司，出现头面甚或全身水肿。四时邪气更替伤人则会导致阳气衰竭。

【原文】

阳气者，烦劳则张①，精绝，辟积②于夏，使人煎厥③。目盲不可以视，耳闭不可以听，溃溃乎若坏都，汩汩乎不可止④。阳气者，大怒则形气绝⑤，而血菀⑥于上，使人薄厥⑦。有伤於筋，纵，其若不容⑧。汗出偏沮⑨，使人偏枯。汗出见湿，乃生痤痱⑩。高粱之变，足生大丁，受如持虚⑪。劳汗当风，寒薄为皶⑫，郁乃痤。

阳气者，精则养神，柔则养筋⑬。开阖不得⑭，寒气从之，乃生大偻⑮。陷脉为瘘，留连肉腠。俞气化薄⑯，传为善畏，及为惊骇。营气不从，逆于肉理，乃生痈肿。魄汗⑰未尽，形弱而气烁，穴俞以闭，发为风疟。故风者，百病之始也，清静则肉腠闭拒，虽有大风苛毒，弗之能害，此因时之序也。故病久则传化，上下不并⑱，良医弗为。故阳畜⑲积病死，而阳气当隔，隔者当写，不亟正治，粗⑳乃败之。

【注解】

① 张：亢盛，过盛。

② 辟积："辟"，通"襞"。衣服上的褶子，引申为重复。

③ 煎厥：古病名。阳气亢盛，煎熬阴精，阴虚阳亢，逢夏季之盛阳，亢阳无制所致阳气上逆昏厥的病症。

④ 溃溃乎若坏都，汩汩（gǔ 古）乎不可止：溃溃，河堤决口的样子。都，水泽所聚，此指堤防。汩汩，水势急流的样子。形容此病发作时如河堤决口的样子，来势凶猛。

⑤ 形气绝：脏腑经络之气阻绝不通。

⑥ 菀（yù 玉）：通"郁"，郁结。

⑦ 薄厥：古病名。"薄"，通"暴"，突然。指因大怒而

气血上冲，脏腑经脉之气阻绝不通所导致的昏厥病症。

⑧其若不容：若，乃。"容"，通"用"。指肢体不能随意运动。

⑨汗出偏沮（jǔ 举）：沮，阻止。意为应汗出而半身无汗。

⑩痤（cuō 错）疿（fèi 费）：痤，疖子。疿，即汗疹，俗名痱子。

⑪高梁之变，足生大丁，受如持虚："高"，通"膏"，膏脂类食品。"梁"，通"粱"，即精细的食物。变，灾变，害处。足，能够。"丁"，通"疔"。虚，空虚的器皿。意为过食肥甘厚味之品，会使人发生疔疮。招致此病就像拿着空虚的器皿受纳东西一样容易。

⑫皶（zhā，音渣）：粉刺。

⑬精则养神，柔则养筋：精，指精神爽慧；柔，即筋脉柔和，活动自如。当作"养神则精，养筋则柔"解。

⑭开阖（hé 和）不得：谓腠理汗孔开合失时。

⑮大偻（lǚ 吕）：腰背和下肢弯曲而不能直起之病。

⑯俞气化薄："俞"，通"腧"，腧穴。化，传入之意。"薄"，通"迫"，逼迫。邪气从腧穴传入而内迫五脏。

⑰魄汗：即体汗。

⑱上下不并：并，王冰注："气交通也"。指阴阳之气发生壅塞阻隔而不能互相交通。

⑲畜：同"蓄"，蓄积，积聚。

⑳粗：指粗工，医疗水平较差的医生。

【释义】

本节论述了以下几种阳气的病理：

1. 阳亢阴竭

煎厥由于过度繁劳，阳气亢盛，煎灼阴液，加之夏季复感暑热，耗伤阴精，则亢阳无制，气逆而昏厥。

2. 阳气厥逆

薄厥由于大怒则阳气上逆，血随气涌，脉络怒张，神情激奋；若气血逆乱加重，可出现突然昏厥。若伤及筋脉，可出现瘫痪。

3. 阳气偏阻

人身汗出，有赖于阳气之蒸化。若汗出偏于躯体一侧，说明阳气运行不畅，不能温养全身，则可能导致气虚血瘀之半身不遂。

4. 阳热蓄积

因多食肥甘厚味食物，"肥者令人内热，"使人体内阳热蓄积，热盛则肉腐，肉腐则为脓，从而发为疔疮。

5. 阳气郁遏

劳作时阳气动而汗出。若骤遇湿气、冷风之类，则阳气猝然凝滞，汗孔闭合，汗泄不畅，结于肌腠，而导致疖、汗疹、粉刺之类皮肤病。

6. 阳虚邪恋

若阳气开合失司，外邪入侵，久留不去，损伤阳气，则易致阳虚邪恋的诸种病症。如寒邪入侵，筋失温养而拘急，则可致背曲不能直立的大偻病。邪滞肌肉，营卫失调，发为痈肿；若邪陷经脉，气血凝滞，久则经脉败漏，形成瘘管，脓水时漏，久不收口；寒邪留连肉腠，由腧穴内传五脏，脏病神失所主，则可见种种情志症状；若表阳虚弱，卫气不固，汗出不止，风寒乘虚而入，正虚邪陷，不能外达，则可发为风疟之病。

【原文】

故阳气者，一日而主外，平旦人气①生，日中而阳气隆，日西而阳气已虚，气门②乃闭。是故暮而收拒，无扰筋骨，无见雾露，反此三时，形乃困薄。

【注解】

① 人气：此指阳气。

② 气门：即汗孔。

【释义】

本节论述阳气昼夜消长的生理。从"生气通天"的观点出发，认为人身阳气有与自然界太阳升降变化相似的规律，在一昼夜中，平旦阳气生发，日中阳气隆盛，日西阳气虚衰，夜间阳气潜藏内敛。这种人身阳气与自然界阴阳消长同步的认识，对指导养生防病有重要意义。

【原文】

阴者，藏精而起亟①也；阳者，卫外而为固也。阴不胜其阳，则脉流薄疾，并乃狂。阳不胜其阴，则五藏气争，九窍不通。是以圣人陈阴阳，筋脉和同，骨髓坚固，气血皆从。如是则内外调和，邪不能害，耳目聪明，气立如故②。风客淫气③，精乃亡，邪伤肝也。因而饱食，筋脉横解，肠澼为痔④。因而大饮，则气逆。因而强力，肾气乃伤，高骨⑤乃坏。

凡阴阳之要，阳密乃固，两者不和，若春无秋，若冬无夏，因而和之，是谓圣度。故阳强不能密，阴气乃绝；阴平阳秘，精神乃治；阴阳离决，精气乃绝。

因於露风，乃生寒热。是以春伤於风，邪气留连，乃为洞泄⑥；夏伤於暑，秋为痎疟；秋伤於湿，上逆而咳，发为痿厥；冬伤於寒，春必温病。四时之气，更伤五藏。

【注解】

① 起亟（qì气）：亟，频数。指阴精不断地起而与阳气相应。

② 气立如故：立，《吕氏春秋·贵因》高诱注："立，犹行也。"指脏腑经络之气运行如常。

③ 风客淫气：淫，浸淫，逐渐侵害。风邪自外侵入人体，逐渐伤损精气。

④ 肠澼为痔：肠澼，即下利脓血。为，犹与也。痔，即
痔疮。下利脓血和痔疮。

⑤ 高骨：腰间脊骨。

⑥ 洞泄：指水谷不化、下利无度的重度泄泻。

【释义】

本段阐述阳气与阴精的关系以及四时伏邪发病的机理。

阳气与阴精的关系：一是阴阳的互根互用。阴藏精，须阳
气推动，又为化生阳气提供物质和能量；阳卫外，须阴精化
气，又为阴精起推动和固卫作用。二是阴阳的相互制约。阴虚
不能制约阳气，可形成阳热内盛，使脉流疾速，甚则热邪并入
阳分，心神受扰而发狂乱之症。反之，阳虚阴寒，五脏气机升
降失调的病变。三是阳气在阴阳平和协调中的主导作用。原文
强调只有阳气致密，阴气才能固守，从而保持阴阳的协调平
和；若"阳强不能密"，则"阴气乃绝"，阴阳平和协调关系
就会遭到破坏。

四时伏邪发病的机理：春季感受风邪，春气不生，则夏气
不长，至夏而发为"洞泄"之病；夏季感受暑邪，伏于体内，
到秋天又感风寒，外邪引动内邪，正邪相争，出现寒热交作之
疟疾；秋天感受湿邪，湿伏不发，困脾伤阳，使脾失健运，痰
湿内生而阻肺，遇冬寒引发而生咳嗽，或湿邪浸淫，损伤筋骨
而生痿病；冬季感受寒邪，寒伏郁久化热，至春阳气升发，再
感新邪，则易发春温之病。

【原文】

**阴之所生，本在五味；阴之五宫①，伤在五味。是故味过
于酸，肝气以津②，脾气乃绝；味过于咸，大骨气劳，短肌，
心气抑；味过于甘③，心气喘满，色黑，肾气不衡；味过于
苦④，脾气不濡⑤，胃气乃厚⑥；味过于辛，筋脉沮弛⑦，精神**

乃央。是故谨和五味，骨正筋柔，气血以流，腠理以密，如是则骨气以精，谨道如法，长有天命。

【注解】

① 五宫：五脏。

② 肝气以津：以，犹乃也。津，溢也，有过盛之意。

③ 甘：《太素》作"苦"，可参。

④ 苦：《太素》作"甘"，可参。

⑤ 脾气不濡：濡，湿滞。即脾气湿滞不运。《太素》无"不"字。

⑥ 厚：即胀满。

⑦ 沮弛：沮，衰败，败坏。筋脉弛缓败坏。

【释义】

本段认为饮食五味是化生阴精的物质基础，为五脏精气之源。但五味偏嗜，则可破坏人体阴阳平和协调，使五脏受损而发病。并根据五行理论，阐述了五味偏嗜伤人的病理变化。过食酸则肝气偏盛，肝旺乘脾，使脾气衰弱。过食咸则肾气受损，不能生髓充骨而生骨病；肾气不足，水湿内生，水气凌心则心气抑郁；火不暖土，脾运失职，气血化生不足，肌肉失养而消瘦短缩。过食苦则心气不足，鼓动无力，而见心胸喘满；心火不足，肾水乘之，寒凝血瘀，而见面黑无泽。过食甘则脾气湿滞，运化失常，并致胃气壅滞。过食辛则发散过度，津液耗伤，不能润养筋脉，发为挛急或弛纵；久则气耗神萎。所以，养生要注意谨和五味，方能保持阴阳和平而长有天命。

【原文】

《素问·举痛论》：余知百病生于气①也，怒则气上，喜则气缓，悲则气消，恐则气下，寒则气收，炅②则气泄，惊则气乱，劳则气耗，思则气结。

【注解】

① 气：此指气机失调。

② 炅：热。

【释义】

本段以九气为病之例，阐发了"百病生于气"的发病学观点。

外感邪气所伤病机，如寒性凝聚收引，寒邪入侵，腠理闭阻，卫气不得宣散，则恶寒、无汗、脉紧。火热侵袭，其性升散，，故见腠理开，汗大出，气随汗泄。情志所伤病机，如大怒伤肝，肝气上逆，血随气升，则呕血；肝木克脾土，则见飧泄。适度喜悦，则气和志达；喜极则心气涣散。过度悲伤则气郁不行，化热伤阴。过度恐惧，精气下行。过惊则神志动荡不宁，心气散乱，举止无措。思虑过度，心神凝聚，气留止不行。过劳所伤之病机，如劳力过度，喘息汗出，气随津泄，内外之气皆伤。

【原文】

《素问·调经论》：经言阳虚则外寒，阴虚则内热，阳盛则外热，阴盛则内寒，余已闻之矣，不知其所由然也。岐伯曰：阳受气于上焦，以温皮肤分肉之间，今寒气在外，则上焦不通，上焦不通则寒气独留于外，故寒慄。帝曰：阴虚生内热奈何？岐伯曰：有所劳倦，形气衰少，谷气不盛，上焦不行，下脘不通，胃气热，热气熏胸中，故内热。帝曰：阳盛生外热奈何？岐伯曰：上焦不通利，则皮肤致密，腠理闭塞，玄府①不通，卫气不得泄越，故外热。帝曰：阴盛生内寒奈何？岐伯曰：厥气上逆，寒气积于胸中而不写，不写则温气去，寒独留，则血凝泣，凝则脉不通，其脉盛大以涩，故中寒。

【注解】

① 玄府：汗孔。

【释义】

本节主要论述了阴阳虚实，内外寒热的机理。"阳虚则外寒"，寒邪阻遏卫阳之气，卫阳不能达于肌表以司温煦之职，寒邪独留体表而恶寒。"阴虚则内热"，劳倦伤脾，脾为牝脏属阴，脾虚则清阳不升，浊阴不降，谷气留而不行，郁久化热所生之内热，实乃气虚发热。"阳盛则外热"，感受外寒之后，腠理闭塞，卫气郁遏而致的肌表发热。"阴盛则内寒"，阴寒上逆，积于胸中，损伤胸阳的内寒证。

【原文】

《素问·至真要大论》：帝曰：善。夫百病之生也，皆生于风寒暑湿燥火，以之化之变也。经言盛者写之，虚者补之，余锡①以方士，而方士用之尚未能十全。余欲令要道必行，桴鼓相应，犹拔刺雪污，工巧神圣，可得闻乎？岐伯曰：审察病机②，无失气宜③。此之谓也。

帝曰：愿闻病机何如？岐伯曰：诸風掉④眩，皆属于肝。诸寒收引，皆属于肾。诸气膹郁⑤，皆属于肺。诸湿肿满，皆属于脾。诸热瞀⑥瘛，皆属于火。诸痛痒疮，皆属于心。诸厥固⑦泄，皆属于下。诸痿喘呕，皆属于上。诸禁鼓栗⑧，如丧神守，皆属于火。诸痉项强，皆属于湿。诸逆冲上⑨，皆属于火。诸胀腹大，皆属于热。诸躁狂越⑩，皆属于火。诸暴强直，皆属于风。诸病有声，鼓之如鼓，皆属于热。诸病胕肿⑪，疼酸惊骇，皆属于火。诸转反戾⑫，水液⑬混浊，皆属于热。诸病水液，澄澈清冷，皆属于寒。诸呕吐酸，暴注下迫[14]，皆属于热。故《大要》曰：谨守病机，各司其属[15]，有者求之，无者求之[16]，盛者责之，虚者责之[17]，必先五胜[18]，疏其血气，令其调达，而致和平。

【注解】

①锡：音义同赐。

②病机：疾病发生、发展变化的机理。

③气宜：六气各有主时之宜，这里指的是六气主时的规律。

④掉：掉，摇也。此指肢体动摇，如肌肉痉挛、震颤之类症状。

⑤膹（fèn 愤）郁：膹，同贲，此指气逆喘急。郁，拂郁，此指胸部胀闷。

⑥瞀（mào 茂）：昏糊也。

⑦固：指二便固闭不通。

⑧禁鼓栗：禁，通噤，口噤不开。鼓栗，鼓颔战栗，形容恶寒之甚。

⑨逆冲上：气机急促上逆的症状，如急性呕吐、吐血、呃逆等。

⑩越：言行举止，乖乱失常。

⑪胕肿：胕，同腐。皮肉肿胀溃烂。

⑫转反戾：转，身体左右扭转。反，角弓反张。戾，身曲不直，如犬出户下。指筋脉拘挛所致的多种症状。

⑬水液：指由体内排出的各种液体。

⑭暴注下迫：暴注，急剧的腹泻。下迫，下利窘迫，即里急后重。

⑮各司其属：司，掌握。属，归属、隶属、主属，即病机。掌握各种病象的病机归属。

⑯有者求之，无者求之：有者、无者，指与病机相应之

症的有无。求之，探求、辨别。有此症当探求其机理，无彼症亦应探其因，务求与病机相契合。

⑰ 盛者责之，虚者责之：盛者，邪气实；虚者，正气不足。责之，追究、分析。盛实者，当责究其邪气致病情况；虚弱者，当责究其正气不足的情况。

⑱ 必先五胜：五胜，五行之气更替相胜，而人五脏之气与之相应，故常将两者联系起来分析。先要掌握天之五气和人之五脏之气的偏盛偏衰。

【释义】

本节论述审察病机的重要性，示范分析了十九条病机，总括分析病机的基本原则。

1. 掌握病机的重要性

本节指出，一般医生虽然熟谙六气致病之理，亦掌握"盛者写之，虚者补之"的治疗大法，但不能取得十全的疗效，其原因是未能"审察病机"。

所谓病机，就是疾病发生、发展与变化的机理，内容应包括病因、病理、病性、病位等。从辨证施治的全过程来说，辨析病机是辨证的关键。

2. 病机十九条分析

（1）五脏病机

诸风掉眩，皆属于肝：肝为风木之脏，其病多化风。肝主身之筋膜，开窍于目，其病则木失滋荣，则见肢体摇摆震颤，目眩头晕。

诸寒收引，皆属于肾：肾为寒水之脏，主温煦蒸腾气化，肾虚则失其温化之职，气血凝敛，筋脉失养，故筋脉拘挛，关节屈伸不利。

诸气膹郁，皆属于肺：肺主气，司呼吸，故气之为病，首责于肺。肺病宣降失常，气壅郁于胸或上逆，则见呼吸喘息，胸中窒闷，痞塞不通。

诸湿肿满，皆属于脾：脾为湿土之脏，主运化水湿，主四肢，若脾失健运，水津失布，内聚中焦或泛溢肌肤，则见脘腹胀满，四肢浮肿。

诸痛痒疮，皆属于心：疮疡，包括痈、疽、疖、疔、丹毒等，肿痛是其主要症状。心为阳脏，主身之血脉，若心火亢盛，郁炽于血脉，则腐蚀局部肌肤，形成痈肿疮疡而有痛痒之证。

(2) 上下病机

诸痿喘呕，皆属于上：肺位上焦，为心之华盖，主宣降，向全身敷布精血津液，《素问·痿论》说"五藏因肺热叶焦，发为痿躄"；上焦起于胃上口，胃主降浊，胃失和降，其气上逆则呕；肺失清肃，其气上逆则喘。

诸厥固泄，皆属于下：《素问·厥论》云："阳气衰于下则为寒厥，阴气衰于下则为热厥"，下指足部经脉，又《灵枢·本神》说"肾气虚则厥"，与肾相关。肾、膀胱、大肠皆位于下焦，肾主二阴，司二便，其盛衰之变，影响或及膀胱气化，或及大肠传导，则可见二便不通、二便泻利不禁等症状。

(3) 六气病机

诸暴强直，皆属于风：风邪内袭，伤肝及筋，故多见颈项、躯干、四肢关节等出现拘急抽搐、强直不柔之症。

诸病水液，澄澈清冷，皆属于寒：寒邪伤阳，阳虚失于温化，故寒性液体分泌物或排泄物，呈澄澈稀薄清冷特点，如痰涎清稀、小便清长、大便稀薄、带下清冷、脓液稀淡无臭等。

诸痉项强，皆属于湿：湿为阴邪，其性粘滞，最易阻遏气机，气阻则津液不布，筋脉失却润养，故可筋脉拘急而见项强不舒、屈颈困难乃至身体强直、角弓反张等症。

诸热瞀瘛，皆属于火：火为热之极，火盛则身热；心藏神，火热扰心，蒙蔽心窍，则神识昏糊；火灼阴血，筋脉失养，可见肢体抽掣。

诸禁鼓栗，如丧神守，皆属于火：火热郁闭，不得外达，阳盛格阴，故外现口噤、鼓颌、战栗等寒盛症状，而病人不能自控，即真热假寒证。

诸逆冲上，皆属于火：火性炎上，扰动气机，可引起脏腑气机向上冲逆，如胃热气逆则呕哕等。

诸躁狂越，皆属于火：心主神属火，火性属阳主动，火盛扰神，神志错乱，则狂言骂詈，殴人毁物，行为失常；火盛于四肢，则烦躁不宁，甚至逾垣上屋。

诸病胕肿，疼酸惊骇，皆属于火：火热壅滞于血脉，血热肉腐，令患处红肿溃烂，疼痛或酸楚；内迫脏腑，扰神则惊骇不宁。

诸胀腹大，皆属于热：外感邪热传里，壅结胃肠，致气机升降失常，热结腑实，可见腹部胀满膨隆，疼痛拒按，大便难下。

诸病有声，鼓之如鼓，皆属于热：无形之热积聚而壅滞胃肠，气机不利，传化迟滞，故症见肠鸣有声，腹胀中空叩之如鼓。

诸转反戾，水液浑浊，皆属于热：热灼筋脉或热伤津血、筋脉失养，即出现筋脉拘挛、扭转，身躯曲而不直，甚至角弓反张等症。热盛煎熬津液，则涕、唾、痰、尿、带下等液体排泄物黄赤浑浊。

诸呕吐酸，暴注下迫，皆属于热：胆热犯胃，或食积化热，胃失和降而上逆，则见呕吐酸腐或吞酸。热走肠间，传化失常，则腹泻；热性阳动，故其特点多表现为暴泻如注，势如喷射；热邪纠合湿浊，热急湿缓，则肛门灼热窘迫，欲便而不爽，里急后重，粪便秽臭。

3. 病机分析法

本节概括病机辨识之法，审察病机时应注意季节气候对象对病机转归的影响。有此症当探求其机理，无彼症亦应探其因，务求与病机相契合。邪气盛实的病证，当责究其邪气致病情况；正气虚弱的病证，当责究其正气不足的情况。确定天之五气与人之五脏之气的偏盛偏衰，全面分析自然环境与机体的整体联系。

【原文】

《灵枢·五变》：黄帝曰：一时遇风，同时得病，其病各异，愿闻其故。少俞曰：善乎哉问！请论以比匠人。匠人磨斧斤，砺刀削，斲^①材木。木之陰陽，尚有坚脆，坚者不入，脆者皮弛，至其交节^②，而缺斤斧焉。夫一木之中，坚脆不同，坚者则刚，脆者易伤，况其材木之不同，皮之厚薄，汁之多少，而各异耶？夫木之蚤花^③先生叶者，遇春霜烈风，则花落而叶萎；久曝大旱，则脆木薄皮者，枝条汁少而叶萎；久阴淫雨，则薄皮多汁者，皮溃而漉；卒风暴起，则刚脆之木，枝折杌伤；秋霜疾风，则刚脆之木，根摇而叶落。凡此五者，各有所伤，况于人乎？

黄帝曰：以人应木奈何？少俞答曰：木之所伤也，皆伤其枝，枝之刚脆而坚，未成伤^④也。人之有常病也，亦因其骨节、皮肤、腠理之不坚固者，邪之所舍也，故常为病也。

【注解】

① 斲（zhuó 浊）：砍伐、砍削。

② 交节：树木枝干交接之处。

③ 蚤花：蚤，同早。提早开花。

④ 未成伤：成，必也。未必受到伤害。

【释义】

本节以树木质地作比喻，援物比类，说明人体体质与发病类型的关系。树木质地有差异，阴阳坚脆、汁液多少、皮之厚薄各不同，其抗自然灾害的能力不同；人之体质亦有个体的差异，故同时得病，但其病各异。

【原文】

《灵枢·口问》：邪之所在，皆为不足。故上气不足，脑为之不满，耳为之苦鸣，头为之苦倾，目为之眩。中气不足，溲便为之变，肠为之苦鸣。下气不足，则乃为痿厥心悗①。

【注解】

① 痿厥心悗：悗，闷也。痿厥，缺文。心悗，心气不舒而为烦闷。

【释义】

本节论述了人体上中下正气不足的病证。上气不足，则脑髓空虚，不养耳目，出现耳鸣，头倾，目眩；中气不足，则水谷不化，二便失常；下气不足，则四肢失养，足部痿弱逆冷而烦闷。

【原文】

《素问·经脉别论》：故春秋冬夏，四时阴阳，生病起于过用，此为常也。

【释义】

本句提示，人的生理功能不可用之过度，劳用过度则易发生病变，生病大多是由于机能过用。

【原文】

《素问·评热病论》：邪之所凑，其气必虚，阴虚者，阳

必凑之。

【释义】

本句提示了外感发病的机理。外邪入侵，其体内必有正气虚弱之内因。阴分不足者，阳邪易乘虚而入。

【原文】

《素问·通评虚实论》：邪气盛则实，精气夺则虚。

【释义】

本句归纳了虚实病证的病机特点。实证主要是邪气盛实；虚证主要是精气虚夺。

【原文】

《素问·宣明五气》：五劳所伤：久视伤血，久卧伤气，久坐伤肉，久立伤骨，久行伤筋，是谓五劳所伤。

【释义】

本节论述了五劳所伤的特点。过度疲劳，以致五脏精气耗伤：久视则劳目伤肝耗血，久卧则阳气不伸伤气，久坐则血脉滞于四肢而伤肉，久立则劳于肾及腰、膝、胫而伤骨，久行则劳于筋脉而伤筋。

【原文】

《素问·刺法论》：余闻五疫①之至，皆相染易，无问大小，病状相似，不施救疗，如何可得不相移易者？岐伯曰：不相染者，正气存内，邪不可干，避其毒气。

【注解】

① 五疫：木疫、火疫、土疫、金疫、水疫五种感受天时不正之气发生的急性传染性疾病。

【释义】

本节论述了疫病的发病机理和预防。疫病流行之时，互相传染，无问大人小孩，病状相似，如果体内正气旺盛，则疫邪不可侵犯，但还应当注意避免接触到疫病毒邪。

【原文】

《素问·阴阳应象大论》：冬伤于寒，春必温病；春伤于风，夏生飧泄；夏伤于暑，秋必痎疟；秋伤于湿，冬生咳嗽。

【释义】

感受四时邪气可以延时发病。如冬天感受寒邪，来年春季阳气发越，产生温热病；春季感受风邪，留连于夏季，克伐脾土，产生完谷不化的泄泻；夏季感受暑邪，延至秋季，产生寒热往来的疟疾；夏秋之交，感受湿邪，至冬咳嗽。

病　证

【原文】

《素问·热论》：黄帝问曰：今夫热病者，皆伤寒①之类也。或愈或死，其死皆以六七日之间，其愈皆以十日以上者何也？不知其解，愿闻其故。岐伯对曰：巨阳②者，诸阳之属也，其脉连于风府，故为诸阳主气也。人之伤于寒也，则为病热，热虽甚不死。其两感③于寒而病者，必不免于死。

【注解】

①伤寒：病名，有广义与狭义之别，广义伤寒泛指感受四时邪气引起的外感热病；狭义伤寒感受寒邪引起的外感热病。此处伤寒为广义伤寒，系外感热病的总称。

②巨阳：太阳经脉。

③两感：表里两经同时受邪发病。如太阳与少阴两感，阳明与太阴两感，少阳与厥阴两感。

【释义】

本段提出了外感热病的病名、病因、病程规律和预后。将外感热病命名为伤寒，是指人体触犯以寒为首的四时邪气，正邪交争，阳气郁遏，均可致发热，而且病程有一定的规律，大多在六七日左右病情最为严重，十日以上病情开始有所缓解。

外感热病的预后，取决于邪正斗争的力量对比。若寒束体表，正气强，邪气盛，邪正交争，热甚而正未衰，预后良好，"热虽甚不死"；若两感于寒，表里同病，病邪内传，伤及脏腑气血，邪盛正虚，预后较差，则"必不免于死"。

【原文】

帝曰：愿闻其状。岐伯曰：伤寒一日①，巨阳受之，故头项痛，腰脊强。二日，阳明受之，阳明主肉，其脉侠鼻络于目，故身热，目疼而鼻干，不得卧也。三日，少阳受之，少阳主胆，其脉循胁络于耳，故胸胁痛而耳聋。三阳经络皆受其病，而未入于藏者，故可汗而已。四日，太阴受之，太阴脉布胃中，络于嗌，故腹满而嗌干。五日，少阴受之，少阴脉贯肾络于肺，系舌本，故口燥舌干而渴。六日，厥阴受之，厥阴脉循阴器而络于肝，故烦满而囊缩②。三阴三阳，五藏六府皆受病，荣卫不行，五藏不通则死矣。

其不两感于寒者，七日，巨阳病衰，头痛少愈。八日，阳明病衰，身热少愈。九日，少阳病衰，耳聋微闻。十日，太阴病衰，腹减如故，则思饮食。十一日，少阴病衰，渴止不满，舌干已而嚏。十二日，厥阴病衰，囊纵，少腹微下，大气③皆去，病日已矣。

帝曰：治之奈何？岐伯曰：治之各通其藏脉，病日衰已矣。其未满三日者，可汗而已；其满三日者，可泄④而已。

帝曰：热病已愈，时有所遗⑤者，何也？岐伯曰：诸遗者，热甚而强食之，故有所遗也。若此者，皆病已衰，而热有所藏，因其谷气相薄，两热相合，故有所遗也。帝曰：善。治之奈何？岐伯曰：视其虚实，调其逆从，可使必已矣。帝曰：病热当何禁之？岐伯曰：病热少愈，食肉则复，多食则遗，此其禁也。

【注解】

①一日：与下文之二日、三日、四日、五日、六日都是指热病的传变次序和发展阶段，不能理解为具体的日数。

②烦满而囊缩：满，通懑，烦闷之意。囊缩，阴囊收缩。足厥阴脉绕阴器，抵少腹，挟胃属肝络胆，故厥阴受邪则烦闷而阴囊收缩。

③大气：指邪气。王冰注："大气，谓大邪之气"。

④泄：指针刺泄热疗法。

⑤遗：指病邪遗留，迁延不愈，余热未尽。

【释义】

本节主要论述了不两感于寒的外感热病的六经主证、传变规律、治疗大法及预后禁忌。

1. 六经证候归纳

主要以各经脉的循行部位为依据，但此六经病只有实证、热证，未及虚证、寒证。其中三阳经病证为表热证，三阴经病证为里热证。

2. 阐述了外感热病的传变和转愈规律

伤寒在经之邪内传的规律是由表入里，由阳入阴，其先后次序是太阳、阳明、少阳、太阴、少阴、厥阴。若"不两感于寒"的外感热病，其病证有一定的转愈规律，各经症状的缓解时间大约在受病后的第七天，说明热病在演变过程中，在正气的支持下，有一定自愈倾向。

3. 提出外感热病的治疗大法

外感热病的治疗大法是"各通其藏脉"，即疏通病变所在的脏腑经脉。"其未满三日者，可汗而已；已满三者，可泄而已"，提示邪在表当用发汗解表，热在里当用清泄里热法。

4. 指出伤寒热病有遗复

遗是指病邪遗留，余热未尽。复是病愈而复发，两者多因"热甚而强食"或食荤腥相关，以致邪热与谷食之热相搏结，当据虚实予以补泻。

【原文】

帝曰：其两感于寒者，其脉应与其病形何如？岐伯曰：两感于寒者，病一日，则巨阳与少阴俱病，则头痛口干而烦满。二日，则阳明与太阴俱病，则腹满身热，不欲食，谵言。三日，则少阳与厥阴俱病，则耳聋囊缩而厥①，水浆不入，不知人，六日死。帝曰：五藏已伤，六府不通，荣卫不行，如是之后，三日乃死，何也？岐伯曰：阳明者，十二经脉之长也，其血气盛，故不知人三日，其气乃尽，故死矣。

凡病伤寒而成温者，先夏至日者为病温，后夏至日者为病暑，暑当与汗皆出，勿止。

【注解】

① 厥：指四肢逆冷。

【释义】

本节指出两感于寒的主证、传变规律及预后。两感于寒是表里两经同时感受寒邪，传变次序首先是太阳与少阴俱病，其次是阳明与太阴俱病，最后是少阳与厥阴俱病。其病证并不等于单纯的表里两经症状相加，不仅有不两感于寒的实证、热证，也有"不欲食"、"厥"的虚证、寒证。随着病情发展，邪气旺盛，正气不足，终至"五藏已伤，六府不通，荣卫不行"，阳明之经"其气乃尽"等，说明"两感"多因正气虚于内，苛厉寒邪感于外，病证起病急、发展快、病情重，邪盛正衰的矛盾比较突出，气血逆乱，胃气已竭，是外感热病中严重的病证，预后较差。

外感热病，由于发病时间不同，有温病和暑病的区别。发于夏至之前为温病，发于夏至之后暑病。关于暑病的治疗，本节提出不可用止汗法。因暑为阳邪，最易升散疏泄而致汗出，暑邪随汗而解。若错用止汗敛汗法，会酿成暑热内闭，传入心包的危急证候。

【原文】

《素问·评热病论》：黄帝问曰：有病温者，汗出辄复热，而脉躁疾不为汗衰，狂言不能食，病名为何？岐伯对曰：病名阴阳交①，交者死也。帝曰：愿闻其说。岐伯曰：人所以汗出者，皆生于谷，谷生于精②，今邪气交争于骨肉而得汗者，是邪却而精胜也。精胜，则当能食而不复热。复热者，邪气也。汗者，精气也。今汗出而辄复热者，是邪胜也，不能食者，精无俾③也。病而留者，其寿可立而倾也。且夫《热论》④曰：汗出而脉尚躁盛者死。今脉不与汗相应，此不胜其病也，其死明矣。狂言者，是失志，失志者死。今见三死⑤，不见一生，虽愈必死也。

【注解】

① 阴阳交：交，交争。指阳热邪气入于阴分与阴精正气交结不解，是外感热病过程中邪盛正衰的危重证候。

② 谷生于精：即谷生精，"于"字为助词，无义。

③ 精无俾：俾通裨，补助、补充、补益之意。此言精气得不到补益充养。

④ 热论：《灵枢·热病》篇云："热病已得汗而脉尚躁盛，此阴脉之极也，死；其得汗而脉静者，生。"与本段义同。

⑤ 三死：指汗出复热而不能食、脉躁疾、狂言三症。

【释义】

本节论述阴阳交的病证、病机和预后。阴阳交是温热病中阳邪侵入阴分交争不解，邪盛正衰的危重证候，属热病的一种变证。其基本病机是阴精不足，邪热亢盛，病位不在肌表，深及骨肉，主要症状是发热，汗出复热，脉躁疾，狂言，不能食。发热、脉躁疾在于阴精不足，邪热亢盛鸱张；不能食，说明胃气衰败，生精之源匮乏；狂言，是表明亡神失志。从邪正双方力量对比来看，此证是人体阴精正气枯竭，不能制伏阳热邪气所致，病情严重，预后凶险。

【原文】

帝曰：有病身热，汗出烦满，烦满不为汗解，此为何病？岐伯曰：汗出而身热者，风也；汗出而烦满不解者，厥①也，病名曰风厥②。帝曰：愿卒闻之。岐伯曰：巨阳主气，故先受邪，少阴与其为表里也，得热则上从之③，从之则厥也。帝曰：治之奈何？岐伯曰：表里刺之④，饮之服汤。

【注解】

① 厥：气逆，这里指少阴肾经之气上逆。

② 风厥：古病名。因其为太阳经感受风邪，引动少阴经脉之气厥逆，名为风厥。

③ 上从之：指少阴经随从太阳经气上逆。

④ 表里刺之：言针刺治疗当从足太阳足少阴表里两经取穴。张介宾注："阳邪盛者阴必虚，故当泻太阳之热，补少阴之气，合表里而刺之也。"

【释义】

本段论述风厥的病因、病位、病机、症状及治疗。风厥亦属外感热病的一种，病因为风邪外袭，受病部位在太阳少阴两经，基本病机为太阳感受风邪，引动少阴虚火上逆，症见身热汗出的表证、烦满的里证，此里证不能为汗法所解。治疗宜内外皆治，表里同调，针刺宜泻太阳风邪，补少阴精气，并配合汤液内服，使邪去正复，疾病全愈。

【原文】

帝曰：劳风①为病何如？岐伯曰：劳风法在肺下②。其为病也，使人强上冥视③，唾出若涕，恶风而振寒，此为劳风之病。帝曰：治之奈何？岐伯曰：以救俯仰④，巨阳引⑤。精者三日，中年者五日，不精者七日⑥。咳出青黄涕，其状如脓，大如弹丸，从口中若鼻中出，不出则伤肺，伤肺则死也。

【注解】

① 劳风：病名。指因劳而虚，因虚而感受风邪所产生的以恶风振寒，项强冥视，咳吐青黄痰为主症的病证。

② 法在肺下：法，常也；肺下，指肺部。谓劳风病的病

位通常在肺部。

③强上冥视：强上，指头项强急不舒；冥视，指视物不清。

④救俛仰：俛，同俯；救，救治。指呼吸困难，张口引肩，前后俯仰。俛，同俯；救，救治。

⑤巨阳引：指在太阳经上取穴，进行针刺以引动经气的治疗方法。

⑥精者三日，中年者五日，不精者七日：精者与不精者相对而言，前者指青壮年，后者指老年。三日、五日、七日乃指病情缓解的大约日数。

【释义】

本段论述劳风的病因、病位、症状、病机、治则和预后。劳风为因劳受风，化热壅肺的病证，病位在肺，症状主要有恶风振寒，强上冥视，唾出若涕，甚则咳出青黄痰块。基本病机为太阳受风，卫阳郁遏，则恶风而振寒，太阳膀胱经气不利则强上冥视；风热犯肺，炼液为痰，肺失清肃，痰热壅积，则咳唾黄涕。治疗宜利肺散邪以救俯仰，排出痰液以通气道，针刺太阳以引经气。其预后转归与精气盛衰、年龄体质强弱直接相关，少壮之人气血充足，病程短，预后佳；中年稍差，老年体质虚弱者，则病程较长。若排痰顺利，邪有出路可愈，反之，浊痰不出，必内损肺脏，其病危重，预后不良。

【原文】

《素问·咳论》：黄帝问曰：肺之令人咳，何也？岐伯对曰：五藏六府皆令人咳，非独肺也。

帝曰：愿闻其状。岐伯曰：皮毛者，肺之合也，皮毛先受邪气，邪气以从其合也。其寒饮食入胃，从肺脉上至于肺，则肺寒，肺寒则外内合邪，因而客之，则为肺咳。五藏各以其时受病①，非其时，各传以与之②，人与天地相参，故五藏各以治时③，感于寒则受病，微则为咳，甚则为泄，为痛。乘秋则肺先受邪，乘春则肝先受之，乘夏则心先受之，乘至阴④则脾先受之，乘冬则肾先受之。

【注解】

①五藏各以其时受病：指五脏在各自所主的时令受邪发病。

②非其时，各传以与之：之，指肺。非肺所主的秋季时，五脏在各自所主时令感受邪气发病后，分别传之于肺而引起咳病。

③治时：指五脏所主旺的时令。

④至阴：指脾之主时长夏。

【释义】

本段主要论述咳的病因病机。咳嗽的成因有二，一是外感寒邪，皮毛为肺之合，皮毛受邪则从其合内传于肺。二是内有寒饮停聚，因肺脉起于中焦，寒饮食入胃，则循肺脉上至于肺，内外之寒合并伤肺，致使肺气失调，宣降失职，上逆而为咳。咳嗽的主要病变在肺，但其它脏腑的病变也可影响到肺而发生咳嗽，即所谓"五藏六府皆令人咳，非独肺也"。指出咳嗽与不同季节脏腑的关系。四季有不同的异常气候，但都可影响相关脏腑而波及于肺而致咳嗽。

【原文】

帝曰：何以异之？岐伯曰：肺咳之状，咳则喘息有音，甚则唾血。心咳之状，咳则心痛，喉中介介如梗状，甚则咽肿喉痹。肝咳之状，咳则两胁下痛，甚则不可以转，转则两胠①下满。脾咳之状，咳则右胁下痛，阴阴②引肩背，甚则不可以动，动则咳剧。肾咳之状，咳则腰背相引而痛，甚则咳涎③。

帝曰：六府之咳奈何？安所受病？岐伯曰：五藏之久咳，乃移于六府。脾咳不已，则胃受之，胃咳之状，咳而呕，呕甚则长虫④出。肝咳不已，则胆受之，胆咳之状，咳呕胆汁。肺咳不已，则大肠受之，大肠咳状，咳而遗失⑤。心咳不已，则小肠受之，小肠咳状，咳而失气，气与咳俱失。肾咳不已，则膀胱受之，膀胱咳状，咳而遗溺。久咳不已，则三焦受之，三焦咳状，咳而腹满，不欲食饮。此皆聚于胃，关于肺⑥，使人多涕唾⑦，而面浮肿气逆也。

帝曰：治之奈何？岐伯曰：治藏者治其俞⑧，治府者治其合⑧，浮肿者治其经⑧。帝曰：善。

【注解】

① 两胠：腋下胁肋部。

② 阴阴：即隐隐。

③ 咳涎：指咳吐稀痰涎沫。

④ 长虫：指蛔虫。

⑤ 遗失：矢通屎。作"遗矢"，即大便失禁。

⑥ 此皆聚于胃，关于肺：水饮聚于胃，则上关于肺而为咳。

⑦ 涕唾：即指痰。

⑧ 俞、合、经：指五输中的输穴、合穴、经穴。

【释义】

本段论述五脏六腑咳的辨证分型、传变规律及治疗法则。

五脏咳证，是邪犯各脏经脉，导致各脏经脉气血逆乱，并影响于肺所致，临床表现除咳嗽外，还兼有相应内脏经络气血失调的证候。如心经起于心中，其支者从心系上挟咽，故心咳症状为咳嗽心痛，咽喉梗塞不利；肝经布胁肋，症见咳嗽，两胁疼痛；脾经上膈挟咽，其气主右，症见咳嗽，右胁下痛而引肩背；肾经贯脊属肾而入肺中，腰为肾之府，症见咳嗽，腰背引痛，且肾为水脏，主津液，其水气上泛，咳则多涎。

六腑咳证，是五脏咳久不愈，按脏腑表里相合的关系传变而成，因其病深日久，病情较重，各腑功能障碍明显，如胃失和降，其气上逆则咳兼呕吐；胆气上逆则咳呕胆汁；小肠传化失职则咳而失气；大肠传导失职则咳而遗矢；膀胱失约则咳而遗溺；三焦气化不利则咳兼腹部胀满，不思饮食。

咳证总的针刺治疗原则为五脏咳宜针刺五脏之俞穴，旨在治其注入之邪；六腑咳，宜针取六腑之合穴，旨在治其传入之邪；久咳所兼见的浮肿，是邪入经络，水液随气逆乱泛溢，针刺宜取经穴以疏通经络，使气血和调，水肿可消。

【原文】

《素问·举痛论》：黄帝问曰：余闻善言天者，必有验于人；善言古者，必有合于今；善言人者，必有厌①于己。如此，则道不惑而要数极②，所谓明也。今余问于夫子，令言而可知，视而可见，扪而可得，令验于己，而发蒙解惑，可得而闻乎？岐伯再拜稽首对曰：何道之问也？帝曰：愿闻人之五藏卒痛，何气使然？岐伯对曰：经脉流行不止，环周不休，寒气入经而稽迟③，泣④而不行，客于脉外则血少，客于脉中则气不通⑤，故卒然而痛。

【注解】

① 厌：合也。意同上文之"合"、"验"。

② 要数极：要数，即要理，重要的道理。把握重要道理之本源。

③ 稽迟：稽，留止也。迟，徐行。言经脉气血留滞不行。

④ 泣：音义同涩。

⑤ 客于脉外则血少，客于脉中则气不通：两句为互文，即客于脉外、脉中则血气少，或客于脉外、脉中则血气不通。

【释义】

本段论述疼痛机理之总纲。疼痛主要是由于寒邪客于经脉内外，使气血留滞不行，脉涩不通而痛，此为实痛；或由于血脉凝涩，运行的气血虚少，使组织失养，不荣则痛，此为虚痛。引起疼痛的因素虽多，然以寒邪为主因；疼痛病症比较复杂但又常见，对其诊断时，要求医生既要精通望、闻、问、切四诊的理论，又要有临证运用的实际经验，才能作出正确的诊断。

【原文】

寒气客于脉外则脉寒，脉寒则缩踡，缩踡则脉细急①，细急则外引小络，故卒然而痛，得炅②则痛立止；因重中于寒，则痛久矣。寒气客于经脉之中，与炅气相薄则脉满，满则痛而不可按也。寒气稽留，炅气从上③，则脉充大而血气乱，故痛甚不可按也。寒气客于肠胃之间，膜原之下，血不得散，小络急引故痛，按之则血气散，故按之痛止。寒气客于侠脊之脉④，则深按之不能及，故按之无益也。寒气客于冲脉，冲脉起于关元，随腹直上，寒气客则脉不通，脉不通则气因之，故喘动应手矣。寒气客于背俞之脉⑤，则脉泣，脉泣则血虚，血虚则痛，其俞注于心，故相引而痛。按之则热气至，热气至则痛止矣。寒气客于厥阴之脉，厥阴之脉者，络阴器，系于肝，寒气客于脉中，则血泣脉急，故胁肋与少腹相引痛矣。厥气客于阴股，寒气上及少腹，血泣在下相引，故腹痛引阴股。寒气客于小肠膜原之间，络血之中，血泣不得注于大经，血气稽留不得行，故宿昔而成积矣。寒气客于五藏，厥逆上泄，阴气竭，阳气未入，故卒然痛死不知人，气复反，则生矣。寒气客于肠胃，厥逆上出，故痛而呕也。寒气客于小肠，小肠不得成聚，故后泄腹痛矣。热气留于小肠，肠中痛，瘅热⑥焦渴，则坚干不得出，故痛而闭不通矣。

【注解】

① 绌（chù，音触）急：绌，屈曲。急，拘急。屈曲拘急。

② 炅（jiǒng 炯）：音义皆同炯，热也。

③ 从上：即从之。上，疑为"之"字之误。

④ 侠脊之脉：指脊柱两旁深部之经脉。此指邪客脊柱两旁深部之伏冲、伏膂脉。

⑤ 背俞之脉：背俞，指行于背部的足太阳膀胱经脉分布有五脏六腑各自的腧穴。即足太阳膀胱经脉。

⑥ 瘅热：热甚也。

【释义】

本段列举十四种疼痛的证候特点，归纳起来可以分为三类。

1. 从痛证的喜按、拒按来分析

痛而拒按是寒气稽留，阳气与之相搏，邪气壅满于经脉之中。按之痛止者是寒气客于肠胃膜原之间，以致血气凝聚而不散，按之则血气暂散，故疼痛可获缓解，另有按之使阳热之气通达，邪气消散，故按之痛止。按之痛不止者是寒气客于深部经脉，按之不能触及，故按之疼痛不止。

2. 从疼痛的特点来分析

疼痛持续者是寒邪稽留深久，凝结不解。疼痛牵引他处，可以根据寒气侵袭的部位不同，脏腑经络的表里络属关系进行分析，如寒气客于背俞之脉则可痛引于心；寒气客于厥阴经脉则胁肋与少腹相引作；寒气客于阴股则腹痛引股。痛处搏动应手者是寒气客于冲脉使血滞而上逆。寒性疼痛得热痛止者是寒气客于脉外，病位尚浅，故得热痛立止。

3. 从痛证伴随的症状来分析

疼痛伴积块是由于寒凝血滞日久不行，蓄积成块。疼痛伴呕吐食是寒邪入侵肠胃，肠胃失于和降，上逆而致。疼痛伴泄泻是因寒邪入侵小肠，泌别失调，清浊不分而致。疼痛伴便秘是寒邪化热，客于小肠，劫灼肠中津液引起。

【原文】

《素问·痹论》：黄帝问曰：痹之安生？岐伯对曰：风寒湿三气杂至合而为痹也。其风气胜者为行痹^①，寒气胜者为痛痹^②，湿气胜者为著痹^③也。

帝曰：其有五者何也？岐伯曰：以冬遇此者为骨痹，以春遇此者为筋痹，以夏遇此者为脉痹，以至阴遇此者为肌痹，以秋遇此者为皮痹。

帝曰：内舍五藏六府，何气使然？岐伯曰：五藏皆有合，病久而不去者，内舍于其合也。故骨痹不已，复感于邪，内舍于肾；筋痹不已，复感于邪，内舍于肝；脉痹不已，复感于邪，内舍于心；肌痹不已，复感于邪，内舍于脾；皮痹不已，复感于邪，内舍于肺。所谓痹者，各以其时重感于风寒湿之气也。

【注解】

①行痹：是以肢节疼痛游走无定处为特点的痹证，亦称风痹。

②痛痹：是以疼痛剧烈为特点的痹证，亦称寒痹。

③著（zhuó着）痹：是以痛处重滞固定，或顽麻不仁为特点的痹证，亦称湿痹。

【释义】

本节主要论述了痹证的病因、分类及其传变。病因方面强调了风寒湿三气杂至合而为痹，认为多种外邪的共同作用是痹证发病的条件。对于痹的分类，提出了病因分类法和五体痹的病位分类法。依据病因分类法，由风邪偏盛所致，表现为肢体关节酸楚、疼痛，痛处游走不定，波及范围较广为行痹。由寒邪偏盛所致，寒性凝滞主收引，易使气滞血凝、痹阻不通，以疼痛为主症，伴有挛急僵硬等症状为痛痹。由湿邪偏盛所致，湿性粘腻重着，故表现为肢体关节沉重，麻木不仁，证情缠绵不愈为著痹。依据病变部位可分为五体痹。五体痹证发病与季节气候密切相关，在不同季节受邪，就会在五体不同部位发生痹证。

五体痹向内脏传变的病理机转有二：一是"病久而不去"，即五体痹久延不愈，久病正气虚损；二是"重感于风寒湿之气"，即反复感受痹邪，形成痹邪内传入脏，形成五脏痹。

【原文】

凡痹之客五藏者，肺痹者，烦满喘而呕；心痹者，脉不通，烦则心下鼓①，暴上气而喘，嗌干，善噫②，厥气上则恐；肝痹者，夜卧则惊，多饮数小便，上为引如怀③；肾痹者，善胀，尻以代踵，脊以代头④；脾痹者，四肢解堕，发咳呕汁，上为大塞⑤。肠痹者，数饮而出不得，中气喘争⑥，时发飧泄。胞痹⑦者，少腹膀胱按之内痛，若沃以汤⑧，涩于小便，上为清涕。

阴气⑨者，静则神藏，躁则消亡。饮食自倍，肠胃乃伤。淫气⑩喘息，痹聚在肺；淫气忧思，痹聚在心；淫气遗溺，痹聚在肾；淫气乏竭，痹聚在肝；淫气肌绝，痹聚在脾。

诸痹不已，亦益内也。其风气胜者，其人易已也。

帝曰：痹，其时有死者，或疼久者，或易已者，其故何也？岐伯曰：其入藏者死，其留连筋骨间者疼久，其留皮肤间者易已。

【注解】

① 心下鼓：心下鼓动，即心悸。

② 善噫：作"嗳气"解。

③ 上为引如怀：引，《说文》曰："开弓也"。形容腹部胀大，如怀孕之状。

④ 尻（kāo，音考）以代踵（zhǒng，音肿），脊以代头：尻，尾骶部。踵，足后跟。尻以代踵，谓足不能站立和行走，以尻代之；脊以代头，谓头俯不能仰，背驼甚而脊高于头。

⑤ 上为大塞：上，指上焦。大，应作"不"，形误。不与否古通，大塞，即痞塞之义。上焦痞塞。

⑥ 中气喘争：指腹中有气攻冲，肠中雷鸣。

⑦ 胞痹：胞，通脬，指膀胱。即膀胱痹。

⑧ 若沃以汤：沃，灌也；汤，热水也。形容灼热感，似热水浇灌。

⑨ 阴气：阴气，因脏为阴，故称阴气。此指五脏之精气。

⑩ 淫气：此指内脏淫乱失和之气。

【释义】

本节论述脏腑痹证的内因、症状、预后。脏腑痹证的症状：脏腑痹证的共同特点是脏腑功能的痹阻不通。如肺痹，由肺气壅闭，故烦满而喘；胃气不降故上逆而呕。心痹，由心气痹阻，邪气内扰于心，故心烦、心悸；干于肺则上气喘息，咽喉干燥；心主噫，心气上逆则嗳气；心气逆不与肾相交，肾虚而恐惧。肝痹，肝藏魂，肝气痹阻，魂不安舍，夜卧则惊骇；

肝郁化火，消灼津液，故多饮，饮多则溲多；气机郁滞，腹部胀满如怀孕之状。肾痹，肾气闭阻，关门不利，故腹部善胀；肾主骨，肾痹气衰，骨失其养，下肢弯曲不伸，故能坐不能行，脊柱畸形，头项倾俯，脊骨高出于头。脾痹，脾气不荣四肢，故四肢懈惰；脾不能为胃行其津液，胃气上逆则呕汁；脾气不能散精于肺，气行不畅，胸中痞塞，发为咳嗽。肠痹，痹邪犯于小肠，分清别浊失职，故数饮而出不得；痹邪犯于大肠，传导失职，故见泄泻。胞痹，痹邪犯于膀胱，气化不利，郁而化热，出现少腹病热，小便不爽等。

脏腑痹的内因：有情志过激、饮食不节，居处环境等等，使痹邪得以内传。

痹证的预后：从感邪的性质论，风气胜者易愈。从发病部位论，病在皮肤间者，易愈；病在筋骨间者，缠绵不愈；病邪入脏者，预后差。从病程论，初起，易愈；疼久，难愈。

【原文】

帝曰：荣卫之气亦令人痹乎？岐伯曰：荣者，水谷之精气也，和调于五藏，洒陈①于六府，乃能入于脉也，故循脉上下，贯五藏，络六府也。卫者，水谷之悍气也，其气慓疾滑利，不能入于脉也，故循皮肤之中，分肉之间，熏于肓膜，散于胸腹，逆其气②则病，从其气则愈，不与风寒湿气合，故不为痹。

【注解】

①洒陈：散布之义。《辞海》："洒，喷散、散落。陈，布置，陈列"。

②其气：指营卫二气。

【释义】

论述痹证的发生与营卫之气密切相关。若营卫二气功能正常，风寒湿邪不易侵袭，则不会发生痹证；若营卫运行失常或虚损，风寒湿邪乘虚内袭，便可发为痹证。强调了痹证的发生既有风寒湿邪的侵袭，更有脏腑营卫气血的失调。

【原文】

痛者，寒气多也，有寒故痛也。其不痛不仁者，病久入深，荣卫之行涩，经络时疎，故不通①。皮肤不营，故为不仁。其寒者，阳气少，阴气多，与病相益，故寒也。其热者，阳气多，阴气少，病气胜，阳遭阴②，故为痹热。其多汗而濡者，此其逢湿甚也，阳气少，阴气盛，两气相感，故汗出而濡也。

帝曰：夫痹之为病，不痛何也？岐伯曰：痹在于骨则重，在于脉则血凝而不流，在于筋则屈不伸，在于肉则不仁，在于皮则寒，故具此五者，则不痛也。凡痹之类，逢寒则虫③，逢热则纵。

【注解】

① 通：在此应作"不痛。"

② 阳遭阴：言病人素体阳盛阴虚，感邪后，阴不胜阳，邪气从阳化热，故为痹热。

③ 逢寒则虫：虫，痋之借字，"痋"即疼字。即痹证遇寒则拘急而痛。又，虫，《甲乙经》、《太素》均作"急"。盖逢寒则筋挛，故筋脉拘急。二说可相互发明。

【释义】

本段分析痹证临床症状的产生机理。

发病部位与症状：痹在骨则重，在脉则血流不畅，在筋则屈不伸，在肉则不仁，在皮则寒。

体质与症状：阳虚阴盛体质多见寒象，阳盛阴虚体质多见热象。阳虚阴盛体质又逢湿气甚，则见多汗而濡。

气候与症状：寒主收引，故痹证遇寒则拘急，得热则气血流通而缓解。

【原文】

《素问·痿论》：黄帝问曰：五藏使人痿，何也？岐伯对曰：肺主身之皮毛，心主身之血脉，肝主身之筋膜，脾主身之肌肉，肾主身之骨髓。故肺热叶焦①，则皮毛虚弱急薄②，著则生痿躄③也。心气热，则下脉厥而上，上则下脉虚，虚则生脉痿，枢折挈④，胫纵而不任地也。肝气热，则胆泄口苦，筋膜干，筋膜干则筋急而挛，发为筋痿。脾气热，则胃干而渴，肌肉不仁，发为肉痿。肾气热，则腰脊不举，骨枯而髓减，发为骨痿。

【注解】

①肺热叶焦：形容肺叶受热、灼伤津液的病理状态。

②急薄：皮肤干枯不润，肌肉消瘦。

③痿躄（bì，音壁）：躄，两腿行动不便。指四肢痿废不用，包括下文的脉痿、筋痿、肉痿、骨痿等各种痿证。

④枢折挈（qiè，音切）：枢，枢纽，此处指关节。折，断也。挈，提举。疑"挈"上脱"不"字。形容关节弛缓，不能提举活动，犹如枢轴折断不能活动一般。

【释义】

本段根据五脏外合五体的理论，论述了五体痿的病机。"五藏使人痿"的学术观点说明痿证病变在四肢，而根源却在五脏。由于五脏气热，灼伤精血津液，五体失养，故发五体痿证。强调"肺热叶焦"则生痿躄是痿证发生的主要病机。肺气热，内可灼伤津液，外可熏蒸五体，五体失养，以致四肢痿废不用，而成痿躄之证。关于五体痿的症状特点，主要表现在五脏功能失调及其所合五体的枯萎不荣、痿废不用。

【原文】

帝曰：何以得之？岐伯曰：肺者，藏之长也，为心之盖也，有所失亡，所求不得，则发肺鸣①，鸣则肺热叶焦。故曰：五藏因肺热叶焦发为痿躄，此之谓也。悲哀太甚，则胞络绝②，胞络绝则阳气内动，发则心下崩③，数溲血也。故《本病》曰：大经空虚，发为肌痹，传为脉痿。思想无穷，所愿不得，意淫于外，入房太甚，宗筋④弛纵，发为筋痿，及为白淫⑤。故《下经》曰：筋痿者，生于肝，使内⑥也。有渐⑦于湿，以水为事，若有所留，居处相湿⑧，肌肉濡渍，痹而不仁，发为肉痿。故《下经》曰：肉痿者，得之湿地也。有所远行劳倦，逢大热而渴，渴则阳气内伐，内伐则热舍于肾，肾者水藏也，今水不胜火，则骨枯而髓虚，故足不任身，发为骨痿。故《下经》曰：骨痿者，生于大热也。

帝曰：何以别之？岐伯曰：肺热者，色白而毛败；心热者，色赤而络脉溢；肝热者，色苍而爪枯；脾热者，色黄而肉蠕动；肾热者，色黑而齿槁。

【注解】

① 肺鸣：呼吸喘息有声。

② 胞络绝：胞络，绝，阻绝不通之义。心包之络脉阻绝。

③ 心下崩：崩，大量出血。即心血下崩，小便出血。

④ 宗筋：此指男子的前阴。

⑤ 白淫：指男子滑精、女子带下。

⑥ 使内：即入房。杨上善注："使内者，亦入房"。

⑦ 渐（jiān 兼）：浸渍之义。

⑧ 相湿：《甲乙经》作"伤湿"。

【释义】

本段论述痿证的病因病机、鉴别诊断。首先对五脏气热形成的原因作了剖析。再次强调"五藏因肺热叶焦，发为痿躄"。五脏气热形成的原因：

情志过激："有所失亡"，"悲哀太甚"，"思想无穷，所愿不得"，均为情志伤，气郁化热，热灼津伤而成痿。文中心、肺、肝三脏气热，均为情志所伤引起。

劳倦过度："意淫于外，入房太甚"，为劳倦过度，伤精耗气，阴不制阳，内伐真阴，阳亢生热致痿。远行触冒暑热，热灼津伤，骨髓空虚成痿。这是肾气热的成因。肝肾气热由此引起。

湿邪浸淫："有渐于湿，以水为事，若有所留，居处相湿"，乃湿邪浸淫，湿邪化热，久则生痿。这是引起脾热的成因。

可见，情志所伤、劳伤过度、六淫侵袭（其中尤以湿邪浸淫为甚），均可作用于五脏，致阴阳失调而生热，五脏真阴受损，肢体筋脉不得濡养，遂成痿证。

关于痿证的鉴别诊断，则依据五脏外合五色、五体、五华（包括毛、络、爪、肉、齿等）的异常变化进行鉴别；临床时还应结合前文所言其他症状作全面分析，才能得出正确诊断。

【原文】

帝曰：如夫子言可矣。论言治痿者，独①取阳明何也？岐伯曰：阳明者，五藏六府之海，主闰②宗筋③，宗筋主束骨而利机关④也。冲脉者，经脉之海也，主渗灌谿谷⑤，与阳明合于宗筋，阴阳揔宗筋之会⑥，会于气街，而阳明为之长，皆属于带脉，而络于督脉。故阳明虚，则宗筋纵，带脉不引，故足痿不用也。帝曰：治之奈何？岐伯曰：各补其荥而通其俞，调其虚实，和其逆顺，筋脉骨肉，各以其时受月⑦，则病已矣。帝曰：善。

【注解】

① 独：在此作注重解。

② 闰：同润，润养也。

③ 宗筋：此处指众筋，泛指全身之筋膜。

④ 机关：关节。

⑤ 谿谷：指肌肉分腠。

⑥ 阴阳揔宗筋之会：指阴经阳经总会聚于宗筋。

⑦各以其时受月：以各脏所主的季节月分进行针刺治疗。

【释义】

本段论述了治疗痿证的基本原则。

1. 治痿独取阳明

足阳明胃为五脏六腑之海，有润养宗筋作用，而宗筋有束骨利关节之功，人体的骨节筋脉依赖阳明化生的气血以濡养，才能运动自如；阴经阳经总会于宗筋，合于阳明，冲脉为十二经脉之海，将来自阳明之气血渗灌溪谷，并与阳明合于宗筋，故"阳明为之长"。"阳明虚则宗筋纵，带脉不引，故足痿不用"，所以"取阳明"成为治疗痿证的关键。

2. 各补其荥而通其俞，调其虚实，和其逆顺

提示治痿还须根据痿证的病变部位，疾病的虚实顺逆，针对有关的脏腑经络进行辨证论治。

3. 各以其时受月

提出治疗痿证还必须以"因时制宜"的原则，即既要根

据病变的所在部位及其虚实顺逆,又要结合脏腑所主时令季节来立法选穴针刺,有利于提高疗效。

【原文】

《灵枢·水胀》:黄帝问于岐伯曰:水①与肤胀、鼓胀、肠覃、石瘕、石水②,何以别之?岐伯答曰:水始起也,目窠③上微肿,如新卧起之状,其颈脉动④,时咳,阴股间寒,足胫瘇,腹乃大,其水已成矣。以手按其腹,随手而起,如裹水之状,此其候也。

黄帝曰:肤胀何以候之?岐伯曰:肤胀者,寒气客于皮肤之间,𪐝𪐝然⑤不坚,腹大,身尽肿,皮厚,按其腹,窅而不起⑥,腹色不变,此其候也。

鼓胀何如?岐伯曰:腹胀身皆大,大与肤胀等也,色苍黄,腹筋起⑦,此其候也。

【注解】

①水:此指水胀。

②石水:病名。下文未见论及,原文有脱漏。当为阴盛阳虚,水液内聚所致的以少腹水肿为特征的水肿病。

③目窠(kē,音科):窠,即裹。目裹,即眼睑。

④颈脉动:结喉旁之足阳明胃经人迎脉搏动明显,系由水湿内停,内泛血脉,脉中水气涌动所致。

⑤𪐝𪐝(kōng,音空)然:形容腹部胀气,外形膨隆,叩击呈鼓音。

⑥按其腹,窅(yǎo,音咬)而不起:窅,深陷也。用手按压腹部,腹壁凹陷,手离开腹壁后仍不能恢复原状。

⑦腹筋起:谓腹壁有脉络显露、突起。

【释义】

本段论述水胀、肤胀、鼓胀三病的主要症状及鉴别要点。

水胀的的共同症状是腹大、身尽肿。鉴别要点：水胀有目裹上微肿，颈脉动甚，咳嗽，足胫肿，腹肿大如裹水之状等。肤胀有腹部胀大，但叩之鼕鼕然不坚，皮厚，按之窅而不起。鼓胀有色苍黄，腹筋起。

由此进行综合分析判断，水胀的病机是由阳气不达，气不行水，水停于内，泛溢于外所致，重在水停；肤胀的病机是由寒客皮肤，阻碍气机，气停腹中，聚于肌肤所致，重在气滞；鼓胀的病机是血瘀水停，重在血瘀。

【原文】

肠覃①何如？岐伯曰：寒气客于肠外，与卫气相搏，气不得荣，因有所系，癖而内著②，恶气乃起，瘜肉乃生。其始生也，大如鸡卵，稍以益大，至其成，如怀子之状，久者离岁③，按之则坚，推之则移，月事以时下，此其候也。

石瘕④何如？岐伯曰：石瘕生于胞中，寒气客于子门，子门闭塞，气不得通，恶血当写不写，衃⑤以留止，日以益大，状如怀子，月事不以时下。皆生于女子，可导而下。

黄帝曰：肤胀、鼓胀，可刺邪？岐伯曰：先写其胀之血络，后调其经，刺去其血络也。

【注解】

①肠覃（xùn 训）：覃，通"蕈"，地菌。病名。生于肠部，形如地菌。

②癖而内著（zhuó 着）：癖，积也。著，留也。意谓寒邪聚积、停留在体内。

③离岁：超过一年。

④石瘕：病名。系因寒邪内侵，瘀血内留，生于子宫，坚硬如石，状如怀子的病证。

⑤衃（pēi，音胚）：凝聚的死血。

【释义】

本段论述肠覃、石瘕的病位、病因病机、症状特点、治疗方法及鉴别要点。肠覃的病变部位在肠外，是寒邪入侵肠外，与卫气相搏，凝滞气血，日久结块而成；早期大如鸡蛋，逐渐长大，及至后期，腹部胀大，状如怀子，按之坚硬，推之可移，月经按时来潮。石瘕的病变部位在子宫，是寒邪入侵子宫，子宫闭塞，气血不通，恶血结块，留滞宫内而成；其病生于子宫，影响月经按时来潮，而且发展较快，病之后期，腹部胀大，状如怀子。

肠覃与石瘕都是以腹内结块为主要特征的积病，均属气滞血瘀之证，其治皆可用破血逐瘀之法导而下之。但肠覃生于肠外，男女皆可发病，其在女子则月经不受影响而能按时来潮；石瘕生于子宫，只发于女子，月经必受其影响而不能按时来潮。因此，月经能否按时来潮便是二者的鉴别要点。

本节最后指出可用刺络放血的方法治疗肤胀和鼓胀。鼓胀证属瘀血阻滞，治以刺络放血，可谓法证合拍；但肤胀证属气机阻滞，理当行气，何以放血？乃气血关系密切，血能载气，血行气亦行，故刺络放血可以达到行气之目的。

【原文】

《素问·汤液醪醴论》：帝曰：其有不从毫毛而生，五藏阳以竭①也。津液充郭，其魄独居②，精③孤于内，气耗于外，形不可与衣相保，此四极急而动中④，是气拒于内而形施于外⑤，治之奈何？岐伯曰：平治于权衡⑥，去菀陈莝⑦，微动四极，温衣，缪刺⑧其处，以复其形。开鬼门，洁净府⑨，精以时服⑩，五阳已布，疏涤五藏。故精自生，形自盛，骨肉相保，巨气⑪乃平。

【注解】

① 竭：阻遏。

② 津液充郭，其魄独居：津液，此指水液。郭，胸廓。魄，属阴，此指属阴的水液。水液独盛体内，充满胸腹。

③ 精：属阴，此指水液。

④ 四极急而动中：急，肿急，形容极度浮肿。中，内脏。四肢极度浮肿，脏气变动而喘悸。

⑤ 气拒于内而形施于外：拒，格拒。施，音义同"易"，意为改变。水气格拒于内而形体变异于外，形容水肿之甚。

⑥ 平治于权衡：调节阴阳使之平衡、协调。

⑦ 去菀陈莝（cuò 错）：陈莝，即莝陈。去、莝同义，即除去。菀，通郁。菀、陈同义，指水邪恶血。除去郁久的水邪恶血。

⑧ 缪刺：病在左刺其右、病在右刺其左的刺络脉法。

⑨ 开鬼门，洁净府：鬼门，即汗孔。净府，指膀胱。即发汗、利小便的治疗方法。

⑩ 服：行也。

⑪ 巨气：即正气。

【释义】

本节阐述水肿病的病机、治法和护理。水肿病的病机主要是五脏阳气阻遏，气不化津，水液稽留成水肿。其治疗原则是协调阴阳，消散水邪恶血。具体治法可使用开鬼门、洁净府及缪刺法；护理方面当注意温暖形体、活动四肢等。

【原文】

《素问·奇病论》：帝曰：有病口甘者，病名为何？何以得之？岐伯对曰：此五气之溢①也，名曰脾瘅②。夫五味入口，藏于胃，脾为之行其精气，津液在脾，故令人口甘也；此肥美之所发也；此人必数食甘美而多肥也，肥者令人内热，甘者令人中满，故其气上溢，转为消渴。治之以兰③，除陈气④也。

【注解】

① 五气之溢：五谷化生的精气上泛于口。

② 脾瘅：古病名。以口中甜腻为主症。

③ 兰：兰草，如佩兰等具有芳香化浊作用的药物。

④ 陈气：久积中焦的湿浊邪气。

【释义】

本节论述脾瘅的病机、主症及治法。脾瘅是由于过食肥甘厚味之品，化湿酿热，困顿脾胃所致，以口甘、中满为主症，病进可转为消渴病，治宜佩兰之类芳化浊邪、清热为主。

【原文】

《素问·水热穴论》：肾者，胃之关①也，关门不利，故聚水而从其类也。

【注解】

①肾者，胃之关：肾是胃中水谷化生的糟粕的排泄关口。

【释义】

人体内的糟粕由胃中受纳的水谷变化而来，从肾所主的二阴排出体外，故谓肾为胃之关，若肾气不化，二便不利，水液停聚而为水肿病。

【原文】

《素问·调经论》：血之与气，并走于上，则为大厥^①，厥则暴死^②，气复反则生，不反则死。

【注解】

① 大厥：病证名。以突然昏倒，不省人事为主症。

② 暴死：指突然昏倒的假死状态。

【释义】

大厥由气血上逆而突然昏倒似死，气复则生，不复则死。

诊 法

【原文】

《素问·脉要精微论》：诊法常以平旦^①，阴气未动，阳气未散，饮食未进，经脉未盛，络脉调匀，气血未乱，故乃可诊有过之脉^②。切脉动静，而视精明^③，察五色，观五藏有余不足，六府强弱，形之盛衰，以此参伍^④，决死生之分。

【注解】

① 平旦：清晨。

② 有过之脉：指有病变的脉象。

③ 精明：眼睛的动态、色泽。

④ 参伍：相参互证。

【释义】

论述平旦诊脉的原理及多种诊法合参。清晨未进饮食，尚未劳作，环境安静，人体的气血阴阳未受干扰，可以准确地诊察有病的脉象。诊病时当切脉、察神、望色合参，以审察脏腑形体之盛衰，判别预后吉凶。

【原文】

《素问·脉要精微论》：夫脉者，血之府①也。长则气治，短则气病②；数则烦心，大则病进③；上盛则气高，下盛则气胀④；代则气衰⑤，细则气少，涩则心痛；浑浑革至如涌泉⑥，病进而色弊⑦，绵绵其去如弦绝⑧，死。

【注解】

①脉者，血之府：经脉为气与血的汇聚、流通之处。此虽言血，但从下文"气治"、"气病"，可知亦赅括气。

②长则气治，短则气病：长短，指脉体。脉长应指超过本位，则气血平和无病；脉短应指不及本位，属气血不足之病。

③数则烦心，大则病进：脉数为热，热则心烦不安。脉象满指而大，提示邪盛病进。

④上盛则气高，下盛则气胀：上指寸口脉的近腕部，下指寸口脉的远腕部。张介宾注："上盛者，邪壅于上也；气高者，喘满之谓。下盛者，邪滞于下，故腹为胀满。"

⑤代则气衰：脉来缓弱而有规则的间歇为代脉，主脏气虚衰。

⑥浑浑革至如涌泉：谓脉来滚滚而急，如泉水急促上涌，盛于指下。

⑦色弊：气色败坏。

⑧绵绵其去如弦绝：绵绵，脉细微欲绝。弦绝，脉来如弓弦断绝。

【释义】

本节叙述了几种脉象的主病。脉为气血汇聚流通之处，脉象可反映气血盛衰变化。如长脉为无病，短脉为气血不足。脉数主热可见心烦，脉大主邪盛病进。寸口脉近腕侧盛者，主邪气上逆；远腕侧盛者，主邪滞腹胀。代脉主脏气虚衰，细脉主气血衰少，涩脉主气血涩滞而心痛。脉来滚滚而急，主病重神败；脉来微细欲绝，其离去如断弦，属死侯。

【原文】

夫精明五色者，气之华也①，赤欲如白裹朱②，不欲如赭③；白欲如鹅羽，不欲如盐；青欲如苍璧④之泽，不欲如蓝⑤；黄欲如罗裹雄黄，不欲如黄土；黑欲如重漆色，不欲如地苍⑥。五色精微象见矣，其寿不久⑦也。夫精明者，所以视万物，别白黑，审短长。以长为短，以白为黑，如是则精衰矣。

【注解】

① 精明五色者，气之华也：姚止庵注："精明以目言，五色以面言。言目之光彩精明，面之五色各正，乃元气充足，故精华发见于外也。"

② 白裹朱："白"，通帛，即白色的丝织物。朱，朱砂。指面色隐然红润而不露。

③ 赭：代赭石，其色赤而灰暗不泽。

④ 苍璧：青色的玉石。

⑤ 蓝：草名，干后变暗蓝色。

⑥ 地苍：青黑色的地土。

⑦ 五色精微象见矣，其寿不久：指五脏之真脏色外露，败象显现，预后不良。

【释义】

论述望色、察目的原理及要点。面部五色和目之神色均为脏腑精气的外在表现，故望色、察目可以了解脏腑气血的盛衰及病变。本节通过五色的"欲"与"不欲"提出了望色的要点。大凡五色以润泽光亮含蓄为佳候，预后良好；晦暗枯槁外露为恶色，预后不良。如果两目有神，视物清晰，为精气未衰；两目无神，大小，长短，黑白不分，则为精气衰竭之征。

【原文】

五藏者，中之守也①。中盛藏满②，气胜伤恐③者，声如从室中言，是中气之湿④也；言而微，终日乃复言者，此夺气也；衣被不敛，言语善恶不避亲疏者，此神明之乱也。仓廪不藏⑤者，是门户不要⑥也。水泉不止⑦者，是膀胱不藏也。得守者生，失守者死。

【注解】

① 五藏者，中之守也：五脏主藏精气，故谓"中之守"。

② 中盛藏满：中盛，指体内邪盛。藏满，内脏气机停滞而胀满。

③ 气胜伤恐：气胜，即内脏邪气偏盛。伤恐，恐为肾志，肾为恐伤。一说此句为衍文。

④ 中气之湿：中土壅滞而湿停。

⑤ 仓廪不藏：指肠胃失调而见泄泻、大便失禁。

⑥ 门户不要：门户，指幽门、阑门、魄门等。要，通约。

⑦ 水泉不止：指遗尿、小便失禁等。

【释义】

论述闻声问疾诊病的要点。五脏主藏精舍神，各司职守。察五脏得守、失守，可从闻声问疾入手。如声音重浊，为脾气失守，水湿不运；声低不能接续，为肺气失守；衣被不敛，言语善恶不避亲疏，为心神失守；泄利不禁，门户不固，为脾气失守；小便不禁，为肾气失守，五脏能守藏精气者，预后好，反之，预后差。

【原文】

夫五藏者，身之强①也，头者，精明②之府，头倾视深③，精神将夺矣；背者，胸中之府④，背曲肩随，府将坏矣。腰者，肾之府，转摇不能，肾将惫矣。膝者，筋之府，屈伸不能，行则偻附⑤，筋将惫矣；骨者，髓之府，不能久立，行则振掉⑥，骨将惫矣。得强则生，失强则死。

【注解】

① 五藏者，身之强：五脏为身体强健之本。

② 精明：精气神明。

③ 头倾视深：指头低垂不能抬举，目眶凹陷。

④ 背者，胸中之府：张志聪注："心肺居于胸中，而俞在肩背，故背为胸之府。"

⑤ 偻附：身体弯曲不能直立，需依附于他物。

⑥ 振掉：震颤摇摆。

【释义】

论述望形体诊病的要领。观察躯体头、背、腰、膝、骨五个部位及其活动功能，可以了解五脏精气的强弱。如头低垂不举，目陷无光，为五脏精气已衰，神气将去；背曲肩垂，为心肺精气衰败；腰痛转侧困难，为肾气衰败等。五脏功能强则预后佳，反之预后差。

【原文】

万物之外，六合之内，天地之变，阴阳之应，彼春之暖，为夏之暑，彼秋之忿①，为冬之怒②，四变之动，脉与之上下③，以春应中规④，夏应中矩④，秋应中衡④，冬应中权④。是故冬至四十五日，阳气微上，阴气微下；夏至四十五日，阴气微上，阳气微下。阴阳有时，与脉为期⑤。期而相失，知脉所分，分之有期⑥，故知死时。微妙在脉，不可不察，察之有纪，从阴阳始，始之有经，从五行生，生之有度，四时为宜。补写勿失，与天地如一，得一之情⑦，以知死生。是故声合五音，色合五行，脉合阴阳。

【注解】

① 忿：指秋气肃杀劲急之势。

② 怒：指冬气凛冽风号之势。

③ 四变之动，脉与之上下：上下，指脉象的波动。四季气候的变动，脉象也随之发生相应变化。

④ 规、矩、衡、权：四者皆为古之衡器和量具，规，做圆之器，喻春脉圆滑之象；矩，做方之器，喻夏脉方盛之象；衡，称杆，喻秋脉不上不下，平衡于中；权，称锤，喻冬脉伏沉之象。此喻四时脉象。

⑤ 期：邀约之意，此谓会合。

⑥ 分之有期：期，度也。言判断脉象变化有一定的尺度、标准。

⑦ 得一之情：掌握人与天地如一之理。

【释义】

论述脉象与四时相应的道理。根据"人与天地相参"的观点，四时的脉象随阴阳之气的消长而变化，因而有规、矩、权、衡的不同。而冬至和夏至是阴阳消长的两个重要转折点，冬至一阳生，冬至后四十五日以至立春，阳气渐长，阴气渐消；夏至一阴生，夏至后四十五日以至立秋，阴气渐长，阳气渐消。通过脉象与四时阴阳消长变化是否相应，可以察知病情，进而推测预后吉凶。

【原文】

是故持脉有道，虚静为保①。春日浮，如鱼之游在波；夏日在肤，泛泛乎万物有余；秋日下肤，蛰虫将去；冬日在骨，蛰虫周密，君子居室。故曰：知内者按而纪之，知外者终而始之②。此六者，持脉之大法。

【注解】

① 保：通宝。

② 知内者按而纪之，知外者终而始之：知内，人体本身；知外，与四季相应的情况。按，按脉。此句为互文，意谓通过切脉可以掌握人体内在的情况以及与四时是否相应的情况。

【释义】

此论切脉之要领，即保持环境的虚静。指出四时脉象的特征，春脉"如鱼之游在波"，显现部位浅，着力要轻；夏脉盈满指下，犹万物生长之茂盛；秋脉下于皮肤，如蛰虫将入地冬眠；冬脉沉伏，如人静居密室。最后强调掌握春、夏、秋、冬、内、外这六个方面，乃是诊脉的大法。

【原文】

《素问·平人气象论》：黄帝问曰：平人①何如？岐伯对曰：人一呼脉再动，一吸脉亦再动，呼吸定息，脉五动，闰以太息②，命曰平人。平人者，不病也。常以不病调病人，医不病，故为病人平息以调之为法③。人一呼脉一动，一吸脉一动，曰少气。人一呼脉三动，一吸脉三动而躁，尺热④曰病温，尺不热脉滑曰病风，脉涩曰痹。人一呼脉四动以上曰死，脉绝不至曰死，乍疏乍数曰死。

【注解】

① 平人：健康无病之人。

② 闰以太息：闰，余也。太息，大息。张志聪注："太息者，呼吸定息之时，有余不尽而脉又一动，如岁之有闰也。"

③ 平息以调之为法：医生调匀自己的呼吸，以衡量病人的脉息至数，以此为诊法。

④ 尺热：尺，指尺肤，非寸口之尺。尺肤灼热。

【释义】

论述"以不病调病人"的诊脉方法，指出无病健康人的脉律均匀，一息四至五次，可据脉之迟数辨别平脉、病脉、死脉。少于此次数者为迟，是气虚阳弱；迟之极，脉绝不至，气绝阳败。多于此次数者，是气盛阳亢；数之极，一呼四动以上，阴竭阳脱。若脉律不整"乍疏乍数"者，阴阳俱竭，预后不佳。另外，本节还述及脉与尺肤相参诊法及主病。

【原文】

平人之常气禀于胃，胃者平人之常气①也。人无胃气曰逆，逆者死。

春胃微弦曰平②，弦多胃少曰肝病，但弦无胃曰死。胃而有毛曰秋病，毛甚曰今病，藏真散于肝③，肝藏筋膜之气也。夏胃微钩④曰平，钩多胃少曰心病，但钩无胃曰死；胃而有石曰冬病，石甚曰今病，藏真通于心，心藏血脉之气也。长夏胃微耎弱⑤曰平，弱多胃少曰脾病，但代无胃曰死；耎弱有石曰冬病，弱甚曰今病，藏真濡于脾，脾藏肌肉之气也。秋胃微毛⑥曰平，毛多胃少曰肺病，但毛无胃曰死；毛而有弦曰春病，弦甚曰今病，藏真高于肺，以行荣卫阴阳也。冬胃微石⑦曰平，石多胃少曰肾病，但石无胃曰死；石而有钩曰夏病，钩甚曰今病，藏真下于肾，肾藏骨髓之气也。

【注解】

① 胃者，平人之常气：胃气是健康人的正常脉气。

② 春胃微弦曰平：春季有胃气的脉象是微微似弦。下文"夏胃微钩"等，义皆仿此。

③ 藏真散于肝：春季肝木主事，故五脏之真气，皆散于肝。

④ 钩：即洪大脉，如钩端微曲之象。

⑤ 耎弱：指柔和而不劲急之脉象。耎，同软。

⑥ 微毛：脉来微微轻虚以浮，如按在毛上之感。

⑦ 微石：脉来沉而微实，如石沉水中。

【释义】

论述四时五脏的平脉、病脉、死脉。平人之气禀于胃，脉以胃气为本。四季脉象有春弦、夏钩、秋毛、冬石之分，但必须伴以柔和滑利为有胃气，倘若脉少胃气则病，脉无胃气则死。所谓"藏真"，是指五脏所藏的真气，脏真之气必依赖胃气才能行于脉中，如果胃气败绝，则脏真失于胃气的涵养，脏真暴露出现真脏脉，其预后不良。

【原文】

胃之大络，名曰虚里①，贯鬲络肺，出于左乳下，其动应衣，脉宗气也。盛喘数绝②者，则病在中；结而横③，有积矣；绝不至，曰死。乳之下，其动应衣，宗气泄也。

【注解】

① 虚里：位于左乳下，心尖搏动处，为足阳明胃经的络脉，其脉从胃贯穿膈膜联络于肺。

② 盛喘数绝：盛喘，指虚里处搏动喘促。数绝，多次停止搏动。

③ 结而横：结，指结脉，此指虚里脉来迟而一止；横，有充满、坚硬之意。

【释义】

本节论虚里诊法，虚里为胃之大絡，它从胃脉支出，贯鬲絡肺，会聚胃气与清气，在左乳下形成搏动区，是诊察宗气盛衰之处。并举例说明其主病情况：如搏动喘急，时有歇止，多系胸中心肺之病；搏动满实，横格于指下，提示腹有积病；搏动断绝不续，宗气衰，预后差；搏动剧烈，震动衣服，为宗气外泄，预后不良。

【原文】

脉从阴阳，病易已；脉逆阴阳，病难已①。脉得四时之顺，曰病无他；脉反四时及不间藏②，曰难已。

【注解】

① 脉从阴阳，病易已；脉逆阴阳，病难已：张介宾注："阴病得阴脉，阳病得阳脉谓之从，从者易已；脉病相反者为逆，逆者难已。"

② 不间藏：即传其所克之脏。

【释义】

论述脉证、脉时的阴阳逆从及其预后。脉证阴阳相从，正气未竭，故易已；若脉证阴阳相反，则是邪盛正衰，故难已。脉与四时阴阳变化相应，正气未衰，尚能自我调节，保持人与自然的统一，病轻易愈，相反则邪盛正衰病难愈。病传其所胜之脏，则邪挟克贼之气而来，正气大伤，多病重，预后差。

【原文】

《素问·平人气象论》：尺脉缓涩，谓之解㑊^①安卧；脉盛，谓之脱血；尺涩脉滑，谓之多汗；尺寒脉细，谓之后泄；脉尺粗常热者，谓之热中^②。

【注解】

① 尺脉缓涩，谓之解㑊：㑊，即懈㑊，意懈怠。尺肤弛缓，脉象涩滞，为气衰血少，故懈怠。解另按顾从德刻本："谓之解㑊，安卧脉盛"，义理不顺，故改。

② 热中：内热也。

【释义】

举例说明尺肤、切脉合诊主病。尺缓脉涩示气衰血少，故懈怠、安卧；脉盛大示血热妄行，故脱血；尺涩脉滑，示阳热有余，阴液不足，故多汗；尺寒脉细示脾肾阳虚，故便泄；脉粗肤热示阳气有余，故内热。

【原文】

颈脉动喘疾咳，曰水。目裹微肿，如卧蚕起之状，曰水。溺黄赤安卧者，黄疸。已食如饥者，胃疸^①。面肿曰风，足胫肿曰水。目黄者曰黄疸。妇人手少阴脉^②动甚者，妊子也。

【注解】

① 疸：通瘅，热也。

② 手少阴脉：指神门穴部位。

【释义】

叙述水肿、黄疸等病证的诊察要点。水肿初起见目裹微肿如卧蚕起之状，足胫肿等，面肿多为风水；颈脉搏动明显是水侵足阳明胃经之征；伴见咳喘的，是水寒射肺。已食如饥者，属胃热；目黄，为黄疸病。手少阴脉神门穴部位动而应手，可能是妊娠的脉象。

【原文】

脉有逆从四时，未有藏形①，春夏而脉瘦②，秋冬而脉浮大，命曰逆四时也。风热而脉静，泄而脱血脉实，病在中脉虚，病在外脉涩坚者，皆难治，命曰反四时也。

【注解】

① 未有藏形：指不见本脏应时的脉象。

② 脉瘦：脉象沉细。

【释义】

论述脉时、脉证阴阳相逆的主病。风热症脉应浮而反沉静，主正衰无力抗邪；泄泻、脱血，脉应沉细而反实大，主邪盛无制；实邪在内，脉应有力而反虚，是正气衰竭；病在外，脉应浮滑而反见脉涩坚，则邪气里结，病难治。

【原文】

人以水谷为本，故人绝水谷则死，脉无胃气亦死。所谓无胃气者，但得真藏脉①，不得胃气也。所谓脉不得胃气者，肝不弦，肾不石②也。

【注解】

① 真藏脉：指脉无胃气而真藏之气独见的脉象，如但弦无胃之类。

② 肝不弦，肾不石：张介宾注："但弦、但石虽为真藏，

若肝无气则不弦，肾无气则不石，亦由五藏不得胃气而然，与真藏无胃者等耳。"

【释义】

强调脉以胃气为本的道理。无胃气脉，脉来全无柔和滑利之象，若出现"肝不弦，肾不石"，示脏气、胃气俱衰，脏真之气不能至于寸口所致。

【原文】

《素问·玉机真藏论》：黄帝曰：凡治病，察其形气色泽，脉之盛衰，病之新故，乃治之，无后其时。形气相得①，谓之可治；色泽以浮②，谓之易已；脉从四时③，谓之可治；脉弱以滑，是有胃气，命曰易治，取之以时。形气相失，谓之难治；色夭不泽，谓之难已；脉实以坚，谓之益甚；脉逆四时，为不可治。必察四难，而明告之。

【注解】

① 形气相得：气盛形盛，气虚形虚，谓之相得。

② 色泽以浮：颜色明润。

③ 脉从四时：脉春弦、夏钩、秋毛、冬石，谓顺四时。

【释义】

论述诊病必审察四易、四难。"四易"是：形气相得、色泽以浮、脉弱以滑、脉从四时，预后佳。"四难"是：形气相失、色夭不泽、脉实以坚、脉逆四时，为难治。当明告病家，以便医患配合治疗。

【原文】

黄帝曰：余闻虚实以决死生，愿闻其情。岐伯曰：五实死，五虚死。帝曰：愿闻五实五虚。岐伯曰：脉盛、皮热、腹胀、前后不通、闷瞀①，此为五实；脉细、皮寒、气少、泄利前后、饮食不入，此为五虚。帝曰：其时有生者何也？岐伯曰：浆粥入胃，泄注止，则虚者活；身汗得后利，则实者活。此其候也。

【注解】

① 闷瞀：胸中郁闷，头目昏花。

【释义】

论述五实、五虚的症状及预后。五实证缘由邪盛于五脏，邪盛于心则脉盛，盛于肺则皮热，盛于脾则腹胀，盛于肾则二便不通，盛于肝则闷瞀。五虚证乃因五脏精气欲竭，心气虚则脉细，肺气虚则皮寒，肝气虚则少气乏力，肾气虚则二便不禁，脾气虚则不欲食。五实证因邪闭五脏不得外泄故死。五虚证因精气耗损，生化无源故死。五实证若见"身汗得后利"，则邪有出路，可活；五虚若见"浆粥入胃，泄注止"则胃气来复，生化得充，可活。

【原文】

《素问·五藏别论》：帝曰：气口①何以独为五藏主？岐伯曰：胃者，水谷之海，六府之大源也。五味入口，藏于胃，以养五藏气，气口亦太阴也。是以五藏六府之气味，皆出于胃，变见于气口。故五气入鼻藏于心肺。心肺有病，而鼻为之不利也。

凡治病，必察其下②。适其脉，观其志意，与其病也。拘于鬼神者，不可与言至德③，恶于针石者，不可与言至巧④；病不许治者，病必不治，治之无功矣。

【注解】

① 气口：位于腕部桡骨内侧脉动之处，又称脉口、寸口。

② 下：指二便情况。

③ 至德：指医学的道理。

④ 至巧：治病的技巧。

【释义】

论述寸口脉诊病的道理。胃为气血生化之源，五味入口，化生精气，上输肺脉，布行于全身。气口属手太阴肺经，肺朝百脉，通过气口动脉搏动情况，可以诊察全身脏腑经脉的精气盛衰。

诊治疾病时，要求全面诊察，综合分析形体与脉象的情况，尤其要注意病人的心理状态对于疗效的影响，争取患者的配合。

【原文】

《灵枢·师传》：黄帝曰：顺之奈何？岐伯曰：入国问俗，入家问讳①，上堂问礼，临病人问所便。黄帝曰：便病人奈何？岐伯曰：夫中热消瘅②则便寒，寒中之属则便热。胃中热，则消谷，令人县心③善饥，脐以上皮热；肠中热，则出黄如糜，脐以下皮寒④。胃中寒，则腹胀，肠中寒，则肠鸣飧泄。胃中寒，肠中热，则胀而且泄；胃中热，肠中寒，则疾饥⑤，小腹痛胀。

【注解】

① 讳：忌讳。

② 消瘅：即消渴。

③ 县心：县，同悬。心，心口，实指胃脘部。胃脘空虚

嘈杂。

④ 寒：《医学纲目·治寒热法》改为"热"。

⑤ 饥：据《太素》改为"饮"。

【释义】

论述"临病人问所便"诊法内容。"便"，指病中喜恶，可问而得之，作为判析病机的重要材料。如喜寒多热病，喜热多寒病；消谷善饥多胃热，便出如黄色稀粥多为肠热，腹胀为胃寒，肠鸣飨泄多肠寒，胀而且泄为胃寒肠热，善饥小腹痛胀为胃热肠寒等。

【原文】

《素问·移精变气论》：得神者昌，失神者亡。

【释义】

观察患者神气存亡，如神色、眼神、脉神等，关系到疾病的预后，神旺预后佳，失神预后不良。

【原文】

《灵枢·五色》：五色各见其部，察其浮沉，以知浅深；察其泽夭，以观成败；察其散抟，以知远近；视色上下，以知病处；积神于心，以知往今①。

【注解】

① 积神于心，以知往今：医生聚精会神诊察，才能正确判析病变的既往及预后。

【释义】

论述望诊的要领及临床意义。面部五色反映相应五脏病变部位，望色中色浮者主病浅，色沉者主病深；色泽之润枯，与预后有关；病色散而不聚的病程短，病色聚而不散的病程长；病色分布上下部位，反映病邪所在相应部位；医生望色必须聚精会神，才能正确判病，预测吉凶。

治 则 治 法

【原文】

《素问·异法方宜论》：黄帝问曰：医之治病也，一病而治各不同，皆愈何也？岐伯对曰：地势使然也。故东方之域，天地之所始生也。鱼盐之地，海滨傍水，其民食鱼而嗜咸，皆安其处，美其食。鱼者使人热中，盐者胜血①，故其民皆黑色疏理，其病皆为痈疡，其治宜砭石。故砭石者，亦从东方来。

西方者，金玉之域，沙石之处，天地之所收引也。其民陵居而多风，水土刚强，其民不衣而褐荐②，其民华食而脂肥，故邪不能伤其形体，其病生于内，其治宜毒药③。故毒药者，亦从西方来。

北方者，天地所闭藏之域也。其地高陵居，风寒冰冽，其民乐野处而乳食，藏寒生满病，其治宜灸焫④。故灸焫者，亦从北方来。

南方者，天地所长养，阳之所盛处也。其地下，水土弱，雾露之所聚也。其民嗜酸而食胕⑤，故其民皆致理而赤色，其病挛痹，其治宜微针。故九针者，亦从南方来。

中央者，其地平以湿，天地所以生万物也众。其民食杂而不劳，故其病多痿厥寒热，其治宜导引按跷。故导引按跷者，亦从中央出也。

故圣人杂合以治，各得其所宜。故治所以异而病皆愈者，得病之情，知治之大体也。

【注解】

① 盐者胜血：张介宾注："食咸者口渴，胜血之征也。"

② 褐荐：粗布，草席。

③ 毒药：泛指治病的药物。

④ 灸焫：用艾火烧灼或用火罐治病的方法。

⑤ 食胕（fǔ，音腐）：胕，同腐。经过发酵成的食品。

【释义】

论述五方之域的环境特征与治疗方法的关系。"一病而治各不同，皆愈"，其道理是由于五方之域的地理方位、地势高下、水土气候及人们生活方式的不同，造就了当地人们的体质及发病特征各异，故应采用不同的治疗方法，这就是"因地制宜"、"同病异治"的理论依据，指出良医当掌握"杂合以治"及"各得其所宜"的原则。

【原文】

《素问·阴阳应象大论》：故曰：病之始起也，可刺而已，其盛，可待衰而已①。故因其轻而扬之②，因其重而减之③，因其衰而彰之④。形不足者，温之以气；精不足者，补之以味。其高者，因而越之⑤，其下者，引而竭之；中满者，写之于内；其有邪者，渍形以为汗⑥；其在皮者，汗而发之；其慓悍者，按而收之⑦；其实者，散而写之。审其阴阳，以别柔刚。阳病治阴，阴病治阳，定其血气，各守其乡，血实宜决之，气虚宜掣引之⑧。

【注解】

① 其盛，可待衰而已：对如疟疾之类的疾病，当其邪气方盛时，不可刺治，待病势稍衰时再针刺。

②因其轻而扬之：病邪轻浅之证，当用轻清升散的药物或方法治疗。

③因其重而减之：病情深重之证，应逐步攻减邪气。

④因其衰而彰之：气血虚衰的病证，当用补益法，使气血充盛而彰显。

⑤越之：指升散、涌吐法。

⑥渍形以为汗：用汤液浸渍、熏蒸形体，使其出汗。

⑦其慓悍者，按而收之：对病势急猛之证，应迅速采取措施，制伏病势。

⑧气虚宜掣（chè，音彻）引之：气虚之证宜用补气升提之法治疗。

【释义】

针刺当掌握时机，有些疾病（如疟疾）邪盛时不可刺，必待邪气渐衰时刺方有效。治病要辨别病之轻重，分别采用宣散解表、攻下逐邪之法；辨别形虚和精亏，采用温阳或填精之法；辨别病位的不同，采用因势利导的法则，如邪在上者宜用涌吐法，在下者用攻泻法，在中者用消导法；表实宜用汗法，里实宜用泻法，急猛者亟宜迅速制伏其病势；阳病治阴，阴病治阳，血实者宜疏通血气，气虚者宜补气升提等。

【原文】

《素问·汤液醪醴论》：帝曰：形弊血尽而功不立①者何？岐伯曰：神不使②也。帝曰：何谓神不使？岐伯曰：针石，道也。精神不进，志意不治，故病不可愈。今精坏神去，营卫不可复收。何者？嗜欲无穷，而忧患不止，精气弛坏，营泣卫除③，故神去之而病不愈也。

病为本，工为标，标本不得，邪气不服，此之谓也。

【注解】

① 形弊血尽而功不立：形体败坏，血气衰竭，治疗无功效。

② 神不使：神机衰败，针药不能发挥作用。

③ 精气弛坏，营泣（sè，音涩）卫除：精气败坏，营卫之气运行凝涩，不能发挥正常功能。

【释义】

论述病人的神机决定治疗的效果。患病机体神的作用状态，称为"神机"。神机使则病可治，神机不使则病不可治。神不使的原因是由于"嗜欲无穷，忧患不止"，导致"精气弛坏，营泣卫除"。因为针药通过神机才能发挥治疗效应，今"形弊血尽"而"神不使"，故治之无效。从标本而言，神机为本，医生的治疗措施为标，只有标本相得，治疗才有功效，反之则治之无功。

【原文】

《素问·藏气法时论》毒药攻邪，五谷①为养，五果②为助，五畜③为益，五菜④为充，气味合而服之，以补精益气。此五者，有辛酸甘苦咸，各有所利，或散或收，或缓或急，或坚或软，四时五藏，病随五味所宜也。

【注解】

① 五谷：王冰注："谓粳米、小豆、麦、大豆、黄黍也。"

② 五果：王冰注："谓桃、李、杏、栗、枣也。"

③ 五畜：王冰注："谓牛、羊、豕、犬、鸡也。"

④ 五菜：王冰注："谓葵、藿、薤、葱、韭也。"

【释义】

论述"四时五藏，病随五味所宜"的意义：五谷、五果、五畜、五菜分属四时五脏，各有不同的作用。大凡治病不唯用药物驱邪，更须根据疾病实际情况配合五味食物以补精益气，经文强调食疗的重要作用。

【原文】

《素问·标本病传论》：黄帝问曰：病有标本，刺有逆从①，奈何？岐伯对曰：凡刺之方，必别阴阳，前后相应，逆从得施，标本相移②，故曰：有其在标而求之于标，有其在本而求之于本，有其在本而求之于标，有其在标而求之于本，故治有取标而得者，有取本而得者，有逆取而得者，有从取而得者，故知逆与从，正行无问③，知标本者，万举万当，不知标本，是谓妄行。

夫阴阳、逆从、标本之为道也，小而大④，言一⑤而知百病之害，少而多④，浅而博④，可以言一而知百也。以浅而知深，察近而知远，言标与本，易而勿及⑥。

【注解】

① 刺有逆从：病在本而治标，病在标而治本，谓之逆治。病在本而治本，病在标而治标，谓之从治。

② 标本相移：标本的次序不是固定不变的，而是可以互相转移的。

③ 正行无问：正确的治疗行为，没有疑问。

④ 小而大、少而多、浅而博：阴阳标本逆从之理，虽小而义多，虽浅而理博。

⑤ 一：指阴阳逆从标本之理。

⑥ 易而勿及：标本之理虽简易但具体运用不易达到要求。

【释义】

言掌握标本逆从之理的意义。本节标本指先病为本，后病为标；主症为本，次症为标。标本之理虽浅显、简易，但其运用甚广泛，医生能够掌握阴阳标本逆从的规律，灵活运用标本缓急，就能做到"正行无问"，"万举万当"。若不能掌握标本逆从的规律，"是谓妄行"。

【原文】

治反为逆，治得为从①。先病而后逆者治其本，先逆而后病者治其本，先寒而后生病者治其本，先病而后生寒者治其本，先热而后生病者治其本，先热而后生中满者治其标，先病而后泄者治其本，先泄而后生他病者治其本，必且调之，乃治其他病，先病而后先中满者治其标，先中满而后烦心者治其本。人有客气，有同气②。小大不利治其标，小大利治其本。病发而有余，本而标之，先治其本，后治其标；病发而不足，标而本之，先治其标，后治其本。谨察间甚，以意调之，间者并行，甚者独行③。先小大不利而后生病者治其本。

【注解】

① 治反为逆，治得为从：违背了阴阳标本逆从之理，为治之逆；符合阴阳逆从标本之理，为治之顺（从）。

② 有客气，有同气：客气，新感外邪；固气，体内原有的邪气。《新校正》："按全元起本，'同'作'固'。"

③ 间者并行，甚者独行：间，病轻。病轻浅者，标本并治。病急重者，标本单独治疗，即标急治标，本急治本。

【释义】

本节讨论标本逆从的具体运用。

1. 先治本病

如原文所说："先病而后逆者治其本，先逆而后病者治其本，……"。一般情况下，先病为本，后病为标，当先治本。

2. 急则治标

如原文所说："先热而后生中满者治其标"，"小大不利治其标"，"中满"及"小大不利"症急，当先治标。

3. 间者并行

病轻势缓者，当标本同治。

4. 甚者独行

病情急重者，标急则独治其标，本急独治其本。

【原文】

《素问·五常政大论》：能①毒者以厚药，不胜毒者以薄药，此之谓也。气反者②，病在上取之下，病在下取之上，病在中傍取之。治热以寒，温而行之；治寒以热，凉而行之；治温以清，冷而行之；治清以温，热而行之。

【注解】

① 能：音义同耐。

② 气反者：病情标本反常者。

【释义】

叙述体质、病位与治疗用药的关系。耐药性强的人，可以选用气味浓厚、作用峻猛的药；耐药性差的人，应选用气味温和、作用轻缓的药。以病位而言，一般病在上取之上，病在下取之下，此乃常法。若标本反常者，则采用"病在上取之下，病在下取之上，病在中者傍取之"。另外，服药的方法，有凉药热服（"治热以寒，温而行之"）、热药凉服（"治寒以热，凉而行之"）、凉药凉服（"治温以清，冷而行之"）、热药热服（"治清以温，热而行之"）的不同。

【原文】

病有久新，方有大小，有毒无毒，固宜常制①矣。大毒治病，十去其六；常毒治病，十去其七；小毒治病，十去其八；无毒治病，十去其九，谷肉果菜，食养尽之，无使过之，伤其正也。不尽，行复如法②。

【注解】

① 固宜常制：制方用药有固定的法度。

② 行复如法：邪未退尽，再复用前法。

【释义】

病有新病、旧病，方剂有大小的不同；药物气味有浓淡之分，作用有峻缓之别，因此临床用药不可过用，以免损伤人体正气。用药贵在中病即止，同时辅以谷肉果菜食疗方法，以辅助正气，驱尽余邪；若邪犹未尽，可续用前法治疗，直到邪去正复。

【原文】

《素问·六元正纪大论》：黄帝问曰：妇人重身①，毒之何如？岐伯曰：有故无殒②，亦无殒也。帝曰：愿闻其故何谓也？岐伯曰：大积大聚，其可犯也，衰其太半而止，过者死。

【注解】

① 重（chóng，音虫）身：指妊娠。

② 有故无殒（yǔn，音陨）：殒，意为损伤。药性有病相当，不会产生损伤。故，此引申为病。

【释义】

孕妇用药的法则。妊娠妇女用药，只要药对病证，药性自有病当，不致产生损伤，即使患积聚大病，中病即止，不必尽剂，若过用致正气戕伤而产生危险。

【原文】

《素问·至真要大论》：寒者热之，热者寒之，微者逆之①，甚者从之②，坚者削之，客者除之，劳者温之，结者散之，留者攻之，燥者濡之，急者缓之，散者收之，损者温之，逸者行之③，惊者平之，上之下之，摩之浴之④，薄之劫之⑤，开之发之，适事为故。

帝曰：何谓逆从？岐伯曰：逆者正治，从者反治⑥，从少从多，观其事也。帝曰：反治何谓？岐伯曰：热因寒用，寒因热用⑦，塞因塞用，通因通用⑧。必伏其所主⑨，而先其所因。其始则同，其终则异⑩。可使破积，可使溃坚，可使气和，可使必已。

帝曰：善。气调而得者何如？岐伯曰：逆之从之，逆而从之，从而逆之，疏气令调，则其道也。

帝曰：善。病之中外何如？岐伯曰：从内之外者调其内；从外之内者治其外；从内之外而盛于外者，先调其内而后治其外；从外之内而盛于内者，先治其外而后调其内；中外不相及则治主病⑪。

【注解】

① 微者逆之：病轻浅者，用逆病性法而治。

② 甚者从之：病深重，且病象与病性不一致的，用顺病之表象而治。

③ 逸者行之：由过度安逸致气血运行迟缓的，用行气活

血法治。

④摩之浴之：按摩、药浴一类治法。

⑤薄之劫之：薄之，用药物侵蚀；劫之，用峻烈之药劫夺邪气。

⑥逆者正治，从者反治：张介宾注："以寒治热，以热治寒，逆其病者，谓之正治。以寒治寒，以热治热，从其病者，谓之反治。"

⑦热因寒用，寒因热用：据前后文例，此句当为"热因热用，寒因寒用"，意即以热药治疗真寒假热证，用寒药治疗真热假寒证。

⑧塞因塞用，通因通用：用补益固涩的方药治疗因虚所致的胀满闭塞不畅的病证，用通利泻下的方药治疗结实下利的病证。

⑨主：指疾病的主要矛盾。

⑩其始则同，其终则异：以热药治假热，寒药治假寒，开始用药与病之假象似同，待假象消失真象显现，则药性与病象相反。

⑪中外不相及则治主病：病变内伤与外感不相关者，治其主要病证。

【释义】

论述正治、反治法及病之中外的治法。

正治法：即逆疾病征象而治，又称逆治法。如寒者热之，热者寒之，坚者削之，客者除之，……。反治法：即顺疾病假象而治，又称从治法。如：热因热用，寒因寒用，塞因塞用，通因通用。但从本质上来说，反治法药性与病性仍然相逆，其与正治法无原则区别。重要的是掌握抓住疾病的本质和主要矛盾，再求治其本。

无论正治法或反治法，都应遵循"适事为故"的原则。

对于病之中外的治疗，先病为本，后病为标，故"从内之外者调其内；从外之内者治其外……"。内伤与外感不相关者，治其主要病证。

【原文】

帝曰：论言治寒以热，治热以寒，而方士不能废绳墨①而更其道也。有病热者，寒之而热，有病寒者，热之而寒，二者皆在，新病复起，奈何治？岐伯曰：诸寒之而热者取之阴②，热之而寒者取之阳③，所谓求其属④也。

【注解】

①绳墨：意喻规则。

②诸寒之而热者取之阴：用寒药治热证，热势不退者，属阴虚发热，宜用补阴法治。王冰注："壮水之主，以制阳光。"

③热之而寒者取之阳：用热药治寒证，寒不消者，属阳虚生寒，宜用补阳法治疗。王冰注："益火之源，以消阴翳。"

④求其属：探求疾病的本质属性。

【释义】

论述阴阳虚衰所致寒热的治则。"治寒以热，治热以寒"，为治疗实寒、实热的常法。但对阳虚无以配阴的虚寒证，必须采用补阳以配阴的法则治疗；对阴虚无以制阳的虚热证，应采用滋阴以制阳的治则，这乃是治本之大法。

【原文】

夫五味入胃，各归所喜，故酸先入肝，苦先入心，甘先入脾，辛先入肺，咸先入肾。久而增气，物化①之常也。气增而久，夭之由也。

谨察阴阳所在而调之，以平为期。

【注解】

① 物化：物质生化。

【释义】

按五行法则，五味入胃，分归五脏，脏气得以滋生，这是物质生化之常规；但若五味太过，脏气偏盛，反成致病之由。

中医治病的大法，归根到底是根据阴阳之偏盛偏衰，调节使其归于平衡协调。

【原文】

《灵枢·师传》：**人之情，莫不恶死而乐生，告之以其败，语之以其善，导之以其所便，开之以其所苦，虽有无道之人①，恶有不听者乎？**

【注解】

① 无道之人：不通情理之人。

【释义】

论述心理治疗中的劝导法。"恶死乐生"乃人之常情，因此心理治疗中，医生应向患者指出疾病的危害性，以引起病人的注意；告诫其应与医生配合，治疗及时，可望痊愈，以增强病人的信心，告诉病人如何适当调养，有助于康复；解除病人消极的心理状态及内心的苦痛，虽有不通情理的人，没有不听从的。

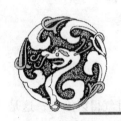

《伤寒论必读》释义

郝万山

　　《伤寒论》源自东汉·张机（字仲景）所著《伤寒杂病论》，本书原文选自明·赵开美所刻《仲景全书·翻刻宋版伤寒论》。原文后的条文号码是后世医学家为方便学习，按照原书条文次序所加。本书共选原文 195 条，其中必须背诵的 110 条；必须熟读的 85 条。

　　所附方剂歌诀参考了《汤头歌诀》、《长沙方歌括》和一些《方剂学讲义》，为便于诵读，对某些语句作了修饰。

辨太阳病脉证并治上

【原文】

太阳之为病，脉浮，头项强痛①而恶寒②。（1）

【注解】

　　① 头项强（jiàng，音绛）痛：强，强直不柔和的样子。头项强痛，即头痛项强，头痛并伴后项部拘紧不柔和。

　　② 恶（wù，音误）寒：恶，憎恶的意思。恶寒，即怕冷。

【释义】

本条为太阳病的提纲。

太阳表证的主要表现是"脉浮，头项强痛而恶寒"。外邪袭表，正气抗邪于表，气血则浮盛于外，因为脉象可以反映气血的活动状态，故脉应之而浮。主表的浮脉，当是轻取即得，重按少力，举之有余，按之不足。太阳经脉循行于头、项部，太阳经脉受邪，经气不利，则在其循行部位上，出现了肌肉痉挛，筋脉拘急的现象，故见头项强痛。风寒之邪外伤表阳，卫气温煦肌肤的功能失司，故见恶寒。"而"字在这里为进层连词，有"而且一定"的意思，强调"而"字后面症状的重要性，意为而且必定恶寒。故后世医学家就有了有一分恶寒就有一分表证的说法。

脉浮在《伤寒论》中也主热证，里热盛，鼓动气血，血管扩张，致使脉象轻取即得，仲景也称之为浮脉。但主热的浮脉是轻取即得，重按滑数有力。如小结胸证的脉浮滑，热痞证的其脉关上浮，阳明热证的脉浮滑等。而头项强痛，也可以由于水邪郁遏太阳经脉，太阳经气不利所致，如桂枝去桂加茯苓白术汤证。里阳虚而导致表阳不足，温煦失司者，也可以出现恶寒，如四逆汤证。因此只有脉浮、头项强痛、恶寒三者同时出现，才能反映外邪侵袭太阳，肌表受邪，才可以诊断为太阳表证。

本条列太阳病篇之首，后人称之为太阳病提纲。提示太阳病的主要证候是表证，太阳表证的主要表现是脉浮，头项强痛而恶寒，凡太阳表证，则应包括本条脉证。

【原文】

太阳病，发热，汗出，恶风，脉缓①**者，名为中风**②**。（2）**

【注解】

① 脉缓：脉象松弛，弛缓，柔软，和紧脉相对而言。非指脉来四至，从容不迫之缓脉。

② 中（zhòng，音众）风：中风，被风邪所伤的意思，是太阳表证的证候之一。与猝然昏倒，或偏瘫，或口眼歪斜之中风病不同。

【释义】

本条为太阳中风证的提纲。

太阳中风证是太阳病的证候之一。本条首冠"太阳病"，则应结合第 1 条"脉浮，头项强痛而恶寒"综合理解，即在太阳病提纲证的基础上又见发热、汗出、恶风、脉缓，则为太阳中风。

太阳中风证是风邪袭表的证候。风阳伤卫阳，两阳相争，卫阳因抗邪而浮盛于外，并呈现出病理性的亢奋，故见发热，即所谓卫强；风邪伤卫阳，卫外失司，且风性疏泄，使营阴外越，故见汗出；汗出肌腠疏松，不胜风袭，且卫阳被伤，温煦失司，故见恶风。所谓恶风，也是病人自觉有怕冷的感觉，只是当风则恶，无风则缓，属于恶风寒较轻者。汗出伤营，营阴不足，故脉象松弛柔软，这也是营阴不足的表现，提示营弱。在太阳病的前提下，言脉缓，当是脉浮缓，浮主邪在表，缓主营阴伤。凡见此脉证者，即为风邪袭表，卫强营弱，营卫不和的太阳中风证。

太阳中风证的汗出、脉浮缓，既能揭示营卫不和，卫强营弱的病机，又能区别于无汗、脉浮紧的太阳伤寒证。后世又称其为中风表虚证，但虽名"表虚"，并非虚证，只是与无汗、脉浮紧的太阳伤寒表实证相对而言的。

【原文】

太阳病，或已发热，或未发热，必恶寒，体痛，呕逆，脉阴阳俱紧①者，名为伤寒②。（3）

【注解】

① 脉阴阳俱紧：阴阳，指尺脉和寸脉而言。脉阴阳俱紧，即寸关尺三部之脉皆呈紧象。

② 伤寒：外感风寒之邪引起的表证之一，为狭义伤寒。

【释义】

本条为太阳伤寒证的提纲。

太阳伤寒是太阳病的主要证候之一。本条冠以"太阳病"，其主要脉证也应结合第1条看待，即在太阳提纲证的基础上，又见或已发热，或未发热，必恶寒，体痛，呕逆，脉阴阳俱紧的，是为太阳伤寒。

太阳伤寒，寒邪袭表，寒为阴邪，最易伤人阳气，卫阳被伤，温煦失司，故恶寒必定先见而且较重，虽身居密室，复被向火也不能减轻。寒邪闭表，卫阳被郁，当阳气郁遏到一定程度并能奋起抗邪的时候，才会出现发热，所以太阳伤寒证出现发热常常需要一定的时间，而且体质不同，发热出现的迟早就会有不同。"体痛"即周身疼痛，是太阳伤寒的特征之一。因寒性凝涩，寒主收引，寒主痛，寒伤肌表，外闭卫阳，内郁营阴，使营卫气血凝滞，经脉拘挛，故见周身疼痛。"呕逆"为寒邪束表，正气抗邪于表，不能顾护于里，里气升降失常，胃气上逆所致，这种里气升降失常可以表现为呕逆，也可以表现为食欲不振、下利或不大便。"脉阴阳俱紧"是指寸关尺三部脉俱现浮紧之象，浮主正邪交争于表，紧乃卫阳被寒邪郁遏，营阴郁滞，筋脉拘挛，气血不利所致。

太阳伤寒的脉证除以上所述外，以其寒邪闭表，卫闭营郁，故当无汗。惟其无汗、脉紧，于是称其为太阳伤寒表实证，以与太阳中风证相鉴别。

中风与伤寒，是太阳表证的两种不同类型。太阳中风，是风邪袭表，卫外失固，营阴外泄，营卫失和，以发热、汗出、恶风、脉浮缓为特征，属太阳病表虚证；太阳伤寒，是寒邪闭表，卫闭营郁，以恶寒、发热、无汗、身痛、呕逆、脉浮紧为特征，属太阳病表实证。鉴别的关键在于有汗和无汗。

【原文】

太阳病，发热而渴，不恶寒者，为温病①**。若发汗已，身灼热者，名风温**②**。风温为病，脉阴阳俱浮**③**，自汗出，身重，多眠睡**④**，鼻息必鼾，语言难出。若被下者，小便不利，直视，失溲**⑤**；若被火**⑥**者，微发黄色，剧则如惊痫**⑦**，时瘛疭**⑧**；若火熏之，一逆**⑨**尚引日，再逆促命期。(6)**

【注解】

① 温病：外感病中属温热性质的一类病证，与中风、伤寒同属广义伤寒范畴。

②风温：温热病之一，证见高热，汗出而热不退等，与后世温病学中所说的风温病不同。

③ 脉阴阳俱浮：指寸关尺三部脉俱浮盛有力，为热邪炽盛之象。

④ 多眠睡：指热盛扰神所致的昏睡状态。

⑤失溲：溲，小便。《广雅·释言》："尿，溲也。"失溲，指小便失禁。

⑥ 被火：指被医生用火针、火熏、火熨、火灸等一类的方法治疗。

⑦ 惊痫：惊指惊风，痫即癫痫。惊风与癫痫皆可见抽搐

痉挛。

⑧瘛（chì，音赤）疭（zòng，音纵）：瘛，肢体收引；疭，肢体伸张。瘛疭，即四肢时收引、时伸张，实即四肢抽搐。

⑨逆：错也，误也，此指错误的治疗。

【释义】

本条为温病的脉证提纲，并论及风温的临床表现及其误治后的变证。

温病为感受温热邪气而发生的病证，属广义伤寒的范畴。温为阳邪，起病即有热盛之象而见发热。温热邪气最易伤阴，在发热的同时即出现津液被伤的口渴。本证外无寒束，故不恶寒。因此"发热而渴，不恶寒"便是温病的基本特征，可以看成是温病的提纲。温病初起，首犯肺卫，亦有发热、头痛、脉浮等表现，仲景以"太阳病"冠首，一方面是为了说明《伤寒论》包括温病的内容，另一方面意在强调温病与中风、伤寒在症状上有相似之处，但又提示二者的迥然不同，应当注意鉴别。

关于"风温"，注家多认作是温病误用辛温发汗后的变证，从上下文义来看，确有道理。但在《伤寒论》的"伤寒例"中，风温和温疟、温毒、瘟疫等病证并称，在本条又有"风温为病"之语，因此我们也可以将其看成是一个单独的病证。它的特点就是"发汗已，身灼热"，也就是高热汗出而热不退，这是邪热炽盛的表现。所见脉阴阳俱浮，为邪热充斥内外，鼓动气血，血管扩张所致；阳热逼迫津液外越，则见自汗出；壮火食气，火热耗伤元气，加之热邪壅滞经脉，经气不利，故身重乏力，难以转侧；火热上扰心神，热盛神昏，则病人困顿昏睡，语言难出。邪热壅塞肺窍，则见鼻息必鼾。

风温总因邪热炽盛所致，治当辛凉甘寒，清热育阴。若误用苦寒攻下，则会损伤下焦阴液，化源不足，则小便不利，尿少；肝肾阴精被伤，不能上荣于目，则两目呆滞凝视无神；热盛神昏，膀胱失约，小便虽少但仍会出现小便失禁。风温误用火疗，火热之邪加于温热，熏灼肝胆，轻则全身发黄；重则火邪内攻，气阴耗竭，水不涵木，热极动风，从而犹如小儿之惊风，成人之癫痫，出现阵发性的肢体抽搐。如果再用火熏，误治一次，病人尚可多活几天，一而再，再而三的误治，只能促进病人的死亡。

本条虽言温病与风温的特点和风温误治尤其是误用火疗之后的种种表现，实际却反映了温热邪气伤人之后，容易上扰心神、下伤肝肾、耗伤气阴、动风发黄等等特点，这对后世温病学家极有启发。后世正是在《伤寒论》的基础上，根据温邪种类及所犯部位的不同，对温热病的发生、发展及演变，进行了深入的研究，逐步形成了以卫气营血辨证和三焦辨证为核心的温病学辨证论治体系。这应当看成是对《伤寒论》的补充和发展。

【原文】

病有发热恶寒者，发于阳也；无热恶寒者，发于阴也。发于阳者七日愈，发于阴者六日愈，以阳数七，阴数六故也。(7)

【释义】

本条论病发于阳与病发于阴的表现和太阳病的自然病程。

通过寒热表现来判断疾病的性质是发于阳还是发于阴，实际就是以阴阳两纲作为辨证的总纲，这对辨证有一定的指导意义。外邪侵袭人体之后，正气奋起与邪气相争，则见发热。既见发热，则表明正气不衰，正邪斗争有力，故多为阳证，因此说"发热恶寒者，发于阳也"。如太阳病见发热恶寒，少阳病见往来寒热或头痛发热，阳明病见热结在里，表里俱热；或蒸蒸发热；或日晡潮热，皆属阳证。病邪侵袭人体之后，阳气已虚，阴寒独盛，正气无力与邪气相争，则无发热。既无发热则表明正气已衰，阴寒独盛，故多为阴证，因此说"无热恶寒者，发于阴也"。如太阴脾阳虚弱，少阴心肾阳虚，厥阴虚寒致厥等，均不发热而恶寒，甚则脉微厥冷。

《素问·阴阳应象大论》说，"阳胜则身热"，"阴盛则身寒"，《伤寒论》继承《内经》理论，以寒热作为辨别阴证与阳证的关键，具有一定的概括性，因此不少医学家认为本条可作为外感热病辨证的总纲。外感证候虽然错综复杂，但以发热恶寒和无热恶寒作为辨病发于阳，病发于阴的纲领，可谓执简驭繁。但这只是就通常情况下而言，我们还应当知常达变。如太阳伤寒初起有暂未发热者，此虽未发热，但不得以于阴证而论。又如少阴病中有"始得之，反发热，脉沉者"；少阴病阴盛格阳证亦有外见假热者，此虽有发热，但纯属阴证，不得以于阳证而论。

注家对本条发于阴、发于阳的解释，除上述的观点外，还有以下的几种见解：以张隐庵等为代表，认为发于阳即发于太阳，发于阴即发于少阴。以方有执等为代表认为，风伤卫为发于阳，寒伤营为发于阴。以柯韵伯为代表认为，阳证不发热就是病发于阴，阴证见发热就是病发于阳。这些见解虽都可供参考，但如果和下文"发于阳，七日愈；发于阴，六日愈"结合起来看，似是发于阳即是太阳中风；发于阴即是太阳伤寒，这样可能与临床实际更符合。起病即见发热恶风寒的是风阳之邪伤人，是太阳中风；起病先见恶寒而后见发热的，则是阴寒邪气伤人，是太阳伤寒。因为太阳中风和太阳伤寒的自然病程一般是六、七天，而三阴证如果不去治疗，六、七天是不能自愈的。

发于阳，七日愈；发于阴，六日愈，是指太阳病的自然病程。太阳伤寒和太阳中风属于自限性疾病，只要不发生合并证或并发证，六、七日就可以自愈，也就是说太阳病无论是中风还是伤寒，其自然病程就是六、七天左右，这就是第8条所说的"行其经尽"。太阳病六、七日自愈的问题，是大量临床观察得来的结论，体现了外感病病程的七日节律，也就是周节律。人体生理和病理的昼夜节律、周节律、月节律、四季节律、年节律等等，在《黄帝内经》、《伤寒论》以及其他古代医籍中，有丰富的记载，这些记载大多是临床实际观察得来的概率，并非空穴来风。何况许多内容已经被现代研究所证实，并且由此而出现了时间生理学、时间病理学、时间药理学、时间医学等新的学说或学科。人体乃至生物体这些生理病理时间节律的形成，无疑和日月星辰的运动周期有关。

何谓"阳数七、阴数六"？唐代孔颖达《尚书正义》说："天一生水，地二生火，天三生木，地四生金，天五生土，此其生数也。如此则阳无匹阴无偶，故地六成水，天七成火，地八成木，天九成金，地十成土，于是阴阳各有匹偶，而物得成焉，故谓之成数。"可见七为火的成数，代表火；六为水的成数，代表水。《黄帝内经》说："水火者，阴阳之征兆也。"火属阳，故曰"阳数七"；水属阴，故曰"阴数六"。

"发于阳者七日愈，发于阴者六日愈"，七日为阳数，故感受风阳邪气的太阳中风证可愈；六日为阴数，故感受阴寒邪气的太阳伤寒证可愈。其实这里并没有阐明太阳病的病程出现六、七日节律的机理。应当说人体生理病理活动的月节律是和月亮绕地球的运动周期有关的，而一个恒星月和一个朔望月的平均时间是28天多一点。但黑月和满月的时候，上弦月和下弦月的时候，月相对地球上水的影响和对生命形成过程的影响是不一样的，于是就把一个月分成了四份，一份正好是七天左右，这才是出现七日节律的机理所在。不仅人体的病理变化存在着七日节律，而且人体的内分泌等多种生理活动，乃至动植物的生理活动也广泛的存在着七日节律，这已经被现代科学所证实。

【原文】

太阳病，头痛至七日以上自愈者，以行其经尽①故也。若欲作再经②者，针足阳明，使经不传则愈。（8）

【注解】

① 行其经尽：经，指太阳经。行其经尽，指邪在太阳经的势力已衰，太阳病的自然病程已经结束。

② 欲作再经：或太阳病将进入第二个七日病程，或邪气欲传他经，都可以称作"再经"。

【释义】

本条论太阳病经尽自愈和预防传经的方法。

患太阳病，证见头项强痛、发热恶寒等表证，七日以上自行痊愈者，这是因为太阳病的自然病程已经结束的缘故。邪在太阳本经已衰，故曰"以行其经尽故也"。

若病至七日以上，其病不愈，是太阳之邪不衰，或是病邪仍在太阳，而欲进入第二个七天的病程，或是欲传其他经，都可以"针足阳明，使经不传则愈"。足阳明的三里穴，具有很好的扶正强壮作用，可使人气血旺盛而增强抗邪之力，也即可以提高人体的免疫机能，既可以截断太阳病的病程，也可以防止邪气传入其他任何一经。因此针足阳明对防止疾病的发展和传经具有广泛的意义，并不局限于防止邪气内传阳明。

【原文】

病人身太热①，反欲得衣者，热在皮肤②，寒在骨髓③也；身大寒④，反不欲近衣者，寒在皮肤，热在骨髓也。（11）

【注解】

① 身太热：太通大。身大热，即高热。

② 皮肤：指浅表和表面现象。

③ 骨髓：指内里和内在本质。

④ 身大寒：指有手足厥冷等寒象。

【释义】

本条论辨认寒热真假的要点。

"身大热"，即外有发热，按理病人应该恶热喜冷，揭被去衣，今病人反欲拥衣覆被，避寒就温，这充分说明"大热"为假象，阴寒在里才是疾病本质。此属阴寒内盛、虚阳外越的真寒假热证。故仲景说"热在皮肤，寒在骨髓"。皮肤言其浅，代言表象；"骨髓"言其深代言本质。"身大寒"即四肢厥冷，按理病人应该避寒喜温、加衣覆被，今病人反揭衣去被，扬手掷足，说明此"大寒"为假象，阳热在里为疾病本质。这是热邪深伏、阳气闭郁而不的外达的真热假寒证。故仲景说"寒在皮肤、热在骨髓"。这里的身热、身寒为表象，为标，是假，易迷惑人，易致误诊。病人"欲"与"不欲"则反映了疾病的本质，是鉴别寒热真假的关键。不过，临床仅仅依据病人的"欲"与"不欲"来区别真假寒热还是不够的，还应四诊合参，全面观察，综合分析，才能更好的透过现象，抓住本质。如真寒假热证往往面赤如妆，小便清长，舌淡苔白，脉浮大虚数无根；真热假寒证往往渴欲饮冷，小便短赤，舌红苔黄，脉滑而数。本条依据病人之喜恶，辨别寒热真假，是鉴别诊断的示范。

【原文】

太阳中风，阳浮而阴弱①。阳浮者，热自发；阴弱者，汗

自出。啬啬恶寒，淅淅恶风②，翕翕发热③，鼻鸣④干呕者，桂枝汤主之。(12)

【注解】

①阳浮而阴弱：一言脉象，二言病机。从脉象言，轻取见浮，故称阳浮；沉取见弱，故称阴弱，实指浮缓脉的特征。从病机言，卫阳浮盛，故称阳浮；营阴不足，故称阴弱。

②啬啬（sè，音色）恶寒，淅淅（xī，音析）恶风：啬啬恶寒，淅淅恶风，形容畏恶风寒的样子。

③翕翕（xī，音夕）发热：翕翕发热，形容发热轻浅的样子。

④鼻鸣：鼻道滞塞，气流不畅而发声，也包括打喷嚏，流涕等。

【释义】

本条论太阳中风的脉证和治法。

阳浮而阴弱，既言脉象，又言病机。太阳中风为风邪中伤体表的证候，风阳伤卫阳，卫阳因抗邪而浮盛于外，故脉轻取现浮，证则见发热，因此说："阳浮者，热自发"，也可以称之为"卫强"，即病理性的亢奋；由于卫阳被伤，卫外失司，加之风主疏泄，营阴外越而为汗，汗出必然损伤营阴，证见"阴弱"脉沉取则现弱象。"阳浮者热自发，阴弱者汗自出"，前者阳浮为热自发的原因，后者阴弱为汗自出的结果。卫气为风邪所伤，温煦失司，加之汗出而肌疏，不胜风袭，故见恶风寒。肺合皮毛，其气上通于鼻，外邪犯表，肺窍不利，故见鼻鸣。肌表受邪，正气抗邪于表，不能顾护于里，里气升降失常，胃气上逆，则见干呕。

上述发热、汗出、恶风寒，脉浮缓、鼻鸣、干呕，再加第1条的头项强痛等，则为太阳中风证的主要表现，其病机为风邪袭表，卫强营弱，营卫失和。治当解肌祛风，调和营卫，方用桂枝汤。

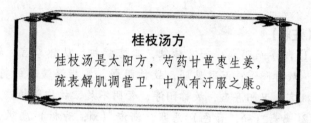

桂枝汤方

桂枝汤是太阳方，芍药甘草枣生姜，
疏表解肌调营卫，中风有汗服之康。

【原文】

太阳病，头痛，发热，汗出，恶风，桂枝汤主之。（13）

【释义】

本条扩大了桂枝汤的应用范围。

"太阳病"泛指一切表证，在太阳病中，无论原来是中风还是伤寒，亦无论是否经过治疗，只要现在表现为头痛，发热，汗出，恶风寒的，就可以使用桂枝汤治疗。这是抓主症，针对主要症状用方的范例。临证遇到的太阳病，从病史到刻下症状，常有难以确切的判断为伤寒或中风者，此时仲景采用抓主要症状来用方的方法，而不是一定要辨出中风还是伤寒。这既扩大了桂枝汤的使用范围，也为临床遇到的非典型证候的治疗提供了思路。此正如柯韵伯《伤寒来苏集》所说："此条是桂枝本证，辨证为主，合此证即用此汤，不必问其为伤寒、中风、杂病也。今人凿分风寒，不知辨证，故仲景佳方，置之疑窟。四证中头痛是太阳本证，头痛、发热、恶风与麻黄证同，本方重在汗出，汗不出者，便非桂枝证。"但应当注意的是，汉语原无"症"字，皆用"证"字。在简化字中出现"症"字，是专指症状而言的。柯氏这段话中所有的"证"字，皆应作今天的"症"字理解。

【原文】

太阳病，项背强几几①，反汗出恶风者，桂枝加葛根汤主之。(14)

【注解】

① 项背强几几（jǐnjǐn，音紧紧）：赵开美《仲景全书·翻刻宋版伤寒论》原本作"几几"，有拘挑。几几，通紧紧、挈挈、坚坚。《说文解字·己部》"乇"字下，有"读若《诗》云赤舄几几。"段玉才注曰："许读同几，今居隐切。"《说文解字·手部》"挈"下引《诗》"赤舄几几"作"赤舄挈挈"。可见"挈"古代读jǐn，音紧。几几，挈挈、紧紧、坚坚皆音近义通。项背强几几，是形容后项部连及后背紧固拘牵，不柔和的感觉。旧注将"几几"改作无拘挑之字，并读为shúshú，音殊殊，皆误。

【释义】

本条论风邪在经，太阳经气不利的证治。

太阳病本有头项强痛，今不但项强，而且连及背部，出现项背强几几，后项部连及后背紧固拘牵不柔和。这和太阳病头项强痛相比较，经气不利的病变范围更大，可知其邪气重点客于太阳经脉，致使经气不畅，气血失和，津液受阻，经脉拘挛所致。"反汗出恶风"，是本证辨证关键。一般而言，经脉拘急者，多为寒邪伤经所致，这是因为寒主收引，容易导致经气不利的缘故。如此则全身应表现为无汗恶风寒。而本证却见汗出，故曰"反"。由汗出恶风可知本证属太阳中风，兼风邪侵袭太阳经脉，而致经气不利。故治以桂枝汤，解肌祛风，调和营卫，加葛根升津液，舒经脉，驱除经脉中的邪气，这就是桂枝加葛根汤。

【原文】

太阳病三日，已发汗，若吐，若下，若温针^①，仍不解者，此为坏病^②，桂枝^③不中^④与之也。观其脉证，知犯何逆^⑤，随证治之。桂枝本为解肌^⑥，若其人脉浮紧，发热汗不出者，不可与之也。常须识^⑦此，勿令误也。（16）

【注解】

① 温针：即火针，燔针，将针烧令通赤，刺入穴位。近也有人认为是针刺与艾灸合用的一种方法，即将针刺入穴位后，再将艾绒缠于针柄上点燃，以使热力透入。

② 坏病：多次误治导致原有证候出现异常变化的病证，属六经病的变证范畴。

③ 桂枝：指桂枝汤。

④ 不中：犹言不可、不宜。

⑤ 知犯何逆：知：了解，考察；犯：违反；逆：错误。知犯何逆，了解和考察既往曾经用过什么错误的治疗方法。

⑥ 解肌：解散肌表之邪。此言"解肌"是和麻黄汤的发汗相区别而言。

⑦ 识（zhì，音志）：铭记。

【释义】

本条论坏病的成因、处理原则和桂枝汤的使用禁忌。

太阳病本当汗解，但如果汗不得法，表邪则难解除。医者见病未解，转而施用吐、下之法，或以温针取汗，于是就导致了病情的复杂化，这就是"坏病"。因病证已经不属太阳表证，因而就不能再用桂枝汤解表了。所以说"桂枝不中与之也"。

坏病病情复杂，证候多端，论其治法，则当"观其脉证，知犯何逆，随证治之"。也就是仔细观察分析现有的脉证，全面了解既往误治的经过。然后在认真分析研究的基础上作出正确的辨证，按证立法，依法选方，实施针对性的治疗。这就是治疗坏病的方法。其实这不仅是治疗坏病、变证的原则，而且也是中医学辨证论治精神的体现，对指导临床有普遍的意义。《伤寒论》是一部辨证论治的书，但书中并没有出现过"辨证论治"这个词汇，最能体现出辨证论治精神的文字表述，就是"观其脉证，知犯何逆，随证治之"这12个字。

本条又论及单纯的典型的太阳伤寒表实证禁用桂枝汤。"桂枝本为解肌"，突出了桂枝汤的功用是解肌祛风，调和营卫，用以强调和麻黄汤的发汗解表，启闭宣肺的差异。桂枝汤适用于太阳中风表虚证，而脉浮紧、发热、汗不出，为典型的单纯的寒邪束表，卫闭营郁的太阳伤寒表实证，当用纯辛温的麻黄汤开表启闭发汗。桂枝汤为辛甘温之剂，发汗力弱，难以达到启闭开表的目的，而且方中又有芍药酸敛阴柔，就有可能使表邪闭郁更加严重，从而发生种种变证。所以才告诫"不可与之也"，并强调一定要常常铭记在心，千万不要发生错误。这正如清代尤在泾的《伤寒贯珠集》所说："解肌者，解散肌表之邪，与麻黄之发汗不同，故惟中风发热，脉浮缓，自汗出者为宜。若其人脉浮紧，发热汗不出者，则是太阳麻黄证。设误与桂枝，必致汗出而烦躁，甚则斑黄狂乱无所不至矣。此桂枝汤之大禁也，故曰不可与也。当须识此，勿令误也。仲景叮咛之意至矣。"

【原文】

喘家①，作桂枝汤，加厚朴杏子佳。(18)

【注解】

① 喘家：指素有喘病的人。

【释义】

本条论新感中风引发宿喘的证治。

素有喘疾之人，医者为何作桂枝汤给病人服用？言外之意是病人新患太阳中风。太阳主表而肺主皮毛，因此新感常常会引发宿喘，而成太阳中风兼喘的证候。本证除头痛发热，汗出恶风，脉浮缓等表证外，还应见到肺气不利的喘。治用桂枝汤解肌祛风，调和营卫以治新感，加厚朴、杏仁降气宽胸兼以治喘。新感宿疾兼顾，较单纯用桂枝汤为好，故曰"加厚朴杏子佳"。

【原文】

太阳病，发汗，遂漏①不止，其人恶风，小便难②，四肢微急③，难以屈伸者，桂枝加附子汤主之。(20)

【注解】

① 漏：通溇，《说文·水部》："溇，雨溇溇也。"段玉才注："溇溇犹缕缕也，不绝之貌。"此谓汗出淋漓不绝的样子。

② 小便难：小便少。

③ 微急：轻度拘急。

【释义】

本条论汗多阴阳两伤而表未解的证治。

太阳病，发汗本为正治之法。今发汗后出现汗出淋漓不止，应是汗不得法所致。汗生于阴而出于阳，是阳气蒸化阴液而成。因此，汗出太多，就可能导致伤阳损液，阴阳两伤的局面。"其人恶风"，原为中风必见之证，今特别强调，则说明恶风寒的程度较前为重。这是过汗伤阳，表阳虚弱，腠理不固，不能耐受风袭的缘故。"小便难"是过汗伤阳损阴，化源不足，气化失司所致。"四肢微急，难以屈伸"指手足四肢微感拘急，屈伸活动难以自如。这是四肢筋脉失去阳气的温煦与阴液的濡养所致。可见本证为汗出太多而致阴阳两伤，表邪未解。治用桂枝加附子汤，以桂枝汤解肌祛风，调和营卫。加附子温经回阳，固阳以摄阴。

本证阴阳两伤，为什么只取扶阳解表的方法而不去补阴？这是因为有形之阴液不能速生，无形之阳气所当急固。阴液虽有损伤，但阴伤缘于汗泄，汗泄缘于阳虚不固。而扶阳就可以固表，固表就可以敛汗，敛汗就可以摄阴。而且阳生则阴长，阳气恢复，气化功能正常，阴液就可以自行恢复，这就是固阳以摄阴的方法。正如陆渊雷所说："津伤而阳不亡者，其津自能再生，阳亡而津不伤者，其津亦无后继，是以良工治病不患津伤而患阳之亡。"此外，桂枝汤中本有芍药、大枣和炙甘草，酸甘合而化阴，在一定程度上，可以起到助阴的效果，这也是只以桂枝汤加附子而不加滋阴药的原因之一。

【原文】

太阳病，下之后，脉促①胸满②者，桂枝去芍药汤主之。(21)

【注解】

①脉促：脉来急促，非"脉来数，时一止，复来者"的促脉。

②胸满："满"有二音，水满读作 mǎn；气满读作 mèn，此义后作"懑"，今作"闷"。胸满，即胸闷，因胸为气海，故在《伤寒论》中"满"字和"胸"连用的时候，应读作 mèn。

【释义】

本条论太阳病误下后邪陷胸中，胸阳不振的证治。

太阳病误用下法，导致里虚，邪陷胸中，胸中气机不畅，因而出现胸闷。脉促是因下后挫伤胸阳，胸阳不足，奋力勉强抗邪而出现的虚性代偿现象，其脉象的特征应是虚数而无力。本证属下后邪陷胸中，胸阳不振，故用桂枝汤去芍药汤纯辛甘化阳之剂，温振胸阳，祛邪达表。

【原文】

若微寒①者，桂枝去芍药加附子汤主之。（22）

【注解】

①微寒：诸家多认为，当指脉微而恶寒。

【释义】

本条承上条论太阳病误下后胸阳损伤又兼肾阳虚的证治。

在上条所述证候的基础上，若脉不见促而见微，提示阳气损伤更加严重，不仅胸阳不振，而又兼有肾阳虚损，表阳失助，温煦失司的恶寒。故在桂枝去芍药汤温振胸阳的基础上，加附子温肾阳以助表阳。

【原文】

太阳病，得之八九日，如疟状①，发热恶寒，热多寒少，其人不呕，清便欲自可②，一日二三度发，脉微缓③者，为欲愈也。脉微而恶寒者，此阴阳俱虚④，不可更发汗、更下、更吐也。面色反有热色⑤者，未欲解也，以其不能得小汗出，身必痒，宜桂枝麻黄各半汤。（23）

【注解】

①如疟状：疟疾的特点有二，一是寒热交作，二是阵发发作，本条明言"发热恶寒……一日二三度发"，可见是指发热恶寒阵发发作如疟状，而不是寒热交作如疟状。

②清便欲自可：清，厕也，后作"圊"，此处名词活用如动词，作"便"、"排"讲。清便，即排便。《伤寒论》中有清血、清脓血，即便血，便脓血。欲，通续，《伤寒论》"辨不可发汗病脉证并治第十五"引本条作"续"，可证。可，犹宜也。清便欲自可，即排的大便持续正常。

③脉微缓：指脉由浮紧而微微趋于和缓。

④阴阳俱虚：阴阳，在这里指表里而言。阴阳俱虚是指表里的阳气俱虚。

⑤热色：发红的面色。

【释义】

本条论述太阳病日久不愈的三种转归及表郁轻证的证治。

太阳病八九日不愈，见发热恶寒，发热明显而恶寒较轻，一日发作二三次，犹似疟疾阵发发作。"其人不呕"，提示没有出现少阳病胆热犯胃，胃气上逆的"喜呕"，说明邪气没有入少阳；"清便欲自可"，是说排的大便持续正常，提示里气尚和，邪未入阳明。由此可知，病邪仍在太阳之表。之所以出现发热恶寒，一日发作二三次，是由于病久邪微，小寒闭郁，正邪交争较为轻缓的缘故，因此称之为表郁轻证。

这种太阳表郁轻证可能出现三种不同转归。其一"脉微缓"，是说脉由浮紧而渐趋和缓，《黄帝内经》说："大则病进，小则平。"脉象的这种变化，反映了外邪渐退，故为欲愈之兆。其二"脉微而恶寒"，脉微为阳衰里虚之象，恶寒为表阳不足之兆，提示表里阳气皆虚，所以说"阴阳俱虚"。治当温里扶阳，不可再用汗吐下伤伐正气。其三"面色反有热色……身必痒"，是在发热恶寒，热多寒少，一日二三度发的基础上，又见面赤、身痒。这是由于表有小寒闭郁，阳气拂郁而致面色发红；寒郁肌肤，汗欲出而不得出，故致身痒。诸证皆因"以其不能得小汗出"而致。所以用桂枝麻黄各半汤小发其汗，祛小寒，和营卫。

本证无汗，小邪拂郁不解，则非桂枝汤所能解；身痒，但不痛，是寒郁亦轻，且病证日久，营卫之气已有不足，也非麻黄汤之所宜。麻桂二方相合，并制小其剂，堪合病情。正如尤在泾《伤寒贯珠集》所说："若面色反有热色者，邪气欲从表出，而不得小汗，则邪无从出。如面色缘缘正赤，阳气拂郁在表，当解之熏之之类也；身痒者，邪盛而攻走经筋则痛，邪微而游行皮肤则痒也。夫既不得汗出，则非桂枝所能解，而邪气又微，亦非麻黄所可发，故合两方为一方，变大制为小制，桂枝所以为汗液之地，麻黄所以为发散之用，且不使药过病，以伤其正也。"

【原文】

太阳病，初服①桂枝汤，反烦②不解者，先刺风池③、风府④，却⑤与桂枝汤则愈。(24)

【注解】

①初服：桂枝汤方后关于服药方法的要求是，一剂药当煮取三升，每次服一升，药后啜粥、温覆发汗，如不汗出再服第二次、第三次药。这里所说的初服，就是服第一次药。

②烦：《说文》："烦，热头痛也。"在此引申为烦热、发热。

③风池：足少阳胆经穴，在枕骨粗隆直下正中凹陷与乳突连线之中点，两筋间凹陷处。

④ 风府：督脉经穴，在后项入发际一寸处，枕骨与第一颈椎之间。

⑤ 却：再，又。

【释义】

本条论针药并用的治疗方法。

太阳病桂枝汤证，服桂枝汤本为正确的治法，药后应见遍身漐漐微似汗出而解。服第一次药后，未见汗出，却出现烦热加重的现象。这是因为病重药轻，没有达到祛邪的效果，反而激惹了邪气的势力，引发了激烈的正邪相争，郁阳不宣，故烦热加重。处理的方法是，先刺风池、风府，以疏通太阳经气，宣泄经表风邪，待邪气稍泄，再服桂枝汤如法取汗，这样就可以取得疗效了。这也是《素问·评热病论》"表里刺之，饮之服汤"法的应用。针药并用，可以提高临床疗效，值得效法。

【原文】

服桂枝汤，大汗出，脉洪大者，与桂枝汤如前法；若形似疟，一日再发①者，汗出必解，宜桂枝二麻黄一汤。（25）

【注解】

① 一日再发：一天发作两次。

【释义】

本条论服桂枝汤大汗出后两种不同的转归及治疗。

凡服桂枝汤，如汗不得法，导致汗出太多，则可发生种种变化，本条列举了两种情况。其一，大汗出，脉由浮缓变成洪大，此时要特别注意与阳明里热证相鉴别。如果脉变洪大，证见烦渴，则属热盛津伤，表邪入里化热，邪传阳明；若脉虽有变化，但证候未变，发热恶寒，头痛项强等仍在，说明此时的洪大脉，是由于用辛温发散药后，药力鼓动阳气的一时性反应，其邪仍在肌表，所以仍用桂枝汤解肌祛风，调和营卫。而调养护理皆如桂枝汤方后所述，这就是"与桂枝汤，如前法"的意思。其二，病人服桂枝汤后，"形似疟，一日再发"，即发热恶寒，一天发作两次。这和23条"发热恶寒，热多寒少，一日二三度发"的病机是一致的，也属表有小邪闭郁不解，也应当有面赤、身痒的见证，只不过证候略轻，一日之内仅发作两次而已。故用桂枝二麻黄一汤，调和营卫兼祛微邪。

【原文】

服桂枝汤，大汗出后，大烦渴不解，脉洪大者，白虎加人参汤主之。（26）

【释义】

本条论胃热弥漫、津气两伤的证治。

从"服桂枝汤"看来，原来可能是桂枝汤的适应证。或者由于汗不得法或者病人体质特异，药后大汗出，津气伤，邪气乘机内入阳明化热，而出现胃热弥漫之证。胃热弥漫，继续逼迫津液外越而大汗不止。汗出津伤，则引水自救；由于壮火食气，气随汗泄，元气必然也随之耗散，致使气不化津，于是就出现了大渴引饮，饮不解渴的"大烦渴不解"。阳明里热鼓动气血，气盛血涌，血管扩张，于是就出现了洪大脉。证属胃热弥漫，津气两伤。治用白虎加人参汤辛寒折热，益气生津。

【原文】

太阳病，发热恶寒，热多寒少。脉微弱者，此无阳①也，不可发汗。宜桂枝二越婢一汤。（27）

【注解】

① 无阳：指阳虚。

【释义】

本条论表郁内热轻证的证治。

"太阳病，发热恶寒，热多寒少"，与23条、25条表郁轻证相同，也应当是阵发发作，一日发作两次，还应当有面赤、身痒等表郁轻证。"脉微弱者，此无阳也，不可发汗"，是肾阳虚衰的证候，虚弱的阳气勉强和阴寒邪气相争，争而不胜的时候，则会出现肢体躁动不宁的表现，此证可以称之为躁烦。第38条有"脉微弱，汗出恶风者，不可服之"，是以阳虚的躁烦证，和表寒内热，郁热扰心，证见不汗出而烦躁的大青龙汤证相鉴别。本条提出和阳虚的躁烦证相鉴别，显然其证也当有阳郁化热，郁热扰心的烦躁。因此本证是表有小寒不解而见无汗，里有轻度郁热，郁热扰心，而见心烦、口微渴。病机与大青龙汤证相类，但轻重悬殊甚大。故治用桂枝二越婢一汤微发其汗，兼清里热。"宜桂枝二越婢一汤"意承"发热恶寒，热多寒少"之后。

【原文】

服桂枝汤，或下之，仍头项强痛，翕翕发热，无汗，心下满微痛，小便不利者，桂枝去桂加茯苓白术汤主之。(28)

【释义】

本条论脾虚水停，水邪阻遏太阳经腑之气的证治。

头项强痛、翕翕发热，很似太阳表证，但用桂枝汤后其证仍在，则非表证；心下满微痛，很似里证，但下后其证仍在，则非里证。从小便不利可知内有水停。从仲景用茯苓、白术两个健脾利水药可知，证属脾虚水停。水停体内，水邪阻遏太阳经气，太阳阳气被郁，则可见头项强痛，翕翕发热和无汗；水邪凝结中焦，则见心下满微痛；水邪干扰膀胱气化，则见小便不利。故治用桂枝去桂加茯苓白术汤健脾利水化饮。

辨太阳病脉证并治中

【原文】

太阳病，项背强几几，无汗恶风，葛根汤主之。(31)

【释义】

本条论寒邪在经，太阳经气不利的证治。

太阳病见项背拘急不柔和，为邪气在经，太阳经气不利的表现。无汗恶风寒，为太阳伤寒表实证的特征，因此本证属寒邪在经，经气不利。治用葛根汤发汗散寒，疏通经脉。

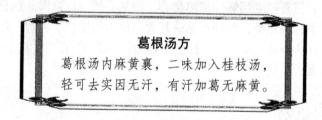

葛根汤方

葛根汤内麻黄裹，二味加入桂枝汤，
轻可去实因无汗，有汗加葛无麻黄。

【原文】

太阳与阳明合病①**者，必**②**自下利，葛根汤主之。**(32)

【注解】

① 太阳与阳明合病：太阳表证和阳明经表证同时出现的病证。

② 必：若也，假如果。

【释义】

本条论太阳与阳明合病兼见下利的证治。

本条和第36条"太阳与阳明合病，喘而胸满者，不可下，宜麻黄汤"，都是太阳与阳明合病，诸家一般认为是太阳表证兼有阳明里实。如果确属表证兼里实，则仲景一贯的治法是先解表后攻里，而解表则用桂枝汤，绝不会用麻黄汤和葛根汤。而这两条，一用葛根汤，一用麻黄汤，由此可知这里的太阳与阳明合病就不应当是太阳表证兼阳明里实。其中的太阳病，属伤寒表证无疑。其中的阳明病，应当是阳明经表受邪的证候。阳明经脉行于头面胸腹，其经受邪，当见额头疼痛，目痛鼻干，满面通红等阳明经气不利的证候。《医宗金鉴·伤寒心法要诀》将其归纳为"葛根浮长表阳明，缘缘面赤额头痛，发热恶寒身无汗，目痛鼻干卧不宁"。因为阳明的阳气主要分布于于胃肠之里，有腐熟水谷，传化糟粕的作用，而重点不在阳明经表，所以阳明经表受邪，正邪在体表相争的持续时间很短，一般只有一天的时间，邪气就会迅速入里化热而成阳明热证或者热实证。第184条所说的"始虽恶寒，二日自止，此为阳明病也"，指的就是这种情况。正由于阳明经之表证存在时间很短，所以在临床上就较少有机会见到，于是人们也就不容易认识它。

本条太阳与阳明经表同时受邪而发病，正气抗邪于表，不能顾护于里，常常会导致里气升降失常。所谓"必自下利"，必字有如果的意思，也就是说如果出现下利，则是里气升降失常可能表现的形式之一，这并非邪气已入胃肠之里。治用葛根汤解二阳经表之邪，表解后里气的升降自然会恢复正常，而葛根还有升阳止泻的作用，用于此证，很合病情。

【原文】

太阳与阳明合病，不下利但呕者，葛根加半夏汤主之。
(33)

【释义】

本条论太阳阳明合病而见呕吐的证治。

太阳与阳明经表同时受邪，正气抗邪于表，不能顾护于里，里气升降失常，可以见到自下利，也可以见到不下利但呕。如果只兼见呕吐者，则在葛根汤解二阳经表邪气的同时，加入半夏兼以和胃降逆止呕。

【原文】

太阳病，桂枝证，医反下之，利遂不止，脉促①者，表未解也，喘而汗出者，葛根黄芩黄连汤主之。(34)

【注解】

① 脉促：脉急促。

【释义】

本条论里热下利兼表证的证治。

太阳病，桂枝证，正确的治疗方法是用桂枝汤解肌祛风，调和营卫。医者误用下法，导致部分表邪内陷而致下利。通过脉数而急促，可知是邪气入里化热，其下利应当是邪热下迫肠道所致，并应具备大便臭秽、肛门灼热等热利特征。"表未解也"，是指尚有表邪未解，也就意味着还有发热、恶寒等表现。表证未解，又有里热下利，后世则称其为"协热下利证"，即伴有表证发热的下利证。"喘而汗出"中的喘，是肠热上攻，表邪内迫，肺气不利所致；汗出则是里热逼迫津液外越所致，均属本证可能见到的兼证，而不是主证。治用葛根黄芩黄连汤苦寒清热止利，兼辛凉解散表邪，为表里同治之法。

应当注意的是"……脉促者，表未解也"，并非脉促乃提示表证未解的意思，而是"脉促"和"表未解"为两组并列的症状，因为在《伤寒论》中没有脉促可以主表的其他例证。而"……者，也……"的句式，并不完全意味着注释关系，如第67条的"发汗则动经，身为振振摇者，茯苓桂枝白术甘草汤主之"，其实前者并非后者的适应证。

【原文】

太阳病，头痛，发热，身疼，腰痛，骨节疼痛，恶风，无汗而喘者，麻黄汤主之。（35）

【释义】

本条论太阳伤寒的证治。

太阳伤寒是寒邪伤人表阳的证候，原文共有8个症状，后世医学家称其为麻黄八证。麻黄八证可以分为三组，一是恶风寒和发热。寒邪束表，卫阳被伤，温煦失司，故见恶风寒；表寒闭郁，阳气不得宣泄，郁积到一定程度，则见发热。二是诸痛，也即头痛、身疼、腰痛、骨节疼痛，这是因为，寒为阴邪，其性凝滞收引，主疼痛，寒邪侵袭肌表和太阳经脉，使肌肤骨节的气血涩滞，筋脉拘挛，使太阳经脉的气血失和，故见诸痛，这也是伤寒证的特征之一。三是无汗而喘，太阳主表，肺主皮毛，太阳体表受邪，毛窍闭塞，证见无汗，必然会影响肺气的宣发肃降，肺气不利，则见气喘。无汗是喘的原因，喘是无汗的结果。无汗而喘的"而"字，是表因果的连词。如与第3条合参，太阳伤寒还应见寸关尺三部皆浮紧的脉象。证属风寒束表，卫闭营郁，治以麻黄汤发汗解表，宣肺平喘。

太阳伤寒和太阳中风是太阳表证的两个主要的证候，二者均以发热、头痛、恶风寒、脉浮为基本特征。但中风证的基本病机为风邪袭表，卫强营弱，营卫失和，以汗出、脉浮缓为特点，唯其汗出，故又称表虚证；伤寒证的基本病机是寒邪束表，卫闭营郁，以无汗而喘，周身疼痛，脉浮紧为特点，唯其无汗，故又称表实证。

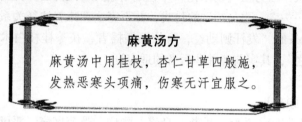

麻黄汤方

麻黄汤中用桂枝，杏仁甘草四般施，
发热恶寒头项痛，伤寒无汗宜服之。

【原文】

太阳与阳明合病，喘而胸满者，不可下，宜麻黄汤。
（36）

【释义】

本条论太阳与阳明合病兼喘而胸满的证治

太阳与阳明合病，如第32条所述，是太阳表证和阳明经表之证同时出现。兼喘而胸满，提示太阳表邪偏重，从而影响了肺气的宣发和肃降，导致肺气不利而上逆作喘。故用麻黄汤发汗散寒，宣肺平喘。

【原文】

太阳中风，脉浮紧，发热恶寒，身疼痛，不汗出而烦躁者，大青龙汤主之。若脉微弱，汗出恶风者，不可服之。服之则厥逆①，筋惕肉瞤②，此为逆也。（38）

【注解】

①厥逆：手足厥冷。

②筋惕肉瞤：惕 tì，音替，动也。瞤 shùn，音顺，本义为眼睑跳动，在这里引伸为肌肉跳动。筋惕肉瞤，即筋脉肌肉不自主地跳动。

【释义】

本条论太阳伤寒兼内热烦躁的证治及大青龙汤的使用禁忌。

"太阳中风"是概括风寒之邪伤人肌表而言，在这里可以看成是伤寒的互词。证见脉浮紧，发热，恶寒，身疼痛，无汗，是典型的风寒外束，卫闭营郁的太阳伤寒表实证，应治以麻黄汤。但本证又见"烦躁"，则是由于寒邪闭表，阳郁化热，郁热扰心所致。内热缘于表闭，可见不汗出是烦躁的原因，烦躁是不汗出的结果。证属外有寒邪闭表，内有郁热扰心。故用大青龙汤外散表寒，内清郁热。

大青龙汤为发汗峻剂，只能用于表里俱实之证。"若脉微弱"，则属肾阳虚衰，鼓动无力所致；而"汗出恶风"则属表阳不固，温煦失司的表现，这应当是大青龙汤的使用禁忌证。若误服本方，必会过汗亡阳，阳气不能充达四末，可致手足厥冷；亡阳伤液，筋肉失温、失养，可见筋肉跳动不宁，这就属于错误的治疗了。

表寒内热证的大青龙汤证和肾阳虚衰的少阴病，有明显的区别，为什么在这里要提出鉴别比较？又特意提出禁用大青龙汤呢？这是因为肾阳虚衰的证候，虚弱的阳气勉强和阴寒相争，但争而不胜的时候，可以见到肢体躁动不宁的躁烦证，这种躁动不宁的躁烦，很类似于大青龙汤证阳热扰心的烦躁。古人有"阳盛则烦，阴盛则躁"的说法，就是对阳热扰心的烦躁和阳虚寒盛的躁烦进行的鉴别。烦躁和躁烦，在外表上虽然类似，但病机的虚实却有天壤之别，临床千万不要发生误诊误治。

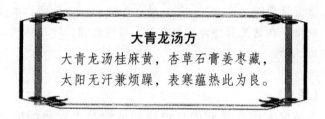

大青龙汤方

大青龙汤桂麻黄，杏草石膏姜枣藏，

太阳无汗兼烦躁，表寒蕴热此为良。

【原文】

伤寒脉浮缓，身不疼但重，乍有轻时，无少阴证者，大青龙汤发之。（39）

【释义】

本条论湿郁肌表，阳郁化热的证治。

这里所说的"伤寒"，是泛指外感病。"脉浮缓"，浮主邪在表，缓主湿邪盛。由于湿邪重浊，湿郁肌表，郁遏气机，故身不痛但重。而当正气抗邪，气机稍通时，则身重之证或可有减轻的时候，所以说"乍有轻时"。"无少阴证"，是说没有少阴阳衰的躁烦证。由此可以提示本条湿郁肌表的证候，也有不汗出而烦躁的表现。不汗出是因湿邪闭表所致，烦躁则是表闭阳郁，郁热扰心而成。因此可用大青龙汤，以发汗的方式发散肌表的湿邪，用清热的方法以除郁热所致的烦躁。

对本条，诸家解释不尽相同，这里的解释谨供参考。

【原文】

伤寒表不解，心下有水气①**，干呕发热而咳，或渴，或利，或噎**②**，或小便不利，少腹满，或喘者，小青龙汤主之。**（40）

【注解】

① 心下有水气：心下，指胃脘部。水气，水饮邪气。即

胃脘部有水饮邪气停留为患。

②噎（yē，音耶）：指胸咽部有气机阻塞不通的感觉。

【释义】

本条论外寒内饮而见咳喘的证治。

"伤寒表不解，心下有水气"，为本条的病机所在，即外有寒邪闭表，内有水饮停留。干呕是水饮扰胃，胃气上逆所致；发热是表证未解的表现，并应有恶寒、无汗等特征。外寒引动内饮，内外合邪，水寒射肺，肺失宣降，则见咳或喘。此证之咳喘，既然是水寒射肺所致，就应当见到咳吐大量的清稀白色泡沫痰。

由于水饮之邪变动不居，常随三焦气机的升降出入而随处为患，或壅于上，或积于中，或滞于下，故可以见到诸多的或见之证。水停为患，一般不渴，但饮停不化，津液不滋，亦可有口渴，只是渴喜热饮，饮量不多而已；水走肠间，清浊不分则下利；水寒滞气，气机不利则噎；水饮内停，气化不利，故小便不利，甚则少腹胀满。诸多或见之证，并非一定出现，但病机皆为水饮内停所致。证属外有表寒，内有水饮。故以小青龙汤外散风寒，内化水饮，表里同治。

小青龙汤方

小青龙汤最有功，风寒束表饮停胸，
辛夏甘草和五味，姜桂麻黄芍药同。

【原文】

伤寒，心下有水气，咳而微喘，发热不渴。服汤已渴者，此寒去欲解也。小青龙汤主之。（41）

【释义】

本条补述外寒内饮的证治及药后寒去欲解的表现。

"伤寒，心下有水气"，言外有伤寒表邪，内有水气停留心下，为本条病机所在。"咳而微喘"，突出了咳喘是本证的主证，为外寒内饮，内外合邪，水寒射肺，肺失宣降所致。发热为表不解。不渴则是寒水内停常见的表现之一。证属外寒内饮，故治以小青龙汤。"小青龙汤主之"，意思承接在"发热不渴"之后。服小青龙汤后，由"不渴"转为"渴"，提示寒饮已消，是病证欲解的佳兆。这是因为发热之后，温解之余，津液一时不续的缘故。但其口渴的程度并不严重，可以少少与饮之，令胃气和，水津布则愈。本条口渴见于药后，上条口渴是饮停不化，津液不滋，两者机理不同，不可混淆。正如钱天来《伤寒溯源集》说："发热不渴者，因心下有水气，故虽发热亦不渴也。服汤，谓服小青龙汤也，服汤已而渴，则知心下水气已消，胃中寒湿亦去，但以发热之后，温解之余，上焦之津液尚少，所以反渴也。前以有水气故发热不渴，今服汤已而渴，故知寒水去而欲解也。小青龙汤主之句，当在发热不渴句下，今作末句者，是补出前所服之汤，非谓寒去欲解之后，更当以小青龙汤主之也。"

【原文】

太阳病，下之微喘者，表未解故也，桂枝加厚朴杏子汤主之。（43）

【释义】

本条论中风兼微喘的证治。

太阳表证，不当攻下。今误下后，表证不解，又见微喘，为部分表邪内陷胸中，使肺气壅滞，气机不利所致。证属新感中风又兼新喘，治用桂枝加厚朴杏子汤解肌祛风，兼以行气利肺平喘。

【原文】

病常自汗出者，此为荣气和①。荣气和者，外不谐②，以卫气不共荣气谐和故尔。以荣行脉中，卫行脉外，复发其汗，荣卫和则愈，宜桂枝汤。(53)

【注解】

① 荣气和：荣气，即营气。和，即平和、调和。荣气和，即营气功能尚正常。

② 外不谐：外，指卫气而言。谐，谐和、谐调。外不谐，是说在脉外的卫气不与脉内的营气相谐和。

【释义】

本条论常自汗出的病机及证治。

言"病常自汗出"，而未言太阳、中风、伤寒，恶寒、头痛等，知本证不属外感邪气所致。在生理情况下，荣行脉中为卫之守，卫行脉外为荣之使，荣滋卫而使卫阳不亢，卫护荣而使荣阴不泄，二者相互维系，相互配合，共同完成正常的生理功能。从本条"荣气和者，外不谐"分析，导致自汗出的病机不在于营气，而在于"卫气不共荣气谐和"，即在脉内的营气未病，在脉外的卫气失于固护，以致腠理疏松，营阴外泄，从而导致常自汗出。选用桂枝汤"复发其汗"，是指病本有自汗出，而又用桂枝汤发汗。由于桂枝汤不仅可以解肌祛风，祛除表邪，而且可以滋阴和阳，调和营卫。用其发汗，可使卫阳复其卫外之职，营卫相和，营阴得以内守，则汗出自愈。

【原文】

病人脏无他病①，时发热自汗出②而不愈者，此卫气不和也。先其时③发汗则愈，宜桂枝汤。（54）

【注解】

① 脏无他病：内在的脏腑无病。

② 时发热自汗出：指阵发性的发热、自汗出。

③ 先其时：指发热自汗发作之前或发作的间歇。

【释义】

本条论时发热自汗出的病机与证治。

已病之人，内脏无他病，里气尚调和。证见阵发性发热、自汗出，而经久不愈，未见恶寒、头痛等表证，可知本证并不是外邪所致。因此其证应当是卫气失和，营卫不调所致。营卫相离，卫阳不得营阴的制约和滋助，则出现虚性亢奋，而见发热；营阴不得卫阳的固护与保卫，则不能内守而外泄，遂见自汗出。治疗用桂枝汤和营卫、调阴阳。但需要"先其时发汗"，也就是说，在发热、自汗出发作之前或发作的间歇期服药，这样既可以调和营卫于失调之先，达到截断病程的效果；又避免了正在自汗出的时候发汗而可能导致汗出太多的弊病。

应当注意的是，无论是用桂枝汤治疗常自汗出，还是时发热自汗出，都要求发汗，也就是说都要求服桂枝汤后，配合喝热稀粥，盖被子保温发汗。可见对于外邪所致的营卫失和，用桂枝汤发汗可以解肌祛风，调和营卫；对于非外邪所致的营卫不和，用桂枝汤发汗，可以滋阴和阳，调和营卫。

【原文】

伤寒发汗已解，半日许复烦①，脉浮数者，可更发汗，宜

桂枝汤。(57)

【注解】

① 烦：《说文》："热头痛也。"在此引申为烦热、发热。

【释义】

本条论一汗不解，可以再汗之法。

伤寒用麻黄汤发汗后，病情已经缓解，但是过了半天左右，又出现了烦热，是邪气在里还是在表？此时当凭脉辨证。脉浮主邪在表，脉数是发热所致，当属在表余邪复聚为患，故仍当发汗。但因为已经用过汗法，虽然一汗不解可以再汗，毕竟汗后正气有损，再汗时则用桂枝汤为宜，而不宜再用麻黄汤了。

【原文】

凡病若发汗、若吐、若①下,若②亡血、亡津液③,阴阳自和者,必自愈。(58)

【注解】

① 若：或者。前三个若字表并列。

② 若：表因果。

③ 亡血、亡津液：伤血，伤津液。

【释义】

本条论疾病自愈的条件和机理。

凡是一般的疾病，或者经过发汗，或者经过催吐，或者经过泻下，结果出现了邪气虽去，但是津液和阴血也被耗伤的局面。此时如果肌体的自我康复机能尚能发挥作用，通过休息和饮食调养，待到津血恢复，阴阳之气自行调和之后，病证就会痊愈了。由此提示，阴阳调和是健康的保证，阴阳失调就会发生疾病。正如《黄帝内经》所说：阴平阳秘，精神乃至；阴阳乖戾，疾病乃起。因此只要使其阴阳调和，就可以达到健康的目的。为了达到此目的，有时候要用药物损有余补不足，使阴阳调和。有时候又不须用药，通过起居调摄，待到阴阳自和就可以痊愈。这就是不药而药的方法。

【原文】

　　下之后，复发汗，昼日烦躁①不得眠②，夜而安静，不呕，不渴，无表证，脉沉微，身无大热者，干姜附子汤主之。(61)

【注解】

　　① 烦躁：此当指躁烦，即肢体躁动不宁而不自知的症状。
　　② 眠：通"瞑"，闭目静息。

【释义】

　　本条论阳虚躁烦的证治及其类证鉴别。
　　如果证属表证兼里实，应当先解表后攻里，本条先下后汗，治疗失序，因而导致肾阳暴衰。虚弱的阳气勉强和阴寒相争，但争而不胜时，人体则会出现肢体躁动不宁，此证称作躁烦。白天自然界阳气盛，人体之阳气得到自然界阳气的协助，尚可以和邪气相争，因此出现了肢体躁动不宁而不得闭目静息的表现。夜间自然界阴气盛，人体失去了自然界阳气的协助，阳气已无力和阴寒相争，不争则静。这里所说的"夜而安静"是病证更加沉重的特征，而不是病愈的表现。脉沉主病在里，也主阳虚，脉微则是肾阳虚衰，鼓动无力的确证。"身无大热"提示，此证还没有发展到阴盛格阳"身大热反欲得衣者"的地步。治疗用干姜附子汤，辛热纯剂急煎顿服，以救暴衰之阳。

阳衰阴盛的躁烦证一定要和阳热扰心的烦躁证相鉴别，故而前人有"阳盛则烦，阴盛则躁"的说法。少阳病胆热扰心，常见"心烦"；胆火犯胃，胃气上逆，则见"喜呕"。本条以"不呕"除外了少阳病的烦躁。阳明病阳热扰心，则见烦躁，热盛伤津则见口渴，本条以"不渴"除外了阳明病的烦躁。太阳病寒邪闭表，阳郁化热，郁热扰心，可见不汗出而烦躁，本条以"无表证"除外了太阳病的烦躁。这样的鉴别诊断方法和思路，非常值得借鉴和学习。

【原文】

发汗后，身疼痛，脉沉迟者，桂枝加芍药生姜各一两人参三两新加汤主之。(62)

【释义】

本条论汗后营气不足身疼痛的证治。

身疼痛为太阳表证常见的症状，今汗出以后，身疼痛仍在，是表邪未解，还是病情有新的变化？当凭脉辨证，细审其因。若身疼痛伴脉浮者，多为表不解，可再发汗解表；今脉象不浮而变为沉迟，说明病情发生了新变化。脉沉主病在里，脉迟主营血不足，正如第50条所说："假令尺中迟者，不可发汗。何以知然？以荣气不足，血少故也"。故此身疼痛是汗后损伤营血，致使筋脉肌肤失养所致。属于不荣则痛，失养则痛，虚则痛的范畴。治用桂枝加芍药生姜各一两人参三两新加汤益营气，养肌肤，治身痛。

【原文】

发汗后，不可更①行桂枝汤。汗出而喘，无大热者，可与麻黄杏仁甘草石膏汤。(63)

【注解】

① 更：再，又。

【释义】

本条论邪热壅肺而作喘的证治

在《伤寒论》中涉及到喘证的有，寒邪闭表，肺失宣降，证见无汗而喘的麻黄汤证；外寒内饮，水寒射肺，肺失宣降而喘或咳的小青龙汤证；中风兼肺气不利，有汗而喘的桂枝加厚朴杏子汤证；阳明实热迫肺，肺气上逆而见的多汗、微喘或喘冒不得卧证。本条主证为"汗出而喘"，这就除外了麻黄汤证和小青龙汤证的无汗而喘。又以"不可更行桂枝汤"除外了桂枝加厚朴杏子汤证的中风兼喘；以"无大热"，即无阳明里大热里大实，除外了阳明里热实邪迫肺的喘。故可以确定，本条的喘，病位在肺，汗出是肺热逼迫津液外越所致，证属邪热壅肺，肺气上逆。治用麻杏石甘汤清热宣肺平喘。

【原文】

发汗过多，其人叉手自冒心①，心下悸②，欲得按者，桂枝甘草汤主之。(64)

【注解】

① 叉手自冒心：冒，《说文》蒙而前也，即用布将头和眼睛蒙上，摸黑往前走，由此引申为遮护、按压。叉手自冒心，双手交叉扣按于心前区。

② 心下悸：即心悸。

【释义】

本条论汗多伤心阳而见心悸的证治。

汗血同源，汗为心之液。由于心阳依附于心阴，并涵养于心阴心血之中，故汗出过多，不仅可以导致心阴心液的损失，也可以导致心阳的耗伤。如果素体心阳虚弱者，发汗过多损伤心阳的可能性就更大。本条即汗多伤心阳，心阳虚，心脏缺乏阳气的温煦和充养，因而出现了悸动不安的表现。因虚致悸，所以病人本能地双手交叉按护于心胸部位，以使心悸得到一些减轻。治用桂枝甘草汤，辛甘化阳，以达温补心阳之效。

【原文】

发汗后，其人脐下悸者，欲作奔豚①，茯苓桂枝甘草大枣汤主之。(65)

【注解】

① 奔豚：病证名，以气从少腹上冲咽喉，发作欲死，复还止为特征。

【释义】

本条论心阳虚欲作奔豚的证治。

汗后损伤心阳，心阳虚，不能镇伏下焦水寒之气，致使下焦水寒之气有乘虚上冲的趋势，证见脐下悸动不宁。水寒欲冲未冲，属于奔豚证的前驱表现，所以称"欲作奔豚"。治宜温补心阳，化气行水，用苓桂枣甘汤。

【原文】

发汗后，腹胀满者，厚朴生姜半夏甘草人参汤主之。(66)

【释义】

本条论脾虚气滞腹胀满的证治。

发汗后见腹胀满，提示病人素体脾虚，而发汗后，使脾气更加虚弱，脾气虚，运化失司，水湿内留，湿聚为痰，痰湿阻滞，气机不畅，故见腹胀满。

本证以脾气虚弱为本，痰湿阻滞、气机不利为标，属虚实挟杂证。其腹满的特点一般是上午轻，下午重，腹满重时不喜温按。治宜健脾燥湿化痰，行气宽中消满，攻补兼施，方用厚朴生姜半夏甘草人参汤。

【原文】

伤寒若吐若下后，心下逆满①，气上冲胸，起则头眩②，脉沉紧，发汗则动经③，身为振振摇④者，茯苓桂枝白术甘草汤主之。(67)

【注解】

① 心下逆满：胃脘部有气上逆而胀满的感觉。

② 起则头眩：病人由卧位坐起或起立时感到头目眩晕。

③ 动经：动，侵害、损伤。动经，损伤经脉之气。

④ 振振摇：振振，动，颤动。振振摇，身体颤动，摇摆不稳的样子。

【释义】

本条论心脾两虚，水气上逆的证治。

太阳伤寒，或者涌吐或者泻下以后，损伤心脾阳气，心阳虚，镇摄无力；脾阳虚，运化失司，皆会导致水饮内生。水饮停于心下，阻遏气机，则心下胀满并有气上逆的感觉；水饮之气上冲心胸，则可见胸闷、气短、心悸。清阳被水气阻遏，不能上养清窍，又有水饮邪气上蒙清窍，故见头晕目眩，而当活动或起立的时候加重。脉沉主病在里，又主水饮为病，正如《金匮要略·辨水气病脉证并治》说："脉得诸沉，当责有水。"紧脉主寒，寒凝则水饮不化，故沉紧脉正是体内有水寒邪气的标志。此为心脾阳虚，水气上逆之证，治用茯苓桂枝白术甘草汤补益心脾，温化水饮。

如果此证再用汗法，则会损伤经脉之气。经脉之气被伤，水气乘机浸渍经脉，于是经脉就不能主持灵活、准确、稳定地肢体运动，而出现身体颤动摇摆不稳定地表现。可见"身为振振摇"是苓桂术甘汤证误汗后的变证，而不是苓桂术甘汤的适应证。

【原文】

太阳病，发汗后，大汗出，胃中干①，烦躁不得眠，欲得饮水者，少少与饮之②，令胃气和则愈。若脉浮，小便不利，微热消渴③者，五苓散主之。(71)

【注解】

① 胃中干：指胃中津液耗伤，阴液不足。

② 少少与饮之：给病人少量多次的慢慢饮水。

③ 消渴：指口渴多饮，但消耗了大量的水，口渴仍然不能缓解的症状，和"消渴"病的概念不同。

【释义】

本条论胃中津伤证与太阳蓄水证的证治及其鉴别。

从"太阳病"至"令胃气和则愈"，叙述了太阳病发汗后，汗出过多，损伤津液，致使胃中津伤而干燥的证治。胃中津伤，阴虚则阳盛，津亏则气燥，阳盛气燥，则心神不宁而烦躁不得眠。津亏于内，必有求于外，故见口渴，欲得饮水。证轻者，可给病人少量多次的饮温热之水，以滋胃润燥，使津液慢慢恢复。待胃气调和，诸证则愈。汗后津伤之余，胃气亦比较虚弱，运化功能低下，所以切忌暴饮冷水，以免导致胃虚水停。当然，如果胃中燥热较严重，用饮水疗法而不能缓解的，可以酌情使用白虎汤、白虎加人参汤、竹叶石膏汤一类，清热生津。本条虽然没有谈到这种治疗方法，但道理是一样的。

从"若脉浮"至"五苓散主之"，叙述了太阳病发汗后，表邪不解，邪气循经入腑，膀胱气化不利，导致太阳蓄水的证治。脉浮，身有微热，为太阳表邪未解。小便不利，为部分邪气循经入腑，导致膀胱气化不利所致。膀胱气化不利，津液不能输布上承，故见渴欲饮水。但因气化不利，饮水后津液仍然不能气化布达，所以口渴不除，因此就形成了"消渴"。本证外有表邪不解，内有膀胱蓄水，故用五苓散化气行水，外疏内利，表里两解。

本条前半段论述汗后津伤，胃中干燥，证见口渴、烦躁不得眠。后半段论述汗后邪气由经入腑，致使膀胱气化不利而成蓄水，证见小便不利、消渴等。两者虽都有"渴"，但病机不同，治法各异，并列论述，以资鉴别。

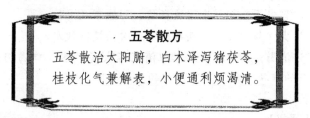

五苓散方

五苓散治太阳腑，白术泽泻猪茯苓，
桂枝化气兼解表，小便通利烦渴清。

【原文】

发汗已，脉浮数，烦渴者，五苓散主之。（72）

【释义】

本条再论太阳蓄水的证治。

脉浮数主邪在表。烦渴为膀胱蓄水，气化失司，津液不能输布上承所致。证属外有表邪，内有蓄水。治用五苓散外疏内利，表里两解。

【原文】

伤寒汗出而渴者，五苓散主之。不渴者，茯苓甘草汤主之。(73)

【释义】

本条论水蓄下焦与水蓄中焦的辨证要点。

"汗出而渴，五苓散主之"，其中"汗出"承72条"发汗已"而来，口渴为膀胱气化不利，水蓄下焦，津液不能输布上承所致。还应见小便不利等证，证属太阳蓄水，故治以五苓散外疏内利，表里两解。

"不渴者，茯苓甘草汤主之"，论述胃阳被伤，水停中焦的特点和治疗方法。水停中焦证，见原文356条"伤寒，厥而心下悸，宜先治水，当服茯苓甘草汤"。其中的心下悸，是由于胃虚水停胃中，水邪凌心所致。临证所见，如果推按病人的上腹部，有时可以听到如囊裹水的振水声；手足厥冷是由于水邪阻遏中阳，使阳气不能外达四末所致。该证属胃虚而水停胃中，因其无关乎下焦的气化，故口不渴而小便自利，也就是小便正常。不仅口不渴，而且病人怕饮水，因为饮水后胃脘会更加胀满不适。治以茯苓甘草汤温胃化饮。

五苓散证与茯苓甘草汤证，一为水蓄下焦，一为水停中焦。在证候方面有口渴与不渴、小便不利与小便自利的区别，二者不可混淆。

茯苓甘草汤方

茯苓甘草用桂姜，温胃化饮此方彰，
胃虚水停心下悸，厥冷因水阻中阳。

【原文】

中风发热，六七日不解而烦，有表里证^①，渴欲饮水，水入则吐者，名曰水逆^②，五苓散主之。(74)

【注解】

① 有表里证：既有太阳表证，又有蓄水里证。

② 水逆：指因蓄水而致渴欲饮水，水入即吐的证候。为蓄水重证的一种表现。

【释义】

本条论太阳蓄水兼见水逆的证治。

太阳中风发热，六七日表邪不解，邪气循经入腑，以致经腑同病，故称"有表里证"。口渴能饮，饮不解渴，则见心烦，即所谓烦渴，是太阳蓄水见证之一。若口渴能饮，水入则吐，吐后仍渴，再饮再吐，则称"水逆"。这是由于水蓄下焦，气化失司，小便不利，下窍不畅，水无出路，进而上犯，遂致胃气也随之上逆，而成水入则吐的水逆证。因此，水逆的同时，必见小便不利。治疗用五苓散外疏内利，表里两解。小便得利，气化则行，水有出路，水逆自止；气化行，津液达，口渴亦解。

【原文】

发汗吐下后，虚烦^①不得眠^②；若剧者，必反复颠倒，心中懊憹^③，栀子豉汤主之。若少气^④者，栀子甘草豉汤主之。若呕者，栀子生姜豉汤主之。(76)

【注解】

① 虚烦：指无形邪热郁于胸膈所致的心烦懊憹，而无痰

饮、水湿、瘀血、食积等有形实邪得阻结。

② 不得眠：眠通瞑，闭目的意思。不得眠，即不得闭目静息。

③ 心中懊（aò，音奥）恼（nǎo，音恼）：心胸烦闷难耐，大有无可奈何之感。

④ 少气：气少力弱，声低息微。

【释义】

本条论汗吐下后余热留扰胸膈的证治。

伤寒表证，经汗、吐、下后，病未痊愈，轻则见心烦，不得闭目静息。重则见心胸烦闷难奈，莫可名状，以致辗转反侧、坐卧不宁。这是由于余邪化热内扰，邪热蕴郁胸膈，郁热扰心所致。名以"虚烦"，是言其心烦乃由无形邪热留扰所致，而无痰饮、水湿、瘀血、食积等有形邪气相结。在《伤寒论》中，凡邪气和有形的病理产物相结者，仲景多用"实"字。而邪气没有和有形的病理产物相结时，则不用"实"字，甚至有时称之为"虚"，此处言"虚烦"，即是例证。因此"虚"字在这里并不是正气虚弱的意思。本条证属热郁胸膈，治用栀子豉汤清宣郁热。

心烦而兼见少气，这是误治伤正，又有胸膈郁热伤气，而导致气虚的缘故，治用栀子甘草豉汤，清宣郁热，兼以益气。心烦而兼见呕吐，这是胸膈郁热下干胃腑，导致胃气上逆的缘故，治用栀子生姜豉汤，清宣郁热，兼以和胃降逆。

【原文】

发汗若下之，而烦热胸中窒①**者，栀子豉汤主之。**(77)

【注解】

① 胸中窒：窒，塞也。胸中窒，指患者感到胸中窒塞

憋闷。

【释义】

本条补充热郁胸膈证可以兼见胸中窒的证治。

"发汗若下之"和 76 条"发汗吐下后"义同。汗下后，余邪内入胸膈而化热，郁热扰心而见心胸烦热。火郁气机，气机不畅，则兼见胸中窒闷不通。治疗仍用栀子豉汤清宣郁热。郁热得除，气机畅达，心胸窒闷的感觉自然缓解。

【原文】

伤寒五六日，大下之后，身热不去，心中结痛①者，未欲解也，栀子豉汤主之。(78)

【注解】

① 心中结痛：指胸骨后方近剑突处结滞疼痛的一种感觉。

【释义】

本条论热郁胸膈而兼见心中结痛的证治。

伤寒五六日，攻下导致表邪内陷。表邪入里化热，郁于胸膈，必见心烦懊憹。热郁胸膈，可以外见身热不去。郁热阻遏气机，气机不畅，进而由气及血，导致血脉不和，于是就出现了心中结痛。胸膈郁热仍为基本病机，故用栀子豉汤清宣郁热。郁热得除，则气机畅达；气机畅达，则血脉流利，心中结痛自除。

【原文】

伤寒下后，心烦腹满，卧起不安者，栀子厚朴汤主之。(79)

【释义】

本条论心烦兼腹满的证治。

伤寒下后，余热留扰胸膈而见心烦。邪热进而下扰，郁遏腹部气机，腹部气机不畅，于是就出现了腹满。上有心烦，下有腹满，因此使人坐卧不安。治用栀子厚朴汤清热除烦，宽中消满。

【原文】

伤寒，医以丸药①大下之，身热不去，微烦者，栀子干姜汤主之。 (80)

【注解】

① 丸药：古代较常用的丸剂成药，具有强烈的致泻作用。有人推测，有巴豆制剂和甘遂制剂两大类。

【释义】

本条论热郁胸膈兼中寒下利的证治。

伤寒误以丸药攻下，致令中阳受损，虚寒内生，便可能出现便溏或下利。原文虽未明言这样的变化，但据"医以丸药大下之"的治疗经过，以及主治方剂中用温中散寒的干姜可以推知。误下不仅导致中寒，亦使表邪内陷化热，郁于胸膈而成虚烦证，故又见身热、微烦等。本证上有郁热而见身热、心烦，下有脾虚而见便溏或下利，实为寒热错杂之证。治用栀子干姜汤，清热除烦、温中暖脾，寒热同调。

【原文】

太阳病发汗，汗出不解，其人仍发热，心下悸，头眩，身瞤动①，振振欲擗地②者，真武汤主之。 (82)

【注解】

①身瞤动：瞤，本义为眼睑跳动。身瞤动，在此指身体筋肉跳动不宁。

②振振欲擗地：振，动也。擗，仆也。振振欲擗地，身体振颤摇动，站立不稳，似是要倒仆于地。

【释义】

本条论阳虚水泛的证治。

太阳病本应汗解，但若汗不得法，便有可能损伤人体正气。如果素体少阴阳虚，汗不得法，则易损伤少阴之阳，故汗虽出而病不解。肾阳被伤，虚阳外浮，患者仍见发热。当然，其发热也可以由于表邪未解所致。究竟属虚阳外浮还是属表邪未解，单从现存的文字上是不能确定的，临床应根据病人的具体情况来确定。肾阳虚衰，无力温化制约水饮，则使水邪内留，进而导致水邪逆流横溢，泛滥周身。水气凌心，则见心下悸；水邪上冒清阳，则见头目眩晕；水邪外浸筋脉肌肉，加之阳虚而筋脉肌肉失温，则见周身筋肉跳动不宁，肢体振颤不稳，似要倒仆于地。证属阳虚水泛，治用真武汤温阳利水。

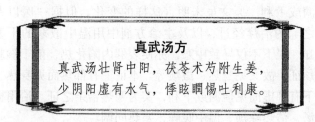

真武汤方

真武汤壮肾中阳，茯苓术芍附生姜，
少阴阳虚有水气，悸眩瞤惕吐利康。

【原文】

太阳病，发热汗出者，此为荣弱卫强，故使汗出，欲救①邪风②者，宜桂枝汤。(95)

【注解】

① 救：禁也，止也。此为解除、驱除的意思。

② 邪风：即风邪。

【释义】

本条论太阳中风的病机及证治。

太阳中风证的基本表现是发热汗出，导致发热汗出的病机是荣弱卫强。所谓卫强，并非指卫气的强盛，而是指风邪袭表，卫气因抗邪而浮盛于外，与邪气相争，出现了病理性的亢奋状态，于是就出现了发热。所谓荣弱，是由于卫阳被伤，卫外失司，风性疏泄，使荣不内守而外泄，导致了自汗出，汗出伤荣，而致"荣弱"。这和12条"阳浮者，热自发；阴弱者，汗自出"的意思是一致的。由于太阳中风证是因风寒外袭，风邪偏胜，营卫失和所致。治疗的原则应当是解除风邪，调和营卫，方选桂枝汤。

本条"发热汗出"为主证，"荣弱卫强"为病机，"欲救邪风"为治则，"宜桂枝汤"为用方，体现了理法方药兼备的特点。

【原文】

伤寒五六日中风，往来寒热①，胸胁苦满②，嘿嘿③不欲饮食，心烦喜呕④，或胸中烦而不呕，或渴，或腹中痛，或胁下痞硬，或心下悸，小便不利，或不渴，身有微热，或咳者，小柴胡汤主之。(96)

【注解】

① 往来寒热：即恶寒与发热交替出现。

② 胸胁苦满：病人以胸胁满闷而感到痛苦。

③ 嘿嘿（mòmò，音默默）：情绪低落，精神抑郁，心中不爽快的样子。

④ 喜呕：多呕，善呕。

【释义】

本条论少阳经腑受邪，枢机不利的证治。

太阳伤寒或中风过了五六日之后，出现了往来寒热，胸胁苦满，嘿嘿不欲饮食，心烦喜呕等，这是邪入少阳，少阳经腑受邪，枢机不利的表现。少阳为一阳、小阳、幼阳、稚阳、嫩阳，如日初出，其阳气不亢不烈，因此其抗邪的能力也远较太阳和阳明为弱。寒伤少阳之经，正邪交争，互有进退，邪胜则恶寒，正胜则发热，故而出现了寒来而热往，热来则寒去，寒热交替发作的表现，这就是往来寒热。足少阳经脉，下胸中，贯膈，络肝属胆，循胸胁，故邪郁少阳，少阳经气不利，则见胸胁苦满。少阳受邪，胆腑气郁，疏泄失司，情志不爽，故而出现了情绪低落，精神抑郁，心中不爽快的感觉。木郁土壅，脾胃纳化呆滞，故见不欲饮食。少阳胆腑内寄相火，感邪则气郁，气郁则化火，足少阳经别过心脏，胆腑郁火循经上扰心神，则见心烦。少阳不和，胆热犯胃，胃气上逆，则见多呕。以上皆少阳经腑受邪，枢机不利的表现。

少阳受邪，枢机不利，其病常可涉及表里内外，上下三焦。所以少阳病每多或见之证。若邪郁胸胁，上扰心神，未犯胃腑，则见胸中烦而不呕；邪热伤津较重，则见口渴；少阳气郁，横逆犯脾，脾络不和，则见腹中痛；少阳经脉气机结滞较重者，则见胁下痞硬；少阳三焦不利，水道不调，则小便不利；进而水饮内生，水气凌心，则见心下悸；水饮犯肺，肺寒气逆，则见咳；太阳表邪未罢，则不渴，身有微热。以上诸多或见证，提示邪入少阳之后，枢机不利，容易导致在里之阳明、太阴之气失和，在表之太阳之气不利，以及三焦不畅、心胆不宁等证。

　　其病机总由少阳经腑受邪，枢机不利而致，故以和解法为治，"和解"即和枢机，解郁结的意思。枢机运转，气机畅达，诸证则愈，方用小柴胡汤。

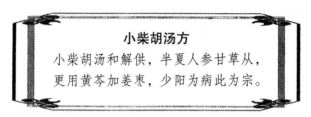

小柴胡汤方

小柴胡汤和解供，半夏人参甘草从，
更用黄芩加姜枣，少阳为病此为宗。

【原文】

　　血弱气尽，腠理开，邪气因入，与正气相搏，结于胁下，正邪分争，往来寒热，休作有时，嘿嘿不欲饮食。脏府相连，其痛必下，邪高痛下，故使呕也。小柴胡汤主之。服柴胡汤已，渴者，属阳明，以法治之。（97）

【释义】

　　本条论少阳病的成因、证候、病机与少阳转属阳明的证治。

　　"血弱气尽，腠理开"是言平素气血虚弱，肌腠疏松，致使邪气乘虚直接侵犯少阳经腑，与正气相搏于胁下，发为少阳病。正所谓"邪之所凑，其气必虚"，可见体质的强弱，是少阳受邪乃至其他任何一经受邪与否的内在因素。邪入少阳，正邪交争，互有进退，邪胜则寒，正胜则热，故见往来寒热，休作有时。少阳胆气被郁，疏泄失司，情志不爽，则见情绪低落，精神抑郁，心中不快。木郁土壅，脾胃纳化呆滞，则见不欲饮食。少阳受邪，必然累及相关的脏腑，"脏腑相连"，即肝胆相连，脾胃相连。肝胆属木，脾胃属土，木可克土，故木为高，土为下。肝胆木邪，多易犯中土脾胃，此即"其痛必下，邪高痛下"。肝木易乘脾土，则为腹痛；胆热易犯胃土，胃气上逆，则为呕逆，因此"喜呕"便成了少阳病的特征之一。病由邪入少阳所致，法宜和解，治以小柴胡汤。

服小柴胡汤后，若少阳之邪得解，胆腑清利，三焦调畅，则不应见口渴。如果反见口渴，则是病传阳明的征兆，所以说"渴者属阳明"。病入阳明，则当按照治疗阳明病的方法去治疗。

【原文】

伤寒四五日，身热恶风，颈项强，胁下满，手足温而渴者，小柴胡汤主之。（99）

【释义】

本条论三阳同病，治从少阳的方法。

伤寒四五日，身热恶风，为太阳表邪未罢；手足温而渴，是阳明里热渐炽；胁下满，为少阳受邪，经气不利。足太阳之脉循头下项行身之后，足阳明之脉从口旁下人迎行身之前，足少阳之脉从耳下缺盆行身之侧，可见项为太阳经所过的部位，颈为少阳经和阳明经所过的部位。因此颈项强，则为三阳经脉受邪，经气不利的表现。本条虽三阳证同见，但太阳之邪已微，阳明里热未盛，加之少阳有汗吐下三禁，故治从少阳，以小柴胡汤为主治方。使枢机得运，上下宣通，内外畅达，则三阳之邪均可解除。

【原文】

伤寒，阳脉涩，阴脉弦，法当①腹中急痛②，先与小建中汤；不差者，小柴胡汤主之。（100）

【注解】

① 法当：法，犹理也。法当，按理应当。

② 腹中急痛：腹中拘急疼痛。

【释义】

本条论少阳兼脾虚气血不足的证治。

阳脉和阴脉，指浮取和沉取而言。浮取脉涩，提示脾虚，气血不足，脉气不充；沉取脉弦，提示少阳有邪，枢机不利，气机被郁。气血不足，腹部筋脉失养，加之土虚木旺，木来乘土，理应当出现腹中拘急疼痛。证属少阳兼里虚，本着"虚人伤寒建其中"的原则，先与小建中汤，温中补虚，调和气血，缓急止痛，补土御木。待腹痛缓解，而脉弦不解，少阳之邪未除者，再以小柴胡汤和解少阳，泄木邪而保中土。

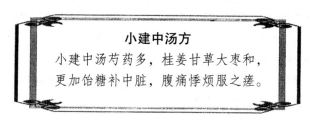

小建中汤方

小建中汤芍药多，桂姜甘草大枣和，
更加饴糖补中脏，腹痛悸烦服之瘥。

【原文】

伤寒中风，有柴胡证，但见一证便是，不必悉具。凡柴胡汤病证而下之，若柴胡证不罢者，复与柴胡汤，必蒸蒸而振①，却②复发热汗出而解。（101）

【注解】

① 蒸蒸而振：蒸蒸，兴盛的样子。振，动也，战也。蒸蒸而振：形容寒战剧烈的样子。《伤寒论》中的"蒸蒸发热"是形容里热炽盛的样子。事业"蒸蒸日上"，是形容事业兴旺

发达的样子。不可将"蒸蒸"一概解释为如炊笼之热气蒸腾。

②却：再，又。

【释义】

本条论使用小柴胡汤的审证要领和战汗作解的表现。

无论伤寒或中风，只要有小柴胡汤证存在，就可以使用小柴胡汤来治疗，通过和枢机、解郁结、畅三焦的途径，来达到疏解太阳表邪的效果。但是小柴胡汤证见症颇多，表现复杂，如往来寒热，胸胁苦满，默默不欲饮食，心烦喜呕，口苦，咽干，目眩，脉弦细，脉沉紧等皆是。"但见一证便是，不必悉具"，提示只要见到其中的一两个症状，而这一两个症状能够揭示邪入少阳经腑，枢机不利的病机，就可以使用小柴胡汤来治疗，不必等待所有的少阳症状全部出现。"但见一证"和"不必悉具"，当重在"不必悉具"四字。《伤寒论》论中有"呕而发热者"，"胸满胁痛者"，"胸胁满不去者"，"续得寒热发作有时者"，均选用小柴胡汤，便是例证。

凡柴胡汤病证，皆应以和解为法，禁用攻下。因少阳为小阳、幼阳，用下法并不能驱除少阳的邪气，而只能耗伤少阳的正气，从而易生他变。若下后柴胡证仍在者，是其人正气尚旺，未因误下而致病邪内陷发生他变。邪气仍在少阳，故仍可用小柴胡汤治疗。但毕竟有过误下的经历，其人正气受挫，服药之后，正邪交争，就有可能出现"战汗"作解。战汗作解的表现是，药后先出现"蒸蒸而振"，即剧烈的寒战，随后再出现发热，而随发热之后，则汗出病解。寒战——发热－－汗出，是战汗作解的三个阶段。寒战是邪与正争，阳气一时被抑而不能发挥温煦作用的表现；发热是正与邪争，阳气已能发挥抗邪作用而出现了亢奋的特征；汗出则是正胜邪却的标志，汗出之后，便会热退身凉，脉静病愈。如果只战不热，是正虚无力抗邪；如果热而不汗，是正可抗邪，但无力胜邪，这都需要继续用药物治疗。

【原文】

伤寒二三日，心中悸而烦者，小建中汤主之。（102）

【释义】

本条论气血不足，心失所养的证治。

伤寒二三日，未经误治，何以出现心中悸而烦？这是由于病人素体气血两虚，但在平常情况下，并没有明显症状。一旦患外感病后，正气抗邪于表而不能顾护于里，则在里的气血就更加虚衰。气血不足，心失所养，则心中悸动不宁；气血不足，神失所养，则心中烦乱不安。这里所说的心烦，是恍惚心乱，注意力不能集中的一种表现，和邪热扰心的心烦、烦躁，有所不同。证属气血不足，虚人外感，遵循"虚人伤寒建其中"的原则，用小建中汤温补气血，益心养神。

第100条证见"腹中急痛"，本条证见"心中悸而烦"，主证完全不同，为什么可以同用小建中汤？这是因为其气血两虚的病机是一致的，这也是异病同治原则的体现。

【原文】

太阳病，过经①**十余日，反二三下之，后四五日，柴胡证仍在者，先与小柴胡汤。呕不止，心下急**②**，郁郁微烦者，为未解也，与大柴胡汤下之则愈。**（103）

【注解】

① 过经：此指邪气已经离开太阳经。

② 心下急：心下拘急疼痛

【释义】

本条论少阳胆腑热实证的证治。

邪气离开太阳，太阳表证已罢，谓之过经。从"柴胡证仍在"可知，邪气离开太阳而入少阳。邪入少阳，当以和解为治，汗吐下诸法皆属禁忌，今反用了两三次下法，显然属于误治。所幸病者正气尚旺，少阳病证没有因误下而发生严重变化，误下后数日，柴胡证仍在，有是证，则用是方，所以仍然可以与小柴胡汤和解少阳。

服小柴胡汤后，或者正胜邪却，病证痊愈；或者出现了战汗，继而病愈；或者如本条所述，病情发生了新的变化。其证见"呕不止"，应是少阳病原有"喜呕"一证的加重；见"心下急"，应为少阳病原来"胸胁苦满"、"心下支结"之证的发展，可见其病变部位并没有发生移位，只是病情进一步加重了。由此而探求其病机，应当是由于少阳胆热伤津，津伤化燥，因燥成实，邪热和胆腑精汁相结，而形成胆腑实热结滞所致。胆腑实热迫胃，胃气上逆，则见呕不止；胆腑实热结滞，使中焦气滞血结，故见心下拘急疼痛，难以忍耐。而胆热和胆腑精汁相结，其热已经内收、内敛、内郁，因此由少阳病原来的心烦就变成了"郁郁微烦"，"郁郁"与"默默"病机相同，是少阳气机郁遏，失于疏泄之象，只是热遏于内，外现反微，故成"郁郁微烦"。

注家多将此证解释为少阳不和兼阳明里实，其实阳明里实证的实证表现，病位在腹部，有腹满、腹胀满、腹大满不通、绕脐痛、腹满痛等，并未见有心下拘急疼痛的描述。何况还有"阳明病，心下硬满者，不可攻之，攻之利遂不止者死"的禁忌，更证实"心下"非阳明病的病位。阳明腑实证也没有"呕吐"的表现，不仅没有呕吐，还有"伤寒呕多，虽有阳明证，不可攻之"的警示。因此本条所述证候，当属少阳胆腑的热实证，和当代临床所见的急性胆囊炎、胆道结石症的急性发作、急性胰腺炎，以至一些胆道蛔虫症等的临床表现相类似，这些病证一般是不能诊断为阳明腑实证的。

用大柴胡汤治疗，旨在和解少阳枢机，清泻胆腑实热。

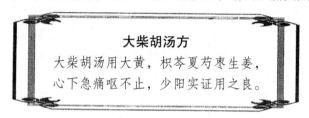

大柴胡汤方

大柴胡汤用大黄，枳芩夏芍枣生姜，
心下急痛呕不止，少阳实证用之良。

【原文】

伤寒十三日不解，胸胁满而呕，日晡所发潮热[①]，已而微利。此本柴胡证[②]，下之以不得利，今反利者，知医以丸药下之，此非其治也。潮热者实也，先宜服小柴胡汤以解外，后以柴胡加芒消汤主之。（104）

【注解】

① 日晡所发潮热：日晡，申时的别称，为下午 3～5 时。所，不定指代词，有前后、左右的意思。日晡所发潮热，是指在下午 3~5 时前后左右发热，或发热加重，犹如江河湖海的涨潮退潮，发有定时。

② 柴胡证：此指大柴胡汤的适应证。

【释义】

本条论大柴胡汤的另一适应证——少阳不和兼阳明里实，及其误治后的处理方法。

伤寒十三日不解，病程可谓长久，胸胁满为少阳经有邪，少阳经气不利；呕为少阳腑有热，胆热犯胃，胃气上逆。这正是少阳经腑受邪，枢机不利的表现。日晡所发潮热，则是阳明腑实证的典型特征。阳明腑实证是阳明之热伤津化燥，燥热和阳明糟粕相结的病证，在阳明腑实证的后期，热邪和糟粕相结，致使热邪内收、内敛、内遏，在通常时间发热不容易表现出来。而阳明之气旺于日晡前后，此时正邪斗争激烈，发热则可以表现出来，于是就出现了典型的"日晡所发潮热"的特征。如果再加上下文的"不得利"，即没有大便，这就是少阳不和兼阳明腑实的典型表现，这也就是大柴胡汤的另一个适应证。因大柴胡汤是小柴胡汤和半个承气汤的合方加减，自然有和解少阳，通泻阳明的作用，所以治疗少阳不和兼阳明里实是适宜的。

但本条所述，他医并没有用大柴胡汤治疗，而误用了其他泻下的丸药，致使大便虽通而见微利，但在里的燥热未能得以清除，因而潮热不退。所以仲景说"此非其治也"。潮热是典型的阳明腑实证的表现，可见此证既有少阳不和，又有阳明实热。本着"实人伤寒发其汗"，也就是里实证兼见表证的时候，应当先解表后攻里的原则，先用小柴胡汤以解外。因为少阳和阳明相比较，少阳毕竟为外。后以柴胡加芒硝汤，在和解少阳的基础上，兼以清泻阳明燥热。

此证大便已通而燥热未去，故用芒硝而不用大黄，方中芒硝在甘草、大枣等甘缓药物的协同作用下，重在泻热润燥，以除潮热，而不在于通便。

【原文】

太阳病不解，热结膀胱，其人如狂①**，血自下，下者愈。其外不解者，尚未可攻，当先解其外。外解已，但少腹急结**②**者，乃可攻之，宜桃核承气汤。**（106）

【注解】

① 如狂：精神症状之一，指患者的视听言动时慧时昧，但尚有别于打人毁物、骂詈不避亲疏之"发狂"。

② 少腹急结：少腹部拘急结滞，急迫不适。

【释义】

本条论太阳蓄血，血热互结，热重瘀初成的证治。

太阳表邪不解，邪气循经入腑化热，与血结于膀胱，于是就形成了太阳蓄血证。由于足太阳经别散布于心，当血热互结于膀胱时，血分浊热循经上扰心神，使心主神志的功能失常，就可能出现"其人如狂"的精神症状。瘀热结于下焦膀胱，局部气血凝滞，故见少腹拘急结滞，急迫不适。这也提示，本证属邪热与血初结，热重而瘀轻。热邪重，火性急，故自觉症状重，而见少腹急迫不适；有形瘀血尚未完全形成，故未见少腹硬满，以致还有"血自下，下者愈"的机转。也就是说，在此证形成的过程中，或适逢月经来潮，或适逢痔疮出血，或适逢膀胱病变而有尿血，尚有可能热随血泄，太阳蓄血证的病程由此而被截断，其病自愈。但这样的机遇毕竟太少，不能自愈者，则用桃核承气汤泻热为主，兼以化瘀。不过应当注意的是，本证原是由表证发展而来的，如果"其外不解"，当根据"实人伤寒发其汗"的原则，先发汗解表，待表证解除以后，才可以用桃核承气汤泻热化瘀攻里。

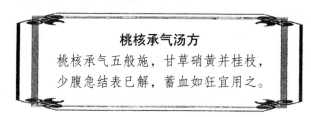

桃核承气汤方

桃核承气五般施，甘草硝黄并桂枝，
少腹急结表已解，蓄血如狂宜用之。

【原文】

伤寒八九日，下之，胸满烦惊，小便不利，谵语，一身尽重，不可转侧者，柴胡加龙骨牡蛎汤主之。(107)

【释义】

本条论少阳病兼三焦失畅、阳明有热、心胆不宁的证治。

伤寒八九日，误用下法，致使正气受损，邪气弥漫。胸满为邪入少阳经脉，经气不利的表现；心烦是热郁胆腑，胆热扰心的特征；惊恐不宁是误下伤心胆之气，心胆不宁所致；小便不利是三焦受邪，水道失调的表现；谵语为阳明有热，心神被扰的标志；邪气弥漫，三阳经气不利，则一身尽重，不可转侧。综上可知，本证乃表证误下，邪气内陷，少阳经腑失和，三焦不畅，阳明有热，心胆不宁，邪气弥漫，虚实互见之证。故治用柴胡加龙骨牡蛎汤和少阳，畅三焦，清阳明，镇心胆。

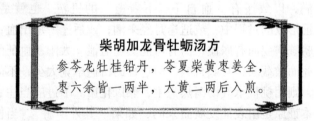

柴胡加龙骨牡蛎汤方

参芩龙牡桂铅丹，芩夏柴黄枣姜全，

枣六余皆一两半，大黄二两后入煎。

【原文】

伤寒脉浮，医以火迫劫之[①]，亡阳[②]，必惊狂[③]，卧起不安者，桂枝去芍药加蜀漆牡蛎龙骨救逆汤主之。(112)

【注解】

① 以火迫劫之：用火疗的方法如火针、火熏、火熨、火灸等强迫发汗。

② 亡阳：亡，伤也，失也。亡阳，即伤阳，阳气损伤，这里是指心阳的损伤。和后世所说的"亡阳"虚脱证有所不同。

③ 惊狂：精神惊恐不宁，狂躁不安。

【释义】

本条论心阳虚，痰浊扰神，而见惊狂的证治。

伤寒脉浮，主邪在表，应以汗解。如误用火疗强迫取汗，遂致汗出过多，阳随汗泄，心阳受损。《黄帝内经》说"阳气者，精则养神，柔则养筋"，今心阳受损，心神失养，遂至心神浮越，不能潜敛。况且阳虚之后，阴必乘之，温化不足，又易导致痰浊内生，而痰浊邪气，最易上扰神窍。如此则成心神浮越，痰浊扰心的复杂病机。于是导致惊狂不宁，卧起不安的证候则在所不免。用桂枝去芍药加蜀漆牡蛎龙骨救逆汤，温补心阳，化痰宁心，潜镇安神，正是对的的治疗方法。

【原文】

烧针①令其汗，针处被寒②，核起而赤者，必发奔豚，气从少腹上冲心者，灸其核上各一壮，与桂枝加桂汤，更加桂二两也。（117）

【注解】

① 烧针：即火针，将针烧令通赤，刺入一定穴位，常用于沉寒痼冷的疼痛性疾病。

② 针处被寒：寒，泛指邪气。针处被寒，指针处被邪毒所感染。

【释义】

本条论误用火针发汗后，导致针处被邪毒感染和引发奔豚的处理方法。

用火针强令病人出汗，结果导致了两个并发证的出现。其一是，针处被邪毒所感染，出现了"核起而赤"，也就是局部的红肿，其疼痛也自在言外。处理的方法是，"灸其核上各一壮"。这一方面说明，火针并非一处，处处皆被感染；另一方面说明，仅灸一壮，是最轻的灸法，旨在达到热敷的效果，以促进红肿的吸收和消散。其二是，误用火针取汗，心阳被伤，致使下焦寒气乘虚上冲，从而引发奔豚，证见"气从少腹上冲心"，治用桂枝加桂汤温补心阳，降逆平冲。

【原文】

火逆①，下之，因烧针烦躁者，桂枝甘草龙骨牡蛎汤主之。(118)

【注解】

① 火逆：逆，错也，误也，此指误治。火逆，即误用火疗。

【释义】

本条论误治后导致心阳虚烦躁的证治。

用火疗的方法治疗那些不宜用火疗的病证，便是火逆。本条误用火疗、攻下、烧针，一误再误，致使心阳受损。心阳虚弱，能量不充，神失所养，以致心神浮越，病人因此感到心神恍惚，注意力不易集中而烦躁不安。治用桂枝甘草龙骨牡蛎汤温补心阳，潜镇安神。

【原文】

太阳病六七日，表证仍在，脉微而沉，反不结胸①，其人发狂者，以热在下焦，少腹当硬满，小便自利者，下血乃愈。

所以然者，以太阳随经，瘀热在里故也。抵当汤主之。（124）

【注解】

① 结胸：病证名，为邪气和痰水结于胸膈脘腹的病证，以胸膈脘腹硬满疼痛为主要表现。

【释义】

本条论太阳蓄血，血热瘀结，瘀重热敛的证治。

"太阳病六七日，表证仍在"，应是病史的记述，但从"脉微而沉"，则提示表邪已经入里。表邪入里可以形成多种病证，"反不结胸"是没有形成邪气和痰水相结的结胸证。从"其人发狂"这一神志异常的表现，可知太阳之邪已经随经入腑，深入下焦，与血相结，形成了太阳蓄血证。下焦瘀热循足太阳经别上扰心神，神识昏乱，则致"发狂"。瘀热结于膀胱，故见"少腹硬满"。硬为坚硬，医者触按可知，为有形瘀结的表现；满为胀满，是患者的自觉症状，较少腹急结之证有所和缓。由此提示，本证血热瘀结，瘀血已经成形而病势较重，热邪已经收敛而热势已缓。瘀热结滞于里，脉气必然不畅，这就是出现"脉微而沉"的原因所在。病在膀胱血分而不在气分，无关于气化，故"小便自利"，即小便尚属正常。本证属太阳蓄血，瘀成形而势重，热已敛而势缓，所以在治疗上重在破血逐瘀，而不是以泻热为主，方用抵当汤"下血乃愈"。

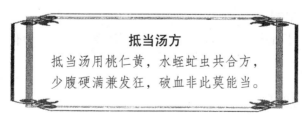

抵当汤方

抵当汤用桃仁黄，水蛭虻虫共合方，
少腹硬满兼发狂，破血非此莫能当。

【原文】

太阳病，身黄，脉沉结，少腹硬，小便不利者，为无血①也；小便自利，其人如狂者，血证谛②也，抵当汤主之。(125)

【注解】

①无血：指无蓄血证。

②谛（dì，音帝）：证据确凿的意思。

【释义】

本条补述抵挡汤适应证的临床表现及其和蓄水证的鉴别。

太阳病，此指太阳腑证而言。脉沉结，沉主病在里；结即缓中有止，主气机不利，此脉既可由于太阳蓄水，水邪结滞所致，也可由于太阳蓄血，瘀热结滞而成。身黄，即全身发黄，可由水邪内结，阻遏气机，影响肝胆疏泄而致；也可由瘀热互结，阻遏气机，影响肝胆疏泄而致。少腹硬，既可因水结所致，又可因血结而致。两证的鉴别要点是，伴小便不利的，则是气化失司，属于蓄水而不属蓄血。见小便自利，即小便正常，说明膀胱气化机能尚正常，如果又伴见其人如狂的，则提示有瘀热上扰心神的表现，这就是诊断太阳蓄血的确切证据。既为太阳蓄血，治疗就可以用抵当汤破血逐瘀。

【原文】

伤寒有热，少腹满，应小便不利；今反利者，为有血也，当下之，不可余药①，宜抵当丸。(126)

【注解】

① 不可余药：不可服用其他药剂。从方后所注明的服用

方法来看，亦可解释为连汤带丸药渣一并服下，不可剩余药渣。

【释义】

本条论太阳蓄血，血热互结，瘀缓热微的证治。

伤寒病，有热象并伴见少腹胀满，若为蓄水，应见小便不利；今小便反利，则知气化正常，并非蓄水，而为蓄血。因本证仅见"少腹满"，未见少腹硬或少腹急结，也未见如狂或发狂，说明热微瘀缓。论热势不如桃核承气汤证急，论瘀势不如抵当汤证重，所以取抵当丸化瘀缓消。

【原文】

太阳病，小便利者，以饮水多，必心下悸。小便少者，必苦里急①也。（127）

【注解】

① 苦里急：因少腹胀满拘急窘迫不舒而感到痛苦。

【释义】

本条论中焦停水与下焦蓄水的成因及鉴别要点。

在患太阳表证期间，由于正气抗邪于表，里气就会相对不足，人体的运化和气化功能也就会相对低下。此时如果患者饮水过多，不及运化或气化，就有可能发生停水之证。如果中焦运化机能较低下，饮水过多，则每易导致中焦停水。水气进而凌心，就可以见到心下悸动不安；中焦停水，没有影响到膀胱的气化机能时，应当小便自利，也就是小便正常；膀胱气化无障碍，输布津液的机能正常，所以口不渴。证属胃虚水停中焦，治用茯苓甘草汤温胃化饮。如果患太阳表证期间，在膀胱气化功能低下的情况下，饮水过多，不及气化，膀胱被水饮所遏，必致下焦蓄水。水蓄下焦，壅遏气机，则可见少腹"苦里急"，水蓄下焦，膀胱气化不利，应伴见小便不利和口渴。治用五苓散外疏内利，表里两解。

本条和73条皆论水停中焦与水蓄下焦的鉴别要点。如果再和356条相联系，二者的鉴别可归纳为以下三个方面：其一，口渴与否。渴者，属下焦膀胱蓄水；不渴者，为中焦胃虚水停。其二，小便利与不利。小便利者，属水停中焦；小便不利，小便量少者，为水蓄下焦。其三，病变部位。证在心下，见心下悸者，为水停中焦；证在少腹，见少腹苦里急者，为水蓄下焦。

关于太阳蓄水证的成因有二，前述为太阳表邪随经入腑，致使膀胱气化不利，而致水蓄下焦；本条所述，是患太阳表证期间，正气抗邪于表，膀胱气化机能低下，饮水过多，膀胱气化不及，水液阻遏膀胱气化，而导致了水蓄下焦。

辨太阳病脉证并治下

【原文】

结胸者，项亦强，如柔痉①状。下之则和，宜大陷胸丸。(131)

【注解】

① 柔痉：痉，当作痉。伴有汗出的痉病，《金匮要略》称柔痉。痉病的主要表现为颈项强直，角弓反张，口禁不开，四肢抽搐等。

【释义】

本条论大结胸病位偏上的证治。

本条首言结胸，又见"项亦强，如柔痉状"，可知证属水热互结，而且病位偏上。水热互结，津液不布，致使项部经脉气血失和，肌肉筋脉失濡，则见项背拘急不柔和；里热逼迫津液外越，则见汗出，因而与柔痉相似。胸为气海，水热互结胸膈，阻遏气血，还应有胸痛、短气等证，治疗当用泻热逐水开结的方法。但因水热结于胸膈，病位偏上，如果使用峻下逐水方剂，则会直下肠胃，很难消除胸膈有形之邪。因此用大陷胸丸峻药缓攻，使在胸膈之中的水热邪气缓缓的排出体外。待水热得除，津液通达，水精四布，气血和调，筋脉得到濡养，项部自会柔和，故曰"下之则和"。

大陷胸丸方

大陷胸丸法最超，葶苈甘遂调杏硝，
项强如痉配大黄，白蜜两合能缓消。

【原文】

伤寒六七日，结胸热实，脉沉而紧，心下痛，按之石硬者，大陷胸汤主之。（135）

【释义】

本条论大结胸病位偏中的证治。

外感病六七日，邪气入里化热，热与水结，于是便形成了结胸病的热实证。"脉沉而紧，心下痛，按之石硬"，被后世称为大结胸三证。脉沉主病在里，又主水病；脉紧主邪气实，又主疼痛。水热互结于心下，致使气血阻结不通，故见"心下痛，按之石硬"。所谓"石硬"，即肌肉拘急紧张，按之坚硬如石，疼痛拒按，从临床角度看，压痛、反跳痛、肌紧张等皆应存在。此证属于水热互结，病位居中的大结胸病，治用大陷胸汤泻热逐水破结。

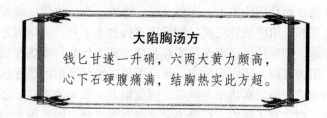

大陷胸汤方

钱匕甘遂一升硝，六两大黄力颇高，

心下石硬腹痛满，结胸热实此方超。

【原文】

伤寒十余日，热结在里，复往来寒热者，与大柴胡汤。但结胸无大热者，此为水结在胸胁也，但头微汗出^①者，大陷胸汤主之。(136)

【注解】

① 但头微汗出：只是头部微汗出，而身上无汗。

【释义】

本条论大陷胸汤证和大柴胡汤证的鉴别。

外感病十余日，邪气入里化热，证见"热结在里"，是言热结在阳明。邪既结于阳明，不大便，腹胀满，绕脐痛，谵语、心烦等证，则在不言之中；"往来寒热"为邪在少阳，是正邪交争，互有进退的表现。既为阳明和少阳同病，故与大柴胡汤，和解少阳，清泄阳明。

如果只是结胸证，则不会出现往来寒热等大热的表现，但并不排除有身热。结胸为热邪和水邪结于胸膈脘腹的病证，热欲外越而为汗，因受水邪的牵制而不得外越，故身无汗。但由于头为诸阳之会，阳热上蒸，常常可以见到头部微微汗出。治用大陷胸汤泻热逐水破结。

大柴胡汤证和大陷胸汤证都有胸膈脘腹疼痛的临床表现，因此要进行鉴别比较。本条提示的鉴别要点是，大柴胡汤证有往来寒热的表现，大陷胸汤证无往来寒热的特征。

【原文】

太阳病，重发汗，而复下之，不大便五六日，舌上燥而渴，日晡所小有潮热，从心下至少腹硬满而痛不可近者，大陷胸汤主之。（137）

【释义】

本条论大结胸病位偏下又兼阳明腑实证的证治。

太阳病重复发汗，又用下法，一误再误，则表邪内陷化热，津液大伤，胃中干燥，于是出现了五、六日不大便，舌上燥而渴，日晡所小有潮热的表现，这都是热盛伤津，津伤化燥，因燥成实，热邪和阳明糟粕相结的阳明腑实证的特征。但从小有潮热看，阳明腑实证的病情并不严重。"从心下至少腹硬满而痛不可近"，为大结胸病位偏下的表现，从心下及于少腹，病变范围甚广。水热互结，气血壅遏，导致满腹疼痛拒按不可近，压痛，反跳痛，肌紧张，按之石硬等证皆应当具备。可见本条为大结胸和阳明腑实并见，而且结胸证尤为急重。因此用大陷胸汤泻热逐水破结，在水热邪气由肠道排出的过程中，阳明实热之邪也可得以通泻。

本条虽然论述的是阳明腑实和大结胸并见的证治，实际上也提示了大结胸证应当和阳明腑实证相鉴别。大结胸证属水热互结于胸腹腔，以腹满疼痛拒按，按之石硬为特征；阳明腑实证是燥热互结于阳明胃肠，虽有腹满腹痛，也可以疼痛拒按，脐周压痛，但没有腹肌紧张按之石硬的特点。

【原文】

小结胸病，正在心下，按之则痛，脉浮滑者，小陷胸汤主之。（138）

【释义】

本条论小结胸病的证治。

小结胸为痰热互结于心下的病证，病变部位局限，正在心下。病势和缓，按之则痛，不按则无显著疼痛。脉浮主热，脉滑主痰，这既是小结胸病的特征性脉象，也提示其病机为痰热互结。由于病位局限而病势较轻，故称"小结胸"。治用小陷胸汤清热化痰开结。

小陷胸汤方

按之则痛病犹轻，痰热互结心下成，
夏取半升连一两，栝楼整个要先烹。

【原文】

伤寒六七日，发热微恶寒，支节烦疼^①，微呕，心下支结^②，外证未去者，柴胡桂枝汤主之。（146）

【注解】

① 支节烦疼：支，同肢。烦，犹剧也。支节烦疼，四肢关节剧烈疼痛。

② 心下支结：支，支撑。结，凝结，结聚。心下支结，自觉胃脘部有支撑胀满凝结不通的感觉。

【释义】

本条论太阳少阳同病又兼肢节剧烈疼痛的证治。

发热微恶寒为太阳表证，恶寒曰微，知发热亦微，则太阳表证已轻。微呕与喜呕病机相同，是少阳胆热犯胃，胃气上逆

所致，其呕言微，可见少阳胆热也轻。心下也为少阳经脉及其
分支所过的部位，心下支结，即胸胁苦满之轻者，为少阳经脉
受邪，经气不利所致，可见少阳经邪亦浅。由此可见，太、少
之证俱轻。支节烦疼，即四肢关节剧烈疼痛，这显然不是少阳
病的特征，也不应当是太阳病的表现。如是太阳病，已经出现
四肢关节剧烈疼痛的时候，一定会有头痛，身痛，腰痛等证，
但本条仅仅是发热微恶寒而已。在太阴病篇第274条有"太阴
中风，四肢烦疼，阳微阴涩而长者，为欲愈"。可见仲景把
"四肢烦痛"称作太阴中风。这是因为274条所述之证，无头
项强痛，不能将其归属于太阳病；无额头疼痛，不能将其归属
于阳明病；无偏头痛，也不能将其归属于少阳病。而脾主四
肢，四肢被风寒邪气所伤而见肌肉关节的剧烈疼痛，自然就可
以将其归属于太阴病了，并称其为太阴中风。太阴中风，脉由
浮而转微，提示邪气退；脉由沉涩而转长，提示正气复，正复
邪退，故为欲愈。如果不能自愈当如何处理？这就是第276条
所说的"太阴病，脉浮者，可发汗，宜桂枝汤"。这里的太阴
病，就是承接274条的太阴中风而来。可见太阴中风，四肢烦
痛，脉浮者，当用桂枝汤治疗，这又扩大了桂枝汤的使用
范围。

　　本条所述证候，既有太阳表证，又有少阳不和，而且太少
之证俱轻，原本可以遵照"伤寒中风，有柴胡证，但见一证
便是，不必悉俱"的原则，选用小柴胡汤治疗，但毕竟还有
太阴所主的四肢末稍被风寒邪气所伤而见的四肢剧烈疼痛，这
是单用小柴胡汤不能解决的问题。故取小柴胡汤和桂枝汤合
方，减半而投，以达到太阳少阳两解，疏络祛风定痛的效果，
这就是柴胡桂枝汤。

【原文】
伤寒五六日，已发汗而复下之，胸胁满微结，小便不利，

渴而不呕，但头汗出，往来寒热，心烦者，此为未解也，柴胡桂枝干姜汤主之。(147)

【释义】

本条论少阳病兼三焦失畅，脾寒津伤的证治

伤寒五六日，汗不得法，又用下法，汗下两伤，致使病情发生了变化。证见往来寒热、胸胁满微结，是少阳经受邪，正邪相争，经气不利的表现；心烦是少阳腑受邪，胆腑郁热扰心的表现；口渴是汗下津伤，津亏失润的特征；小便不利为三焦失畅，气化不利所致；不呕提示胆热尚未犯胃；但头汗出而身无汗，则为热郁三焦，热不得外越，上蒸于头部所致。方中用了甘草干姜汤温脾阳，以方测证，还当有脾阳虚便溏的表现。诸证合参，本条所述为少阳不和，三焦失畅，津液不足，脾阳被伤之证，病机复杂，治用柴胡桂枝干姜汤，和解少阳，畅达三焦，温脾生津。

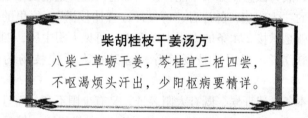

柴胡桂枝干姜汤方

八柴二草蛎干姜，芩桂宜三栝四尝，

不呕渴烦头汗出，少阳枢病要精详。

【原文】

伤寒五六日，呕而发热者，柴胡汤①证具，而以他药下之，柴胡证仍在者，复与柴胡汤。此虽已下之，不为逆，必蒸蒸而振，却发热汗出而解。若心下满而硬痛者，此为结胸也，大陷胸汤主之；但满而不痛者，此为痞②，柴胡不中③与之，宜半夏泻心汤。(149)

【注解】

①柴胡汤：此指小柴胡汤。

②痞：堵塞胀满不通的意思。《伤寒论》将自觉心下堵塞胀满不通的症状称作"心下痞"或"心下痞硬"，后世医学家将以心下痞为主证的病证称作心下痞证。

③不中：犹言不可、不宜。

【释义】

本条论小柴胡汤证误下后的三种不同转归。

伤寒五、六日，证见"呕而发热"，是邪传少阳的表现。胆热犯胃，胃气上逆，故见呕吐；热郁胆腑，胆热外发，则见发热，这就具备了柴胡汤证的特征，故曰"柴胡汤证具"。可见少阳病的热型有二，当寒邪在经时，正邪交争，互有进退，则见往来寒热；当热郁胆腑时，因邪气已经化热，又可见持续发热。对于小柴胡汤证，理当用小柴胡汤和解少阳，但医者反以他药下之，此为误治。误下之后，可能出现三种不同的情况：

一是误下后，病人正气虽受挫伤，但病证尚未变化，小柴胡汤证仍在，治疗仍当用小柴胡汤和解少阳。不过服药后，有可能出现"蒸蒸而振，却发热汗出而解"的战汗作解。二是误下后，邪气入里化热，热邪与有形痰水结于胸膈，出现了心下满而硬痛，按之石硬的大结胸，治疗当用大陷胸汤泻热逐水破结。三是误下后，脾胃之气受损，中焦斡旋失司，枢机不利，气机痞塞，出现了心下只是胀满而不痛的心下痞证。如果进而导致升降紊乱，寒热错杂，还可以见到呕吐，肠鸣，便溏或下利等证。心下痞证的病变部位在半上半下的中焦，而不是半表半里的少阳，因此就不可以再用小柴胡汤治疗了，应当用半夏泻心汤，和中降逆，化痰消痞。

本条虽言小柴胡汤证误治后的三种不同转归，实际在提示小柴胡汤证、大结胸证和心下痞证之间，应当注意鉴别比较。此三证都有心下的症状，小柴胡汤证有心下支结，但其病机是少阳经腑受邪，枢机不利，还应有呕而发热等少阳病的常见证候出现；大结胸证有心下痛，其病机是邪热与水邪结于胸膈心下，以心下按之石硬为特征；心下痞证只是无形气机痞结于心下，因此以但满而不痛，按之自软为特点。

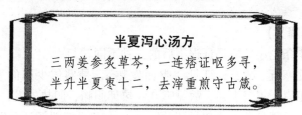

半夏泻心汤方

三两姜参炙草芩，一连痞证呕多寻，
半升半夏枣十二，去滓重煎守古箴。

【原文】

脉浮而紧，而复下之，紧反入里，则作痞。按之自濡^①，但气痞^②耳。(151)

【注解】

① 濡：通软，柔软。
② 气痞：气机的痞塞，证见但满而不痛。

【释义】

本条论痞证的成因和临床特点。

脉浮而紧，为太阳伤寒表实证，当以汗解，如果反用下法治疗，则会伤损脾胃之气。外邪乘机内陷，故称"紧反入里"，"紧"在此指代表寒而言。误下里虚，邪气内陷，致使中焦斡旋失司，枢机不利，气机痞塞，遂成心下痞证。心下痞是无形之气痞塞中焦所致，故称气痞，而且心下按之柔软，因此说"按之自濡,但气痞耳"。以此和心下痛,按之石硬的大结胸证相区别。

【原文】

心下痞,按之濡,其脉关上浮者,大黄黄连泻心汤主之。
(154)

【释义】

本条论热痞的证治。

病人自觉心下有胀满堵塞不通之感,医者按之心下柔软,这说明仅仅是无形的气机痞塞,而不是有形的痰水阻结。关脉候中焦的病证,浮脉在此主里有热邪,由于里热盛,鼓动气血,气盛血涌,血管扩张,所以脉轻取即得,但重按滑数有力。而主表的浮脉,则是举之有余,按之不足,如水漂木。可见主热的浮脉和主表的浮脉,两者是有区别的。其脉关上浮,反映中焦有热。正是由于无形邪热留扰中焦,干扰了中焦的斡旋机能,才使中焦枢机不利,气机壅滞而成心下痞,故后世医学家称其为"热痞"。既属邪热壅滞,故选大黄黄连泻心汤清热消痞。用法是,仅以开水浸泡大黄和黄连二味,取其寒凉之气,以清中焦无形之热;薄其苦泄之味,以防直下肠胃。

【原文】

心下痞而复恶寒汗出者,附子泻心汤主之。(155)

【释义】

本条论热痞兼阳虚的证治。

"心下痞"承接154条热痞而来,又伴见恶寒汗出,但未见发热,则非表证,而应是阳虚所致。肾阳虚衰,表阳不足,温煦失司则见恶寒;表阳不固,阳不摄阴,则见汗出。证属中焦有热而成心下痞，又兼肾阳不足而表阳不固，可见为寒热兼见之证。治用附子泻心汤寒热同调。方中用开水浸渍大黄、黄连、黄芩，以清中焦无形之热，而消心下痞；专煮附子取汁，温肾阳以固表阳，而治恶寒汗出。

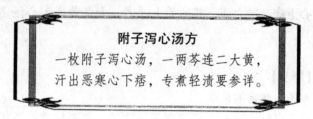

附子泻心汤方

一枚附子泻心汤，一两芩连二大黄，

汗出恶寒心下痞，专煮轻渍要参详。

【原文】

本以下之，故心下痞，与泻心汤；痞不解，其人渴而口燥烦，小便不利者，五苓散主之。(156)

【释义】

本条论太阳蓄水证可见心下痞。

原本用过下法，因而就造成了心下痞，医者当然首先会想到用泻心汤一类方剂来治疗。但用过泻心汤后，心下痞未见缓解，此时就应当进一步详细审证，探求病机。病人尚有"渴而口燥烦，小便不利"两证，提示了膀胱气化不利，津液不能输布上承，而废水又不能很好的排出体外，这正符合太阳蓄水证的特征。膀胱气化失司，水蓄下焦，下窍不利，则会导致水邪上逆。水邪上逆于中焦，进而阻滞了中焦气机，于是便出现了心下痞。因此治疗本证，采用五苓散促气化，利水邪。待下焦气化复常，水有出路而不再上逆，则心下痞证自会缓解。

心下痞在五苓散证中仅仅是一个可能出现的副证而不是主证，但在本条中，却是病人最痛苦的一个症状。先用治疗心下痞的一般方法无效，进而通过全面审证，辨析病机，从本论治而收到效果，这种"抓副证，兼求病本"的治疗思路，很值得学习。

【原文】

伤寒汗出，解之后，胃中不和，心下痞硬，干噫食臭①**，胁下有水气，腹中雷鸣**②**下利者，生姜泻心汤主之。**（157）

【注解】

① 干噫食臭：噫，同嗳，嗳气；臭，气味。干噫食臭，即嗳气有饮食的气味，或嗳气带有饮食的酸腐气味。

② 腹中雷鸣：肠鸣音亢进。

【释义】

本条论水饮食滞痞的证治。

伤寒汗出表证解除之后，里气尚未调和。究其原因，可能患者平素脾胃之气较弱，病后脾胃进而受损，脾胃气虚，斡旋失司，枢机不利，气机痞塞，因而就出现了心下痞硬。此所言"心下痞硬"，是病人自觉痞塞胀满之严重，而不是按之石硬。由于气机痞塞于中焦，使脾升胃降难以协调，上下寒热难以交通，于是便进一步导致了胃热气逆，饮食停滞，而见干噫食臭；脾寒不运，水饮不化，而见肠鸣漉漉，下利不止。治用生姜泻心汤和胃降逆，散水消痞。

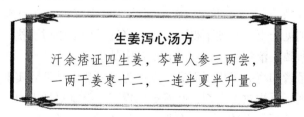

生姜泻心汤方

汗余痞证四生姜，芩草人参三两尝，
一两干姜枣十二，一连半夏半升量。

【原文】

伤寒中风，医反下之，其人下利日数十行，谷不化^①，腹中雷鸣，心下痞硬而满，干呕，心烦不得安。医见心下痞，谓病不尽，复下之，其痞益甚，此非结热^②，但以胃中虚，客气^③上逆，故使硬也。甘草泻心汤主之。（158）

【注解】

①谷不化：大便夹有未消化的食物。

②结热：实热内结。

③客气：指外来的邪气。本证为外邪入里化热，因此也称客热。

【释义】

本条论胃虚客气上逆痞的证治。

伤寒或中风，病皆在表，本当以汗解，医生反而用下法治疗，导致脾胃损伤，虚其里气，外邪乘虚内陷化热。如此则中虚邪扰，致使中焦斡旋失司，枢机不利，气机痞塞，出现了心下痞硬而满的主证。这里的痞硬仍是病人的自觉症状，而不是医生按之硬。由于中焦枢机不利，进而又出现了升降失常，寒热错杂。脾寒气陷，运化失司，水谷不别，水走肠间，则其人下利日数十行，谷不化，腹中雷鸣。胃虚气逆，伴有客热上扰，则见干呕、心烦不得安。以上诸证，皆因中虚邪扰，客热上逆所致。治疗当用甘草泻心汤补中消痞。

医者如将心下痞硬而满，误认为是实热内结下后实邪未尽的表现，再用攻下之剂，必然更伤胃气，斡旋更加无力，心下痞硬而满不但不减，反而更加严重。因此仲景强调说，"此非结热，但以胃中虚，客气上逆，故使硬也"，说明心下痞硬并非实热阻结，而是胃气虚，又兼有客气上逆所致。可见虚实之间的鉴别是何其重要。

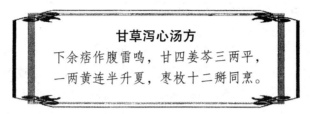

甘草泻心汤方

下余痞作腹雷鸣，甘四姜芩三两平，

一两黄连半升夏，枣枚十二瓣同烹。

【原文】

伤寒服汤药，下利不止，心下痞硬。服泻心汤已，复以他药下之，利不止，医以理中与之，利益甚。理中者，理中焦，此利在下焦，赤石脂禹余粮汤主之。复不止者，当利其小便。（159）

【释义】

本条论治利四法。

本条旨在论述治疗下利的四个方法。一是用泻心汤类，燮理升降，治疗中虚邪扰，斡旋失司，升降紊乱，而见的心下痞硬，呕吐而下利。二是用理中汤，温中补虚，治疗脾阳脾气虚，运化失司，升降紊乱，寒湿下注，而见的自下利。三是用赤石脂禹余粮汤，涩肠固脱，治疗下焦失约，关门不固，而见的下利不止，滑脱不禁。四是用利小便实大便的方法，治疗清浊不分，水走肠道，而见的小便不利，下利不休，五苓散、猪苓汤、真武汤之类皆可斟酌选用。

学习本条，要在领会其历数治疗下利的四种方法，而不要死于其句下，误认为仲景辨证不确，以药试人。

【原文】

伤寒发汗，若吐若下，解后，心下痞硬，噫气不除者，旋覆代赭汤主之。（161）

【释义】

本条论胃虚痰阻痞的证治。

伤寒表证，当以汗解。若汗不得法，或经误吐、误下之后，表证虽然解除，但胃气因汗、吐、下而损伤，以致斡旋失司，枢机不利，气机壅滞，而见心下痞硬。但本证还有"噫气不除"的表现，其义一是指嗳气频作，久久不能缓解；二是指心下痞硬一证不因嗳气而缓解。这就提示本证的心下痞硬已经不是单纯的气机痞塞，而是已经有痰浊等有形之邪的阻滞，虽嗳气频作，但有形痰浊不除，心下痞硬则不减。证属胃虚痰阻，治用旋覆代赭汤和胃化痰、降逆消痞。在证候表现上，其与半夏泻心汤证、生姜泻心汤证、甘草泻心汤证的不同之处在于，本证没有下利。

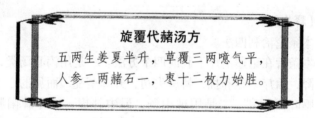

旋覆代赭汤方

五两生姜夏半升，草覆三两噫气平，

人参二两赭石一，枣十二枚力始胜。

【原文】

下后，不可更行桂枝汤。若汗出而喘，无大热者，可与麻黄杏子甘草石膏汤（162）

【释义】

本条论下后邪热壅肺而作喘的证治。

本条与 63 条所论，皆邪热壅肺作喘的证治，只是病史有所不同。本条是太阳病邪气在表，误下后导致邪气入肺化热，于是便形成了邪热壅肺证。邪热壅肺，肺失宣降，故见喘息；邪热逼迫津液外越，故见汗出。"不可更行桂枝汤"，意在除外中风兼喘的桂枝加厚朴杏子汤证；"无大热"，旨在除外阳明实热迫肺的汗出微喘证；"汗出而喘"，自然也就除外了寒邪闭表，肺失宣降，证见无汗而喘的麻黄汤证；也除外了外寒内饮，水寒射肺，证见无汗、喘或咳的小青龙汤证。证属邪热壅肺，治用麻杏石甘汤清热宣肺平喘。

【原文】

太阳病，外证未除而数下之，遂协热而利①。**利下不止，心下痞硬，表里不解者，桂枝人参汤主之。**（163）

【注解】

① 协热而利：协，协同，伴随。热，发热，此指表证的发热。协热而利，指下利并伴有表证的发热。

【释义】

本条论下后脾家虚寒而表证未解的证治。

太阳病的正确治疗方法是发汗解表，如果表里同病，应先解表后攻里，表解后才可攻里。本条所述，外证未除而屡用攻下，于是导致脾阳损伤，运化失职，升降失常，寒湿下注，而出现下利不止；寒湿凝滞，气机滞塞，故见心下痞硬。在表尚有发热、恶寒、头痛等表证。外有发热，里有下利，所以说"协热而利"，"表里不解"。治用桂枝人参汤温中解表，表里同治。

桂枝人参汤方

人参汤即理中汤，加桂后煎痞利尝，
桂草方中皆四两，同行三两术参姜。

【原文】

伤寒，发热，汗出不解，心中痞硬，呕吐而下利者，大柴胡汤主之。（165）

【释义】

本条论少阳胆腑实热内迫胃肠证的证治。

伤寒发热，汗出表解则会热退身凉，现汗出而热不解，提示邪气已不在表。证见心中痞硬，呕吐而下利，是邪入少阳化热，热郁胆腑，因热伤津，津伤化燥，因燥成实，邪热和胆腑精汁相结，而形成了胆腑的热实证。胆腑在心下微偏右，实热结滞，气血壅遏，则会见到心中痞硬，以至可以见到103条所说的"心下急"；胆腑实火迫胃，胃气上逆，则见呕吐，甚至可以见到103条所说的"呕不止"；胆腑实热下迫大肠则见下利，这种下利，临床所见多是大便臭秽，黏腻不爽。既属胆腑热实内迫胃肠，故用大柴胡汤和解少阳枢机，通泄胆腑实热。

少阳经腑受邪，枢机不利，治用小柴胡汤解经邪，清腑热，和解少阳；少阳胆腑实热结滞，治用大柴胡汤，和枢机，解郁结，清泄胆实。这是少阳病的基本证候和治法。

急性胆囊炎、胆道结石症的急性发作、急性胰腺炎等病人，常常见到心下痞硬胀满，以至拘急疼痛，并常常伴有呕吐和下利。用大柴胡汤加减治疗，有很好的效果。这些病证没有谵语、日晡潮热、腹满痛、绕脐痛等阳明腑实证的特征，因此不能将其诊断为阳明病。注家多把103条和本条所述证候说成是少阳不和兼阳明腑实，是值得商榷的。

【原文】

伤寒若吐若下后，七八日不解，热结在里，表里俱热，时时①恶风，大渴，舌上干燥而烦，欲饮水数升者，白虎加人参

汤主之。(168)

【注解】

① 时时：常常。

【释义】

本条论阳明胃热弥漫、津气两伤的证治。

伤寒或吐或下后，迁延七八日不解，"热结在里"，提示表邪已经入阳明之里而化热。"表里俱热"是言里热外蒸，邪热弥漫周身，充斥内外。热盛伤津，胃中干燥，则引水自救，故口渴；热盛耗气，气不化津，则饮不解渴，因此才导致"大渴，舌上干燥而烦，欲饮水数升"。"烦"即心烦，既是热扰心神之象，也是津伤渴甚所致。里热逼迫津液外越，常见大汗出，本条虽没有提到此证，但196条有"阳明病，法多汗"的论述，可知多汗是本证的必见证。热盛汗多，腠理开泄，不胜风袭，故见"时时恶风"。证属阳明胃热弥漫，津气两伤，故治以白虎加人参汤辛寒清热，益气生津。

【原文】

伤寒无大热，口燥渴，心烦，背微恶寒者，白虎加人参汤主之。(169)

【释义】

本条再论阳明胃热弥漫，津气两伤的证治。

此言伤寒无大热，是指外感病里热盛，迫津外泄，汗出极多，使外表之热一时得以疏散，扪其肌肤，反觉热势不高。但从口燥渴、心烦，可知里热殊甚。背微恶寒与168条时时恶风病机相同，亦为阳明里热太盛，汗出肌疏，津气两伤，气不固表，不胜风袭所致，既非太阳表寒，也非少阴里虚。证属胃热弥漫，津气两伤，故用白虎加人参汤辛寒清热，益气生津。

【原文】

伤寒脉浮，发热无汗，其表不解，不可与白虎汤。渴欲饮水，无表证者，白虎加人参汤主之。（170）

【释义】

本条论白虎汤类的使用禁忌及阳明热盛津伤的证治。

伤寒脉浮，发热无汗，为太阳伤寒，当用辛温发汗的方法治疗。其表不解，即使兼有内热，也当在发汗解表的前提下兼以清里，而不可以单独使用白虎汤一类辛寒折热。误用就容易在外冰伏寒邪，在内直折中阳，从而导致变证、坏病的发生，因此前人就有"无汗不可用白虎"的戒语。只有当外无表寒，里热已盛，而且又伴津气两伤的渴欲饮水诸证时，才适宜使用白虎加人参汤，清里热，益气津。

【原文】

太阳与少阳合病，自下利者，与黄芩汤；若呕者，黄芩加半夏生姜汤主之。（172）

【释义】

本条论太阳与少阳合病自下利或呕吐的证治。

太阳与少阳合病，应是太阳与少阳同时受邪而发病，但本条只言及下利和呕吐，而未言及其他太阳病的临床表现，当是以少阳病证为主。胆热下迫肠道，则见自下利，治用黄芩汤，清热止利；胆热横逆犯胃，胃气上逆，则见呕吐，治用黄芩加半夏生姜汤，清热止利兼以和胃降逆止呕。

黄芩汤与黄芩加半夏生姜汤方

枣枚十二守成箴，二两芍甘三两芩，
利用本方呕加味，姜三夏取半升斟。

【原文】

伤寒胸中有热，胃中有邪气，腹中痛，欲呕吐者，黄连汤主之。（173）

【释义】

本条论上热下寒腹痛欲呕吐的证治。

"伤寒"在此泛指外感病。证见"欲呕吐"，当是胃热气逆所致，但原文却言"胸中有热"，故"胸中"应理解为胃；"腹中痛"，应是寒凝脾经，气血凝滞所致，但原文却言"胃中有邪气"，故"胃中"应理解为脾。本证胃热脾寒，热自为热，寒自为寒，寒热上下阻隔，但未见心下痞，这是和半夏泻心汤等方证所不同的地方。治宜黄连汤清上温下，平调寒热。

黄连汤方

腹痛呕吐藉枢能，二两人参夏半升，
连桂姜甘各三两，枣枚十二妙无穷。

【原文】

伤寒脉浮滑，此以表有热，里有寒①，白虎汤主之。（176）

【注解】

①表有热，里有寒：宋臣林亿等有按语云："前篇云热结在里，表里俱热者，白虎汤主之，又云其表不解，不可与白虎汤。此云脉浮滑，表有热，里有寒者，必表里字差矣。又阳明一证云，脉浮迟，表热里寒，四逆汤主之。又少阴一证云里寒外热，通脉四逆汤主之。以此表里自差明矣。"据此理校，表有热，里有寒句，当作表里俱热解释为是。

【释义】

本条论阳明表里俱热的证治。

伤寒，泛指外感病。脉浮滑者，浮主热盛于外，滑主热炽于里。故其证当为胃热弥漫，邪热充斥内外，表里俱热，见证当有身热、汗自出、不恶寒反恶热、心烦、舌干、口渴等。治用白虎汤辛寒折热。

"表有热，里有寒"句，是《伤寒论》悬而未决的问题之一，诸家仁智互见，观点不一。然以方药而测病证，是研究《伤寒论》的基本方法之一，白虎汤为辛寒重剂，故当用于胃热弥漫之证，若非邪热充斥，表里俱热，恐不得妄投。

白虎汤和白虎加人参汤方

白虎石膏知母尝，甘草粳米制成汤，
胃热弥漫此方主，加参更治津气伤。

【原文】

伤寒，脉结代，心动悸，炙甘草汤之。(177)

【释义】

本条论阴阳气血两虚，心失所养的证治。

伤寒未经误治，即出现"脉结代、心动悸"，表明病人原已有阴阳气血不足，只是在通常情况下，症状表现并不明显。而当患外感病后，正气抗邪于表而不能顾护于里，里气就更加虚衰。阴阳气血两虚，脉博不续，则见脉结代，即脉律不整，出现歇止；阴阳气血两虚，心脏失养，则见心动悸，即心中严重悸动。治用炙甘草汤，滋阴养血，通阳复脉。

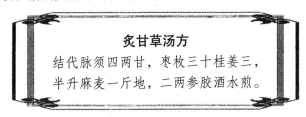

炙甘草汤方

结代脉须四两甘，枣枚三十桂姜三，
半升麻麦一斤地，二两参胶酒水煎。

辨阳明病脉证并治

【原文】

阳明之为病，胃家实是也。（180）

【释义】

本条为阳明病的提纲。

"胃家"泛指胃肠而言。《灵枢·本输》说："大肠小肠皆属于胃，是足阳明也。"原指大肠经和小肠经皆和胃经相连属，医学家则据此说明"胃家"包括了足阳明胃和手阳明大肠在内，当泛指胃肠系统。而且据《伤寒论》原文"胃中有燥屎"之语，也知"胃"含大肠在内。"实"，是指病证的性质，其含义注家多以《素问·通评虚实论》"邪气盛则实"的说法来解释。认为邪热内炽，胃热弥漫的阳明热证，为邪气盛，属实证；燥热内结，腑气不畅的阳明实证，为邪气盛，也属实证。正如《伤寒论本旨》所说："胃家者，统阳明经腑而言也。实者，受邪之谓。"故"实"字概括了以上两种情况。因此本条，明确了阳明病的病位在胃肠系统，突出了阳明病的病机重点在于"实"，故可以作为阳明病的辨证提纲。

对"胃家实"中"实"的含义，我认为，应当以仲景言释仲景意。就《伤寒论》而言，只是把有形之邪称作"实"。如在三承气汤证的原文中，曾多处用到"实"，而在白虎汤和白虎加人参汤证中，皆不曾用到"实"。又如邪与痰水互结的结胸证，称"热实"或"寒实"；痰阻胸膈的瓜蒂散证，称"胸中实"；治疗血热互结的热入血室证，要刺期门，"随其实而取之"等等。对于无形邪气，虽然邪气盛，但仲景从不用"实"字，甚至还用到过"虚"，如"虚烦"即是例证。因此，就仲景用"实"字的词例来看，"胃家实"当专指阳明实证而言。而阳明实证正是《伤寒论》阳明病篇的主要内容。

【原文】

问曰：阳明病，外证云何？答曰：身热，汗自出，不恶寒，反恶热也。（182）

【释义】

本条论阳明病的外证。

阳明病的主要证候是里热、里实证，里热、里实证反映于外的表现，则叫外证。所以这里的外证，并不是指表证而言。或胃热弥漫，或燥热内结，里热蒸腾于外，皆可见身热。或如白虎加人参汤证的表里俱热、身大热；或如调胃承气汤证的蒸蒸发热；或如大承气汤证的日晡所发潮热，皆属阳明里热、里实证之外候。里热炽盛，逼迫津液外泄，则见汗自出。或是大汗出，或是身漐然汗出，或是手足漐漐汗出，或是手足漐漐汗出。表无寒，故不恶寒；里热盛，故反恶热。本条所论阳明病外证，为阳明热证与实证所共有，也是阳明病的辨证要点之一。

【原文】

伤寒发热无汗，呕不能食，而反汗出濈濈然①**者，是转属阳明也。**（185）

【注解】

① 汗出濈濈（jī，音戟）然：汗出濈濈然，汗出连绵不断的样子。

【释义】

本条论太阳病汗出不彻及伤寒里热亢盛，均可转属阳明。

伤寒发热无汗，本为太阳表证，如见呕不能食，则提示邪已入里化热，而见胃热气逆之征。导致表邪入里化热的原因，多为胃阳素旺或素有内热。如证由无汗而反出现汗出连绵不断的，则为表寒全部入里化热，是病已转属阳明的明证。阳明热盛，逼迫津液外越，故见汗出连绵不断。

【原文】

伤寒三日，阳明脉大。（186）

【释义】

本条论阳明病的主脉

伤寒三日，泛指外感病受邪三日，如邪气传入阳明，其脉将见洪大之象。因阳明为水谷之海，多气多血之经，且阳气隆盛，邪入阳明，从阳化热化燥，邪热鼓动气血，致使气盛血涌，血管扩张，其脉形必宽阔而大，其脉势必澎湃而如洪水，故脉洪大当为阳明病之主脉。当然阳明胃热弥漫证可见脉洪大，而阳明燥热内结成实之证，则以实脉、沉脉为特征，故阳明病之主脉又非仅洪大一端。且阳明脉大，又当大而有力，是邪盛正不衰之象，若大而无力，甚或浮大中空，则属虚证，《金匮要略》所说"脉大为劳"即是其例。

【原文】

伤寒脉浮而缓，手足自温者，是为系在太阴。太阴者，身当发黄；若小便自利者，不能发黄。至七八日大便硬者，为阳明病也。（187）

【释义】

本条论太阴湿浊发黄证及外薄阳明证。

伤寒脉由浮紧变为浮缓，又无发热、汗出和头项强痛等表证，提示表寒已经入里。证见手足自温，而无口渴和发热，则知其病不在阳明而为邪入太阴之兆。太阴为至阴，抗邪之力不足，感邪之后则不能表现为全身的发热，但脾阳尚能达于四末，故仅见手足自温。因此仲景言"是为系在太阴"。寒邪与太阴素有的湿浊相合，遂成太阴寒湿内盛证。本证以邪盛为主，和太阴脏虚寒证以正虚为主者是不同的。

太阴寒湿内盛证进一步发展，若见小便不利而湿邪不得下泄，则寒湿相合郁滞在里，迫使脾之本色外露，这就形成了太阴寒湿发黄证。对太阴寒湿发黄的治法，当如259条所说"于寒湿中求之"，也就是从治疗寒湿病证的方法中寻求治法。湿盛者可用茵陈五苓散，寒重者可用茵陈术附汤或茵陈四逆汤。当然对于发黄机理的解释，也有从肝胆立论者。此说认为，寒湿郁阻在里，壅遏气机，进而影响肝胆疏泄，使胆汁不能循常道排泄，逆流入血，泛溢肌肤，从而就可以形成发黄。关于发黄机理的脾黄说和胆黄说，皆可供参考，但在治疗上却是一致的。

若小便自利，则是肌体的抗邪能力发挥了作用，可以驱除湿邪外出的表现。湿有出路，寒湿就不能郁阻，也就不能发黄。湿去而太阴腐秽内留肠道，如不能自行排出体外，至七八日，腐秽郁积日久，由于太阴和阳明相表里的缘故，腐秽就有可能从阳明燥化，而出现大便硬。于是太阴病便由阴出阳，由脏还腑，形成了阳明病，此时就可以按照治疗阳明病的方法去治疗了。

【原文】

伤寒转系阳明者，其人濈然微汗出也。（188）

【释义】

本条论伤寒转系阳明的见证。

185 条为转属阳明，本条为转系阳明。转属指传经而言，转系则有并病之意。还有注家认为，传而已尽为转属，传而未尽为转系。伤寒转系阳明，是太阳之邪初传阳明。太阳伤寒证见无汗；阳明里热证见汗出濈濈然连绵不断。今太阳之邪初传阳明，里热虽成但未炽盛，故证虽见濈然汗出，但仅是微汗而非大汗。汗出虽微，却连绵不断，这是阳明病的特征之一。本条只提一证，言简意赅，意在提示一见濈然汗出，说明已现阳明之兆，即应见微知著，提早防治。

【原文】

阳明病无汗，小便不利，心中懊憹者，身必发黄。（199）

【释义】

本条论阳明湿热发黄的原因和先兆。

阳明病，里热逼迫津液外越，理当多汗；里热逼迫津液偏渗，则当见小便自利，所以多汗或小便自利，都是阳明燥热证的表现。如果阳明病无汗，小便不利，则为湿热互结之证。热与湿合，因湿邪重浊粘腻，热邪被其牵制而不得外越，则身无汗；湿热胶结，湿邪因受邪热的纠缠而不得下泄，则小便不利。热不得外越，湿不得下泄，湿热郁阻体内，这就酿成了发黄的必要条件。湿热胶结不解，蕴郁熏蒸，迫使脾之本色外露，则见发黄；又说湿热胶结不解，蕴郁熏蒸，影响胆汁正常排泄，则身必发黄。湿热郁蒸，内扰心神，故其人烦郁特甚而有无可奈何之感，名曰"心中懊憹"。

【原文】

阳明病，不吐不下，心烦者，可与调胃承气汤。（207）

【释义】

本条论阳明实热内郁而心烦的证治。

阳明病未经吐下治疗，而且病人既不呕吐，也不大便，证见心烦，当是阳明肠腑燥热壅结进而循经上扰心神所致。心烦因于阳明燥热内结，故当与不大便、腹胀满、蒸蒸发热、汗出等并见。用调胃承气汤泻热和胃，润燥软坚，属正治之法。

调胃承气汤方

调胃承气硝黄草，甘缓微和将胃保，
不用朴实行气滞，阳明燥热服之好。

【原文】

阳明病脉迟，虽汗出，不恶寒者，其身必重，短气腹满而喘，有潮热者，此外欲解，可攻里也，手足濈然汗出者，此大便已硬也，大承气汤主之；若汗多，微发热恶寒者，外未解也，其热不潮，未可与承气汤；若腹大满不通者，可与小承气汤，微和胃气，勿令至大泄下。（208）

【释义】

本条辨阳明病可攻与不可攻及大小承气汤的区别应用。

阳明病，证见汗出而不恶寒，则知表证已解，汗出乃里热迫津外泄所致。阳热充斥经脉，经气不利则身重。里热壅滞气机，则见短气腹满而喘。若再见潮热，更明证表邪已解，可以治里。由此可知，此时的脉迟，当属实热壅结，脉气不利所致，其脉虽迟，必按之有力。若再伴见阳明燥热实邪迫津外泄的手足濈然汗出，即手足汗出连绵不断，则确证大便已硬，可用大承气汤攻下里实。但若汗出虽多，不见潮热而只见微热，并见恶寒的，这是表证尚未解除。只发热而未成潮热，是不可以用承气汤的。倘若表证已解，腹部胀满显著，大便不通，但未见潮热，则是阳明实满而燥热不甚，只可用小承气汤轻微通腑行滞，不可以用大承气汤峻下。

本条一言阳明腑实兼有表证者不可攻下，当先解表后攻里。二是补述大承气汤证的又一见证——手足濈然汗出。三言应用大承气汤的重要辨证依据是有潮热，其热不潮不可与。四言"腹大满不通者，可与小承气汤"，提示了小承气汤证重在痞满。

大承气汤方

大黄四两朴半斤，枳五硝三急下推，
朴枳先煮黄后入，去滓硝入火微熏。

小承气汤方

朴二枳三四两黄，小承微结好商量，
长沙下法分轻重，妙在同煮且勿忘。

【原文】

夫实则谵语，虚则郑声①。郑声者，重语也。（210）

【注解】

① 郑声：语言重复，声音低微，见于虚证。"郑声者，重语也"即自注句。

【释义】

本条辨谵语、郑声及谵语危候。

谵语与郑声，都是意识不清而妄言乱语，但有虚实之分。谵语多由邪热亢盛，循经上扰神明所致，其表现为语无论次，声高气粗，故云"实则谵语"；郑声多为精气内夺，心神失养所致，其表现为语言重复，声低息微，故云"虚则郑声"。《素问·脉要精微论》"言而微，终日乃复言者，此夺气也"，与此相类。

而谵语一证，仍有顺逆之别。如谵语伴见直视与喘满，则为因实而致虚，预后不良。因为直视为五脏阴精，特别是肝肾阴精被邪热所劫，不能上养于目所致；喘满为肺气上脱之象，故直视喘满与谵语并见，正脱而邪实，预后不良。如又见到下利，则是中气衰败，所以亦为死候。正如成无己《注解伤寒论》所说："谵语由邪气盛神识昏也，郑声由精气夺而声不全也……直视谵语，邪胜也，喘满为气上脱，下利为气下脱，是皆主死。"

【原文】

阳明病，其人多汗，以津液外出，胃中燥，大便必硬，硬则谵语，小承气汤主之。若一服谵语止者，更莫复服。(213)

【释义】

本条论胃燥内实的证治。

阳明病里热逼迫津液外泄，汗出太多，耗伤津液，胃中干燥，邪气必然化燥成实，致使大便结硬，腑气壅滞。由于阳明经别上通于心，阳明燥热秽浊之气循经上攻，使心主神志和心主言的功能失司，故见谵语。这正如柯韵伯《伤寒来苏集》所说："多汗是胃燥之因，便难是谵语之根。"治疗用小承气汤通便泻热。如果服一次药后谵语即止，就不要再服第二次药了。这正是中病即止，不可过服，以防伤正的意思。

【原文】

阳明病，谵语发潮热，脉滑而疾①**者，小承气汤主之。因与承气汤一升，腹中转气**②**者，更服一升；若不转气者，勿更与之。明日又不大便，脉反微涩者，里虚也，为难治，不可更与承气汤也。**(214)

【注解】

① 脉滑而疾：脉来滑利而疾数。

② 腹中转气：即转矢气，俗谓放屁。

【释义】

本条论阳明腑实轻证的治法及禁忌。

阳明病谵语发潮热，乃是阳明腑实燥结之证，当用大承气汤治之。但其脉滑利而疾数，并未见到大承汤证的沉实脉象，犹恐燥实敛结程度尚浅，故而不敢贸然投用大承气汤，于是就试投小承气汤治之。但毕竟谵语、潮热皆见、燥热已结，故将小承气汤的服药量由常规每次6合，增至每次1升。与小承气汤1升后，如见腹中转气，是肠中燥屎已动，只因药轻病重而未致泻下，故可再服一升，以便通热泄为愈。如果不见转气，提示腑实未成，则不可再服承气汤。如便通热泄后，第二天又出现不大便，脉反见涩滞不利之象，这是气血津液大亏又有结滞之征，正衰邪结，攻补两难，故为难治，就不能再用承气汤了。

【原文】

阳明病，谵语有潮热，反不能食者，胃中必有燥屎五六枚也。若能食者，但硬耳。宜大承气汤下之。(215)

【释义】

本条论辨别阳明腑实燥结微甚程度的方法。

阳明病，谵语发潮热，是腑实已成，但燥结程度之微甚，当结合能食和不能食来分辨。一般而言，胃有热当消谷引食，今阳明有热，反不能食，则必是热盛伤津，津伤化燥，燥屎结滞，腑气壅滞不行所致，故言"胃中必有燥屎五六枚也"。既然燥屎已成，则当用大承气汤攻下。"宜大承气汤"意承"有燥屎五六枚也"句下。如果谵语、潮热而饮食尚可，则知大便虽硬，尚未至燥坚结硬的程度，言外之意，就不宜用大承气汤而宜用小承气汤或调胃承气汤了。

应当注意的是，这里所说的大便硬和有燥屎，只是代表燥热结滞的程度有所不同，并不是指具体的大便性状。这从仲景判断大便硬和有燥屎的依据，是外在的症状表现，而不是具体的大便性状，就可以得知。

【原文】

三阳合病，腹满身重，难以转侧，口不仁①，面垢②，谵语遗尿。发汗则谵语③，下之则额上生汗④，手足逆冷。若自汗出者，白虎汤主之。(219)

【注解】

① 口不仁：口舌麻木，食不知味。

② 面垢：面部如蒙尘垢。

③ 谵语：《金匮玉函经》"谵语"下有"甚"字。

④ 额上生汗：额头部汗出如油脂凝滞，汗珠似是有根而不易流动，故谓生汗。这是脱汗的特征。

【释义】

本条论三阳合病，邪热偏重于阳明的证治及治禁。

三阳合病，言太阳、阳明、少阳三经同时发病。然从临床表现看，是以阳明热盛为主。阳明热盛气壅，故见腹满。邪热弥漫，三阳经气为之不利，故见身重，难以转侧。阳明经脉绕口、过面部，阳明之热循经上熏，则见口中麻木，食不知味；面色不泽，如蒙尘垢。胃热循经上扰心神，则见谵语。热盛神昏，膀胱失约，故见遗尿。若见自汗出，则为阳明热盛，迫津外泄之象。此以阳明热盛为主，治宜白虎汤辛寒清热，"若自汗出者，白虎汤主之"，意承"谵语，遗尿"句下，言此证之治法用方。此证若误用辛温发汗，必更伤津液，而使胃家燥热益甚，谵语加重。《金匮玉函经》"发汗则谵语"下有一"甚"字，甚是。此证若误用苦寒泻下，因其里未成实，必伤伐无辜，使阴液竭于下，阳气无所依附而脱于上，故见额上汗出如油珠，凝而不流，以及手足厥冷之证。三阳合病，禁用汗下二法，其意自明。

【原文】

阳明病，脉浮而紧，咽燥口苦，腹满而喘，发热汗出，不恶寒，反恶热，身重。若发汗则躁，心愦愦①，反谵语。若加温针，必怵惕②，烦躁不得眠；若下之，则胃中空虚，客气动膈，心中懊恼，舌上胎③者，栀子豉汤主之。(221)

【注解】

① 愦愦（kuì，音愧）：愦愦，形容心中烦乱不安之感。
② 怵（chù，音处）惕（tì，音替）：怵惕，恐惧的样子。
③ 舌上胎：舌上有薄黄苔。

【释义】

本条论阳明经热误治后的变证及下后余热留扰胸膈的证治。

阳明病脉浮而紧，虽与太阳伤寒的脉象相似，但发热汗出，不恶寒反恶热，则已经不属太阳伤寒，而应是邪入阳明经脉，进而化热。浮主阳明经脉热盛，紧主邪气郁结。阳明经脉行于头面胸腹，经热灼伤津液，则咽燥。苦为火之味，阳明经脉之热循经上炎，故口苦。热壅阳明经脉，影响腹部气机不畅，则见腹满；影响胸中气机不利，进而导致肺气壅滞，则见喘。阳热充斥经脉，全身气机不畅则身重。发热汗出，不恶寒反恶热，则是热邪逼迫津液外越的表现。此证仲景未出治法，后世有医学家认为，以辛凉清解阳明经脉之热为宜。以下连用三"若"字，皆言误治后的不同变证。若误用辛温发汗，必伤津助热，燥热上扰心神，则会出现心神浮躁，烦乱不安，反增谵语的变证；若误用火针强发其汗，以火治热，心神被扰，则会出现恐惧不安，烦躁不得眠的变证；若误用苦寒攻下，因腑实未成，必徒伤无辜，使胃中空虚，邪热乘虚内扰胸膈，无形邪热蕴郁心胸，扰动心神，则见心中懊侬。热郁于上，故舌上生苔，其苔或黄，或黄白相间。治疗当用栀子豉汤清宣胸膈郁热。

【原文】

若渴欲饮水，口干舌燥者，白虎加人参汤主之。（222）

【释义】

本条论阳明经热误下后，导致胃热弥漫津气两伤的证治。

承第221条，论阳明经热误下后，不仅邪热未除，而且又耗伤气阴，出现了渴欲饮水，口干舌燥的见证，故治以白虎加人参汤清胃热，益气津。

白虎加人参汤的适应证，在《伤寒论》中有5条，条条言及口渴，如大烦渴不解，大渴，舌上干燥而烦，欲饮水数升，口燥渴，渴欲饮水、口干舌燥等等，可见津气所伤之重。热盛津伤，引水自救，故见口渴；热盛耗气，气不化津，故虽饮水也大烦渴不解。

【原文】

若脉浮发热，渴欲饮水，小便不利者，猪苓汤主之。

(223)

【解析】

本条论阳明经热误下后，导致阴伤水热互结的证治。

承221条，言阳明热证误下后，损伤下焦之阴，而热入下焦与水相结，从而形成阴伤水热互结之证。脉浮、发热，是阳明之热尚存，渴欲饮水，是热与水结，津液不行，又有阴虚津亏所致。小便不利，是水热结于下焦，气化不利的表现。此证的小便不利，因属水热互结，故当见小便短赤，尿道涩痛等表现。证属阳明热盛伤阴，水热互结，故治以猪苓汤滋阴清热利水。

若将第221条、222条、223条联系起来看，仲景连用五个若字，论述了阳明经热误治所造成的不同变证。其中误下后热郁胸膈者，治以栀子豉汤清宣郁热；误下后胃热弥漫，津气两伤者，治以白虎加人参汤清热益气生津；误下后阴虚而水热互结者，治以猪苓汤滋阴清热利水。这就是柯韵伯所说的"阳明起手之三法"，对后世在清法的应用和发展方面颇有启迪。

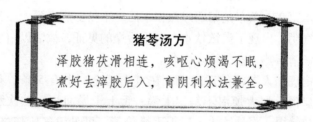

猪苓汤方

泽胶猪茯滑相连，咳呕心烦渴不眠，
煮好去滓胶后入，育阴利水法兼全。

【原文】

阳明病下之，其外有热，手足温，不结胸，心中懊憹，饥不能食，但头汗出者，栀子豉汤主之。(228)

【释义】

本条论阳明病下后，余热留扰胸膈的证治。

阳明病或腑实未成而早用下法，或燥屎虽因攻下而去，但余热尚存，皆可使邪热郁留胸膈。阳明热邪未除，故见外有热，手足温。热邪未与有形的痰水相结，故曰不结胸。热邪扰及心神，故见心中懊恼。热邪影响于胃，胃气不和，故饥不能食。热郁胸膈不得外散，故不见全身汗出，只是郁热上蒸而见头部出汗。本证属热郁胸膈，故用栀子豉汤清宣郁热。

【原文】

阳明病，发潮热，大便溏，小便自可，胸胁满不去者，与小柴胡汤。（229）

【释义】

本条论小柴胡汤可以治疗阳明热郁的发潮热。

本条因有"发潮热"，故名阳明病。而又有"胸胁满不去"的少阳病特征，可见其证实为少阳与阳明同病。阳明病发潮热，多为腑实已成。但阳明腑实，除潮热外，尚有大便硬结，腹满痛，烦躁，谵语等，况阳明病小便数者，是阳明燥热逼迫津液偏渗的一种表现，通过小便数，则知大便已硬。今虽发潮热，但是并没有腹满、腹痛的特征，况且小便自调而大便反溏，可知虽病及阳明，但燥热腑实并没有形成。之所以出现发潮热，仅仅是阳明热郁而已。阳明之热郁于里，通常情况下，其热不能外扬，外现反微。只有在日晡前后，当阳明主时而其阳气旺盛的时候，正邪斗争激烈，其热才能外发而显现，因此就出现了发潮热的特征。对这种发潮热如何治疗？因其同时见有"胸胁满不去"这样的少阳气机郁结，枢机不利的证候，故从少阳论治。与小柴胡汤和枢机，解郁结，少阳气机畅达，枢机通利，也就可以使阳明郁热得到疏解。

小柴胡汤可以治疗往来寒热、呕而发热、头痛发热、发潮热，可见其解热的功效甚佳。

【原文】

阳明病，胁下硬满，不大便而呕，舌上白胎者，可与小柴胡汤。上焦得通，津液得下，胃气因和，身濈然汗出而解。(230)

【释义】

本条论小柴胡汤可以通便、解表的机理。

本证因有不大便，故名阳明病。阳明病，不大便，若伴有潮热，谵语，腹满痛，舌苔黄燥，则属阳明燥实无疑，可以使用下法治疗。今虽见不大便，但无其他阳明燥实之象，舌苔不黄不燥而白，故知非阳明腑实。从伴见胁下硬满和呕吐等少阳经腑受邪，枢机不利的证候分析，其不大便，应是由于少阳不和，三焦失畅，津液不布，肠道失润所致。故治用小柴胡汤和解少阳，运转枢机，畅达三焦。由于上焦是水之上源，三焦调畅，则上焦气机得通，津液得以输布下行，胃肠道得以润泽调和，大便自然可下，这就是用小柴胡汤可以通大便的道理。而上焦又是营卫宣发布散之地，上焦得通，营卫得以敷布，则表气调和，其在表之邪便因营卫之畅达，自然濈然汗出而解。这就是用小柴胡汤可以疏解太阳表邪的道理，于是也就有了101条的"伤寒中风，有柴胡证，但见一证便是，不必悉俱"的治法。

【原文】

阳明病，发热汗出者，此为热越，不能发黄也。但头汗出，身无汗，剂颈而还①，小便不利，渴引水浆②者，此为瘀

热③在里，身必发黄，茵陈蒿汤主之。(236)

【注解】

① 剂颈而还：剂，齐古字。还，回也。剂颈而还，即头部汗出，齐颈部而止。

② 水浆：泛指可以饮用的汤水。

③ 瘀热：即郁热，但这里有邪热郁滞，波及血分的意思，故用"瘀"字。

【释义】

本条论湿热发黄的证治。

阳明病，发热汗出，是里热能向外发越的表现，热既能外越，就不会与湿相合，因而也就不能发黄。如果只见头部汗出，至颈部而止，周身无汗，又见小便不利，则是热与湿相合，湿热郁蒸之象。湿热相合，热受湿邪的牵制而不得外越，上蒸头部，故仅见头部汗出而身无汗；湿热相合，郁阻三焦，湿因受热邪的牵制而不得下泄，故见小便不利。热不得越，湿不得泄，湿热交阻，气化不行，津液不布，且热伤津液，故渴引水浆。湿热相蒸，瘀热在里，迫使脾之本色外露，身必发黄；又有一说则为，湿热相蒸，瘀热在里，熏蒸肝胆，胆热液泄，逆流入血，泛溢肌肤，身必发黄。治用茵陈蒿汤清热利湿退黄。

茵陈蒿汤方

二两大黄十四栀，茵陈六两早煎宜，
身黄尿短腹微满，解自前阴法最奇。

【原文】

阳明证，其人喜忘①者，必有蓄血。所以然者，本有久瘀血，故令喜忘。屎虽硬，大便反易，其色必黑者，宜抵当汤下之。(237)

【注解】

① 喜忘：喜，善也。《外台秘要》作"善忘"，可证。喜忘，即健忘。

【释义】

本条论阳明明蓄血的证治

言阳明证，又有屎硬，其病位在阳明胃肠可知。"喜忘"即善忘，健忘，这是由于阳明久有瘀血，瘀血不去，新血不生，心神失养所致。阳明之热与胃肠久有的瘀血相结，这就形成了阳明蓄血证。阳明热结，大便必硬。但此非燥结，而是热与瘀血相结，血本属阴性物质，其性濡润，故大便虽硬而反易解，但其色必黑，这正是瘀血的特征。治用抵当汤破血逐瘀。

【原文】

阳明病，下之，心中懊憹而烦，胃中①有燥屎者可攻。腹微满，初头硬，后必溏，不可攻之。若有燥屎者，宜大承气汤。(238)

【注解】

① 胃中：泛指肠道。

【释义】

本条辨阳明下后可以再下的证治。

在通常情况下，用发汗法的时候，要求得汗后止后服；用泻下法的时候，要求得下后止后服。但太阳病有一汗不解，可以再汗之法；阳明病也有一下不解，可以再下之法。下后可否再下，当据证而断。今下后心中懊憹而烦，是阳明浊热内盛，上扰神明所致，故可以判断为胃中有燥屎，这就可以再次攻下，而且适合选用大承气汤。"若有燥屎者，宜大承气汤"，意承"可攻"之后。如果下后只见腹部轻微胀满，就是大便初硬后溏的脾虚证，那就不可以再下了。言外之意，有燥屎，可攻下者，除见心中懊憹而烦之外，当见腹满痛等实邪结滞的重证。因此，下后心中懊憹，如不见腹满，则为虚烦，治用栀子豉汤；下后心中懊憹，腹满痛而不大便者，则为实烦，治用大承气汤。

【原文】

病人不大便五六日，绕脐痛，烦躁，发作有时者，此有燥屎，故使不大便也。（239）

【释义】

本条论辨燥屎内结的依据。

上条言"胃中有燥屎者可攻，"，本条则以绕脐痛，烦躁，发作有时，作为辨燥屎的依据。肠中燥屎内结，阻滞气机，腑气不畅，故见绕脐作痛。阳明浊热循经上扰心神，则见烦躁。发作有时，指绕脐痛与烦躁之发作，有时间规律，每于午后日晡时诸证加重。这是因为日晡时阳明气旺，正邪斗争激烈的缘故。燥屎内结是病机所在，故曰"此有燥屎"，于是就出现了不大便五六日的表现。本条虽未出方，但因其有燥屎内结，用大承气汤竣下热结，则是不言自明的。可见仲景辨有无"燥屎"的方法，并不是从大便的性状来着眼的，而是通过外在的症状来分析的，由此可知，"燥屎"只是阳明燥热结滞程度较重的代名词，而不是指具体的"屎球"。

【原文】

大下后，六七日不大便，烦不解，腹满痛者，此有燥屎也。所以然者，本有宿食故也，宜大承气汤。(241)

【释义】

本条论下后燥屎复结的证治。

阳明腑实重证，下后病当痊愈。今大下后，仍有燥热扰心之心烦不解和燥屎结滞之腹满疼痛，则是一下不解，仍可再下之证。为什么下后仍有燥屎结滞？原来是因为病家素有食积内停，又患阳明腑实，下后余热与宿食复结为患，故成不大便、烦不解、腹满痛之证。治疗则宜用大承气汤攻下燥结。

太阳病有一汗表邪不解而再汗之法，阳明病亦有一下腑实不除而再下之法。能否再汗与再下，均要辨证以论治，而在通常情况下，则要求得汗后止后服，得下后止后服。

【原文】

食谷欲呕，属阳明也，吴茱萸汤主之。得汤反剧者，属上焦也。(243)

【释义】

本条论阳明中寒欲呕证治及其与上焦有热的鉴别。

食谷欲呕，当属胃家虚寒，受纳无权的表现。既是胃家病变，所以言"属阳明也"。治用吴茱萸汤温中散寒、降逆止呕。如上焦有热，胃热气逆，也可致食谷欲呕，但此时若用吴茱萸汤之辛温，则以热助热，反使呕逆加剧。从而提示食谷欲呕一证，有寒有热，临证当参合四诊，细心分辨。

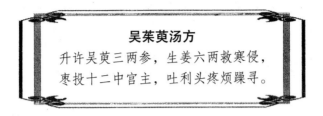

吴茱萸汤方

升许吴萸三两参，生姜六两救寒侵，
枣投十二中宫主，吐利头疼烦躁寻。

【原文】

跌阳脉①浮而涩，浮则胃气强，涩则小便数，浮涩相搏②，大便则硬，其脾为约，麻子仁丸主之。(247)

【注解】

① 跌阳脉：在足背的动脉搏动处，此处为足阳明胃经所过，是胃经的冲阳穴所在部位，故此脉可以候脾胃之气的盛衰

② 搏：合也，结合的意思。

【释义】

本条论脾约证治。

跌阳脉浮，主胃有热，因此说浮则胃气强。胃有热则逼迫津液偏渗，而见小便数多。小便多，则脾阴伤，致使跌阳脉见涩象。浮涩相搏，即胃热盛与脾阴亏两个因素相合，胃强而脾弱，致使脾为胃行其津液的功能被约束，导致津液不能还入肠道，肠道失润而见大便硬，这就叫脾约。其临床特点是大便干结，小便数多，但不大便十日无所苦，不见潮热、谵语、腹满痛，故易与承气汤证相区别。治用麻子仁丸润肠通便。

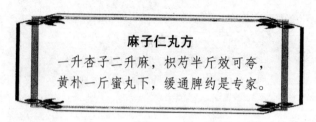

麻子仁丸方

一升杏子二升麻，枳芍半斤效可夸，

黄朴一斤蜜丸下，缓通脾约是专家。

【原文】

太阳病三日，发汗不解，蒸蒸发热①者，属胃也，调胃承气汤主之。（248）

【注解】

① 蒸蒸发热：蒸蒸，盛也，兴盛的样子。蒸蒸发热，形容里热炽盛的样子。

【释义】

本条论调胃承气汤证的热型。

太阳病三日，发汗不解，由发热恶寒变为蒸蒸发热，则不是指表证不解，而是指病人病情未愈。见蒸蒸发热，是邪已化热，内传阳明，故曰"属胃也"。何以发汗不解便属胃？程郊倩《伤寒论后条辨》说："盖以胃燥素盛，故表证虽罢，而汗与热不解也。"看来应和阳明胃家燥热素盛有关。此证属阳明热盛，里实初成，以蒸蒸发热为主要特点，还当有心烦、腹满、不大便，谵语等证出现。治用调胃承气汤泄热除实。

【原文】

伤寒吐后，腹胀满者，与调胃承气汤。（249）

【释义】

本条论调胃承气汤证的腹证。

伤寒吐后，或可使在上之实邪得以排除，但因吐后伤津，且在下之邪难除，故津伤化燥成实，燥热结滞，腑气不畅而见腹胀满。虽有腹胀满，但未达到腹大满不通，绕脐痛，腹满痛的程度，故用调胃承气汤泄热为主兼以调畅腑气。

综合调胃承气汤的适应证，当见心烦，蒸蒸发热，腹胀满，其病机是邪热与阳明糟粕初结，里热炽盛为主，腑气不畅为辅。调胃承气汤重在泄热调胃，兼以通便润燥。

【原文】

太阳病，若吐若下若发汗后，微烦，小便数，大便因硬者，与小承气汤和之愈。（250）

【释义】

本条论太阳病误治伤津因燥成实的证治。

太阳病，误用吐下，或发汗太过，使津液受伤，邪气入里，从阳明燥化。燥实内结，于是大便成硬。阳明燥邪内盛，逼迫津液偏渗，则见小便数多。而从小便数多一证，可知津液不能还入胃肠，大便必然硬结。阳明浊热循经上扰心神，当见心烦、谵语诸证，今只见微烦，未述谵语，可知热邪并不严重。此证重在燥实内结，大便不通，故用小承气汤通便导滞。

【原文】

伤寒六七日，目中不了了①，睛不和②，无表里证，大便难，身微热者，此为实也，急下之，宜大承气汤。（252）

【注解】

① 目中不了了：目睛昏暗无神，不清爽。

② 睛不和：目睛呆滞凝视，转动不灵活。

【释义】

本条论伤寒急下存阴法之一。

外感病六七日，是邪气入里之时。既无发热恶寒之表证，也无潮热谵语之里证，只见"目中不了了，睛不和"，当须仔细辨识。目精须得肝肾阴精滋养，且《灵枢》又有"五脏六腑之精皆上注于目，而为之精"的认识，故出现此证则提示肝肾阴精乃至五脏六腑之阴精大亏，不能上养于目，可见阴精耗竭之重。寻求阴精耗竭的根由，则可根据大便难、身微热，知其因阳明燥热内实，劫迫肝肾及五脏六腑阴精所致。既然燥热内实，为何不见谵语、潮热、绕脐痛等里实重证？这是因为阴精耗竭，正气已衰，肌体反应能力低下，无力与邪气抗争，故症状反而隐匿不显。此证只有急下阳明燥热，才能保存下焦阴液，用大承气汤急下，正是釜底抽薪的救急措施。

【原文】

阳明病，发热汗多者，急下之，宜大承气汤。（253）

【释义】

本条论阳明急下存阴法之二。

阳明病，发热汗多，为里热内炽逼迫津液外泄所致。白虎汤证和承气汤证皆可出现此证。本条之所以急下除其燥实，当有腹满痛、不大便等里实之征。燥实不除，汗出不止，亡津竭液之势则难遏止，故以大承气汤急下燥热实邪，以救将亡之阴液。

【原文】

发汗不解，腹满痛者，急下之，宜大承气汤。（254）

【释义】

本条论阳明急下存阴法之三。

发汗不解，津液已经外夺，迅速出现腹满疼痛，可知燥热结滞之势迅疾，故应当机立断，用大承气汤急下阳明燥热，以护阴液。如不速下，亡阴失水之势必难遏止。

以上三条，皆云"急下之，宜大承气汤"，后人称其为阳明急下三证。214 条有"阳明病，谵语发潮热，脉滑而疾者"，犹恐燥实不甚，尚不敢冒然使用大承气，而先试投小承气。这里仅凭"身微热，大便难"、"发热，汗多"、"发汗不解，腹满痛"，则急用大承气汤泻下，是因为"目中不了了，睛不和"、"汗多"、"发汗不解"，皆提示阴液、阴精耗损之重。可见大承气汤之用，脉证疑似时，当审以慎；急下存阴时，又应当机立断，不得犹豫彷徨。大承气汤之所以可以救阴，全在里有燥热，泻燥热即可救阴液。如无燥热而投本方，只能伤阴劫液，而全无救阴之功。

【原文】

腹满不减，减不足言，当下之，宜大承气汤。（255）

【释义】

本条论大承气汤可以治疗杂病之腹满属实证者。

这里既未言阳明病，也未言伤寒，所论之证应当是杂病的腹满。杂病腹满属实证者，证见腹部持续胀满，无有轻时，这就是"腹满不减，减不足言"的意思。其证多为有形之邪积滞阻结所致，如虫积阻滞、食积内停等。《金匮要略·腹满寒疝宿食病脉证治》说："病者腹满，按之不痛为虚，痛者为实，可下之。舌黄未下者，下之黄自去。"可知实证腹满还当有按之痛、舌苔黄等证。本证用大承气汤在于通腑导滞除实邪。本证无潮热、谵语、多汗等热象，可与阳明腑实证相别，实为大承气汤的另外一个适应证。今用承气汤类治疗单纯性肠梗阻，即本于此。

【原文】

伤寒，发汗已，身目为黄，所以然者，以寒湿在里不解故也。以为不可下也，于寒湿中求之。(259)

【释义】

本条论太阴寒湿发黄的证治。

伤寒发汗，邪可从汗而解，为什么可以出现发黄？究其原因，乃素有"寒湿在里"。汗出表解而寒湿不除，且汗出易伤阳，使中阳更虚。寒湿郁阻中焦，迫使脾之本色外露，因而发黄；或认为寒湿郁阻，影响肝胆疏泄，胆汁反逆，故可见身目发黄。原文明确指出"以寒湿在里不解故也"，此乃寒湿发黄的根本原因。治疗此证，不可将其发黄认作阳明湿热而妄投清下之剂，当以治寒湿为主，寒祛湿除，气机通畅，黄疸自退，故曰"于寒湿中求之"。仲景未出主方，临床当视其寒湿之轻重，分别治之。湿重寒轻者，用茵陈五苓散；湿轻寒重者，用茵陈术附汤或茵陈四逆汤。

本条对寒湿发黄的证候叙述简略，而是侧重于病因、病机和治则的论述。就证候而言，寒湿发黄和湿热发黄不同，湿热发黄，黄色鲜明，身黄如橘子色，并有其他实热表现，如小便短赤，渴饮水浆等。而寒湿发黄，黄色晦暗，并伴有其他虚寒特征，如畏寒喜暖，体倦肢冷，大便溏泄，口淡不渴，脉沉迟，舌胖质嫩等。

【原文】

伤寒七八日，身黄如橘子色，小便不利，腹微满者，茵陈

蒿汤主之。（260）

【释义】

本条论湿热发黄的证治

伤寒七八日，是概言外感病六七天。证见身黄如橘子色，是黄色鲜明亮泽，这是湿热发黄的主要特征，亦是与寒湿发黄的鉴别要点。湿热交结，郁蒸在里，湿欲下泄，因受湿邪的牵制而不得泄，故小便不利。湿热郁结，壅滞气机，故腹微满，或见大便秘结，或见大便粘腻不爽。证属湿热郁蒸所致发黄，故治以茵陈蒿汤，清热利湿退黄。本条与238条互参，前者着重叙述湿热发黄的病因、病机，此条着重叙述湿热发黄的证候特征。

【原文】

伤寒身黄发热，栀子柏皮汤主之。（261）

【释义】

本条论湿热郁阻三焦发黄的证治。

身黄，而又见发热，必是湿热相合的阳黄，其黄色鲜明如橘子色，意在言外。因不见恶寒，知病不在太阳之表；不见腹胀满，渴引水浆，知病未涉阳明之里。此属湿热郁阻三焦而不能泄越之发黄。此外，无汗，小便不利，既是发黄的先决条件，更是湿热郁阻的必见之证。心烦懊侬，是发黄之先兆，亦是本条的可见证。治疗当以栀子柏皮汤，清利三焦湿热而退黄。

【原文】

伤寒瘀热在里，身必黄，麻黄连轺[①]**赤小豆汤主之。**
（262）

【注解】

① 连轺（yáo，音摇）：赵本"连轺"下有"连翘根是"四字，现均以连翘代用。

【释义】

本条论湿热发黄兼表的证治。

伤寒，指外有寒邪束表；瘀热在里，言湿热蕴郁在里。外有寒邪束表，当见无汗，恶寒，头痛，身痒等表证；内有湿热蕴郁，除见发黄外，当见心烦懊恼，小便不利等里证。里有湿热发黄，外有表邪不解，治用麻黄连轺赤小豆汤，宣散表邪，清热利湿。

《医宗金鉴·订正伤寒论注》说："湿热发黄，无表里证，热盛者清之，小便不利者利之，里实者下之，表实者汗之，皆无非为病求去路也。"既扼要说明了治疗湿热发黄三方证的区别，也点明了治疗湿热发黄必须给邪气以出路的原则。

麻黄连轺赤小豆汤方

黄病姜翘二两麻，一升赤豆梓皮夸，
枣须十二能通窍，四十杏仁二草嘉。

辨少阳病脉证并治

【原文】

少阳之为病，口苦，咽干，目眩也。（263）

【释义】

本条为少阳病的提纲。

口苦，咽干，目眩，是热郁少阳胆腑之象。胆腑藏精汁，主疏泄，寄相火，邪入胆腑，邪气从阳化热，胆热蒸迫精汁上溢，则口苦；郁火伤津，则咽干；足少阳之脉起于目锐眦，且胆与肝相表里，肝开窍于目，少阳木火循经上扰清窍，则头目晕眩。

本条从胆火内蕴，伤津、上扰立论，揭示了少阳病胆热、气郁的特点。凡见此三证，则标志着病邪传入少阳，故一般将其作为少阳病的审证提纲。

【原文】

少阳中风，两耳无所闻，目赤，胸中满而烦者，不可吐下，吐下则悸而惊。（264）

【释义】

本条论少阳病的见证及禁用吐、下二法。

少阳中风，为风邪侵袭少阳经腑之证。足少阳之脉行于头身两则，少阳经脉受邪，经气被郁，气血不利，故见耳聋，目赤；风火走窜经脉，结于胸膈，故胸中闷；胆腑郁热上扰心神则见心烦。本证治宜和解，如枢机得利，则风火自散。因病在少阳经腑，少阳为小阳，催吐、泻下皆不能解除少阳的邪气，只能白白耗伤少阳的正气，因此当禁用吐、下。如误用吐、下，则易耗伤心胆之气，心虚则悸，胆虚则惊，于是便出现了心胆不宁的悸而惊。

【原文】

伤寒脉弦细，头痛发热者，属少阳。少阳不可发汗，发汗

则谵语，此属胃，胃和则愈，胃不和，烦而悸。（265）

【释义】

本条论少阳病的见证及禁用汗法。

三阳病均可见到头痛，故应结合脉象进行鉴别。若头痛发热而脉浮，是病在太阳之表，治宜汗解；若头痛发热而脉洪大或滑数，是病在阳明之里，治宜清下；今头痛发热而脉见弦细，则为病在少阳。因弦为少阳气郁之象；细为正气不足，抗邪乏力之征，正是少阳病的主脉，因此说"属少阳"。少阳病的头痛，为少阳经脉受邪，经气不利所致，当见偏头疼痛；少阳病的发热，为胆火内郁所致，为持续发热。"脉弦细，头痛发热"，揭示了少阳病容易经腑同病的特点。少阳病治宜和解，其病位不在表，故不可发汗。若误汗，则有可能伤津化燥，燥热入于阳明，上扰心神则谵语，故曰"此属胃"。"胃和则愈，胃不和烦而悸"，是论述邪传阳明后的两种转归。其一"胃和则愈"，此证若津液能够自复，则胃燥得润而愈；或需少与调胃承气汤，微和胃气，使胃气调和而病愈。其二为"胃不和，烦而悸"，即津液不能自行恢复，又未经治疗，燥热不解，更加耗伤津液，故不但谵语不愈，且因阴血不足，心失所养，复为胃热所扰，而出现心烦、心悸等证。

【原文】

本太阳病不解，转入少阳者，胁下硬满，干呕不能食，往来寒热，尚未吐下，脉沉紧者，与小柴胡汤。（266）

【释义】

本条论太阳病转入少阳的脉证与治法。

原本是太阳病，邪气传入少阳，疾病未愈。胁下硬满，为少阳经脉有邪，经气不利的表现；干呕不能食，是胆热犯胃胃气上逆的特征；往来寒热是寒邪在经，正邪交争，互有进退的结果。脉沉紧，沉主气郁于里而不能外达，紧即弦象，也为少阳病的主脉。此证如果未经吐、下等误治，正气未伤，当用小柴胡汤和枢机，解郁结。

辨太阴病脉证并治

【原文】

太阴之为病，腹满而吐，食不下，自利①**益甚，时腹自痛。若下之，必胸下结硬**②**。**（273）

【注解】

① 自利：非误治所致的自发性下利。

② 胸下结硬：胃脘部痞结胀硬。

【释义】

本条为太阴病的提纲，并论及其误下后的变证。

太阴病的主要证候是太阴脏虚寒证，本条则以太阴脏虚寒证的临床表现作为太阴病的提纲。太阴脏虚寒证为脾阳、脾气虚，运化失司，寒湿留滞，升降紊乱的病证。脾阳虚弱，中阳不运，寒湿内阻，气机不畅，故见腹满和时腹自痛，但以时满时减，隐隐作痛，喜温喜按，得温得按则缓解为特点。中阳不运，纳化失司，则饮食难下；清阳不升，浊阴不降，胃气上逆则呕吐；脾虚不升，寒湿下注则自利。其下利的特点是大便稀溏。所谓"自利益甚"，一是言其下利如果不加治疗，就会越来越重，因为下利会伤脾阳，越下利，脾阳越虚，脾阳越虚，下利就会越重；二是言下利和呕吐相比较，以下利为重，这是和胃寒的吐利，以呕吐为主所不同的地方；三是言腹满、腹痛、食不下、呕吐诸证，皆随下利的加重而加重，这是因为下利越重，脾阳就越虚，诸证自然也就会越重。证属太阴脾脏虚寒，当用温中补虚，健脾燥湿法治疗。若将本证误作里实而妄投攻下，则徒伤中阳，寒湿凝滞，结于胸下，就可能出现胸下结硬的虚实兼见的变证。

【原文】

自利不渴者，属太阴，以其脏有寒①**故也。当温之，宜服四逆辈**②**。**（277）

【注解】

① 脏有寒：脾脏虚寒。

② 四逆辈：指理中、四逆汤一类的方剂。《医宗金鉴》说："四逆辈者，指四逆、理中、附子等汤而言也。"

【释义】

本条论太阴脏虚寒下利的证治。

自利不渴，是太阴脏虚寒证的特征，这是脾阳脾气虚，运化失司，升降紊乱，寒湿下注所造成的。其大便稀溏的特点已如273条释义中所述。脾阳不运，内有寒湿，故口不渴。这既可以和热利伤津，常伴有口渴的证候相鉴别；也可以和少阴虚寒下利，阳虚气化失司，津液不化，而见自利而渴的证候相鉴别。证为太阴脾脏虚寒，治宜温中补虚止利。但由于太阴下利有自利益甚的特点，随着下利的加重，就由单纯的脾阳虚发展到脾肾两虚，进而就有可能由太阴下利发展到少阴下利。因此仲景在这里并没有说某某汤主之，而是说"宜服四逆辈"。四逆辈，包括理中、四逆一类方剂。从而提示医者，治疗此类证候，应视病情的轻重选方用药，轻则用理中汤、理中丸，稍重则用理中汤加附子，当发展到少阴下利时，则当用四逆汤一类方剂了。

【原文】

伤寒脉浮而缓，手足自温者，系在太阴①。太阴当发身黄；若小便自利者，不能发黄。至七八日，虽暴烦②下利日十余行，必自止，以脾家实③，腐秽④当去故也。(278)

【注解】

① 系在太阴：系，联系之意。系在太阴，病证已经涉及到太阴了。

② 暴烦：突然出现心烦。

③ 脾家实：实，此指正气充实。脾家实，即脾阳脾气恢复、充实之义。

④ 腐秽：指肠中腐败秽浊之物。

【释义】

本条论太阴腐浊不化证自愈的临床表现和机理。

伤寒脉由浮紧变为浮缓，又无发热、汗出和头项强痛等表证，提示表寒已经入里。证见手足自温，而无口渴和发热，则知其病不在阳明而为邪入太阴之兆。太阴为至阴，抗邪之力不足，感邪后则不能表现为全身的发热，但脾阳尚能达于四末，故仅见手足自温。因此仲景言"是为系在太阴"。寒邪与太阴素有的湿浊相合，遂成太阴寒湿内盛证。本证以邪盛为主，和太阴脏虚寒证以正虚为主者是不同的。

邪入太阴，与太阴素有的湿邪相合，若小便不利而湿邪不得下泄，则寒湿郁滞在里，迫使脾之本色外露，而发身黄；或认为寒湿郁滞在里，影响肝胆疏泄，从而就可以形成寒湿发黄。对太阴寒湿发黄的治法，当于寒湿中求之，也就是从治疗寒湿病证的方法中寻求治法。湿盛者可用茵陈五苓散，寒重者可用茵陈术附汤或茵陈四逆汤。

若小便自利，则是肌体的抗邪能力发挥了作用，而能驱除湿邪外出的表现。湿有出路，寒湿不能郁阻，也就不能发黄。湿去而太阴腐浊内留肠道，至七八日，病人突然出现心烦，并出现下利日十余次，这是脾阳来复，脾气充实，正邪相争，驱除肠道腐浊邪气外出的一种表现。腐浊去尽，下利自止，其病则愈。因此说"此脾家实，腐秽当去故也"。

太阴脏虚寒证，以正虚为主，自利益甚，不经治疗，不会自愈；太阴腐浊不化证，以邪盛为主，原本并无下利，但当正气驱邪外出时，则见暴烦下利日十余行，这是邪有出路，故可自愈。两者虽皆属太阴病，但一为正虚，一为邪盛，预后截然不同，不可混淆。

【原文】

本太阳病，医反下之，因尔腹满时痛者，属太阴也，桂枝加芍药汤主之。大实痛者，桂枝加大黄汤主之。（279）

【释义】

本条论太阴经脉受邪，气血失和的证治。

太阳病原本不应当泻下，医者反而误用攻下，则导致邪气入里。证见腹满时痛，仲景谓"属太阴也"。太阴为病，有邪气在脏者，也有邪气在经者。若如273条和277条所述，证见吐利，腹满和时腹自痛，是邪在脏的太阴脏虚寒证。今虽见腹满时痛，但并无吐利等表现，则是邪气内传太阴脾经。太阴经脉受邪，气血不和，气不利则腹部胀满，血不和则经脉拘急而腹痛。治用桂枝加芍药汤，疏通经脉，和里缓急。"大实痛"则是腹痛剧烈，以至拒按，这是太阴经脉气血失和，进一步发展为气滞血瘀的表现。治用桂枝加大黄汤疏通经脉，化瘀止痛。

辨少阴病脉证并治

【原文】

少阴之为病，脉微细，但欲寐①也。（281）

【注解】

①但欲寐：指精神萎靡，昏沉困顿，神志恍惚，意识朦胧的状态。

【释义】

本条为少阴病的提纲。

微者，薄也。微脉，指脉来微弱无力，搏波动幅度极小，似有似无。这是由于心肾阳衰，鼓动无力所致。细者，小也。细脉，指脉形细小如丝，这是由于心肾阴液精血虚少，脉道不能充盈所致。脉既微且细，提示少阴病是心肾阴阳俱虚而又以肾阳虚衰为主的病证。

但欲寐，其表现是精神萎靡不振，神志恍惚昏沉，意识朦胧，似睡非睡，似醒非醒的状态，病人对外界事物的反应能力低下。这是由于心肾阴精阳气虚衰，精神失养所致。以上一脉一证，概括了少阴病心肾阴阳气血俱虚，而又以肾阳虚衰为主的具有全身性正气衰弱的病机特点，所以可以作为少阴病的提纲。

【原文】

少阴病，欲吐不吐，心烦，但欲寐，五六日，自利而渴者，属少阴也，虚故引水自救。若小便色白者，少阴病形悉具。小便白者，以下焦虚有寒，不能制水，故令色白也。（282）

【释义】

本条论少阴寒化证形成的过程及临床特点

少阴病涉及心肾，由于心为火脏，肾为水脏，肾中又藏元阴元阳，所以当素体少阴阳虚阴盛的时候，外邪侵入人体，就容易从阴化寒，于是就形成了少阴寒化证。由于肾阳虚衰，阴寒上逆则欲吐，但胃腑空虚，无物可吐，故证见欲吐不吐。肾阳虚衰，虚阳勉强与阴寒相争，争而不胜则心烦。阴精阳气虚衰，精神失养，神疲不支，则见但欲寐。肾阳虚衰，火不暖土，腐熟无权，则自下利。其下利的特点是下利清谷，完谷不化。肾阳虚衰，气化失司，不能蒸化津液，津不布达，则口渴，即仲景自注云"虚故引水自救"。但这种口渴应是喜热饮，不多饮。这和热盛伤津的大烦渴不解，渴喜冷饮是不同的。因此"自利而渴"就成了辨别少阴下利的要点。小便色白，即小便清长，是少阴阳虚，阳不制水的表现，为少阴阳虚寒盛的辨证依据之一，这正如《素问·至真要大论》所说："诸病水液，澄澈清冷，皆属于寒。"至此，少阴寒化证阳虚寒盛之象已确诊无疑，故以"少阴病形悉具"一语而总括之，并自注云："小便白者，以下焦虚有寒，不能制水，故令色白也。"

【原文】

少阴病，八九日，一身手足尽热者，以热在膀胱，必便血也。（293）

【释义】

本条论少阴阴病出阳脏邪还腑的证候表现和机理。

由于太阳和少阴脏腑相连，经脉相互络属，构成了阴阳相合，表里相连的关系，故其病变常互相影响。当少阴阳气不足时，太阳之邪可以内入少阴，而成少阴阳衰阴盛证；当少阴阳气来复后，少阴之邪又可以外出太阳，而见肾热外合膀胱的尿血证。本条所述，有人认为原是少阴寒盛伤阳证，因这种证候并非真阳衰微，而是以寒邪盛为主，如283条所说："病人脉阴阳俱紧，反汗出者，亡阳也。此属少阴，法当咽痛而复吐利。"在这种情况下，阳气常常有来复的机转，假如阳气恢复，阴寒退却，阴阳平秘，则病可自愈。假如少阴阳复太过，阳盛则热，病证又会有由阴转阳，由寒变热的机转。于是邪气外转太阳，热移膀胱之腑，不仅出现了一身手足尽热，而且热伤血络，还可以出现尿血。也有人认为，本证是少阴热化证，其热外出膀胱，而见一身手足尽热和尿血。但应当注意的是，少阴外出太阳只是外出太阳之腑，而不是太阳之表。

【原文】

少阴病，始得之，反发热，脉沉者，麻黄细辛附子汤主之。（301）

【释义】

本条论太少两感第一天的证治。

少阴病，始得之，脉沉者，是言患少阴病的第一天，证仅见少阴里阳虚的苗头，即脉沉，并没有出现下利清谷，四肢厥逆等里虚寒重证，而此时即见发热，故曰"反发热"。因少阴病只有在阴盛格阳的时候才可以出现发热，在其初起的时候是不会出现发热的。可见这里的发热并不是少阴病的表现，而应是太阳表证的特征。少阴里阳虚和太阳表证同见，故为太少两感。由于少阴病仅见脉沉之阳虚轻证，故可以表里同治，用麻黄细辛附子汤温经发汗，表里双解。

【原文】

少阴病，得之二三日，麻黄附子甘草汤微发汗。以二三日无证①，故微发汗也。（302）

【注解】

① 无证：《金匮玉函经》、《注解伤寒论》均作"无里证"，指没有出现下利清谷，手足厥逆等里虚寒的重证。

【释义】

本条论太少两感第二三天的证治。

这里所说的少阴病，是承接301条太少两感证而言，太少两感若得之二三日，虽然还没有出现下利清谷，手足厥逆等里阳虚的证候，但毕竟病已延至二三天，恐少阴阳虚有所发展，不任麻黄细辛附子汤发汗，则改用麻黄附子甘草汤温经微发汗。可见仲景对外感兼里虚的治疗是十分审慎的。

如果用过上述两方后，太少两感之证并没有得以缓解，则应如92条所述："病发热，头痛，脉反沉，若不差，身体疼痛，当救其里，宜四逆汤。"其中"若不差"，即是指用过麻黄细辛附子汤和麻黄附子甘草汤后，病没有好转的意思。

如已见下利清谷，手足厥逆之里证，虽有身疼痛，则二方皆不可用，当先用四逆汤救里，再行解表，这就是91条所说："伤寒，医下之，续得下利清谷不止，身疼痛者，急当救里；后身疼痛，清便自调者，急当救表。救里宜四逆汤，救表宜桂枝汤。"

【原文】

少阴病，得之二三日以上，心中烦，不得卧，黄连阿胶汤主之。（303）

【释义】

本条论少阴阴虚火旺，心肾不交的证治。

少阴病，得之二三日以上，证见心中烦，不得卧，是由于素体少阴阴虚阳亢，外邪从阳化热，肾水不足，不能上济心火，心火亢盛，心肾不交所造成的。还应当伴见口燥咽干，舌红绛少苔，脉细数等。治用黄连阿胶汤滋阴清火，交通心肾。

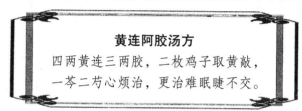

黄连阿胶汤方

四两黄连三两胶，二枚鸡子取黄敲，

一芩二芍心烦治，更治难眠瞙不交。

【原文】

少阴病，得之一二日，口中和①，其背恶寒者，当灸之，附子汤主之。（304）

少阴病，身体痛，手足寒，骨节痛，脉沉者，附子汤主之。（305）

【注解】

① 口中和：口不渴、不苦、不燥。

【释义】

此两条论少阴阳虚身痛证的证治。

少阴病，证见身体痛，骨节痛，是少阴阳虚，肌肤骨节失温，寒湿凝滞于肌肤骨节所造成的。手足寒，背恶寒，是少阴阳虚，四末失温和督脉阳气不充的缘故。脉沉为少阴阳虚，鼓动无力的脉象，也说明本证的身疼痛、背恶寒不是太阳表证。

口中和，即口中不干、不苦、不燥，以此除外阳明胃热弥漫津气两伤，气不固表的背微恶风寒之证，也就是除外了白虎加人参汤证。证属阳虚外有寒湿，治当灸、药并用。灸法可取关元、气海、大椎、膈俞等穴。方用附子汤扶阳温经，散寒除湿以治身痛。

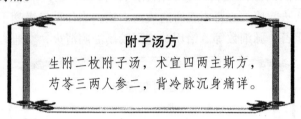

附子汤方

生附二枚附子汤，术宜四两主斯方，
芍苓三两人参二，背冷脉沉身痛详。

【原文】

少阴病，下利便脓血者，桃花汤主之。（306）

少阴病，二三日至四五日，腹痛，小便不利，下利不止，便脓血者，桃花汤主之。（307）

【释义】

此两条论下利滑脱不禁的证治。

这里所说的少阴病，下利不止，是由于少阴气虚，关门不固所致，当见下利滑脱，而无里急后重，下利灼热之感。便脓血，是由于脾阳脾气虚衰，气不摄血，于是便导致了大便下血并夹有粘液，特点是脓血晦暗不泽，腥冷不臭。阳虚寒凝，筋脉拘挛，则见腹痛绵绵，喜温喜按，并兼口淡不渴。下利津伤，化源不足，则见小便不利，小便少。治用桃花汤温阳固脱，涩肠止利。

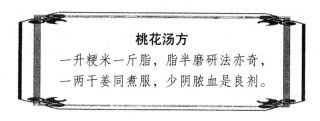

桃花汤方

一升粳米一斤脂，脂半磨研法亦奇，

一两干姜同煮服，少阴脓血是良剂。

【原文】

少阴病，吐利，手足厥冷，烦躁欲死者，吴茱萸汤主之。（309）

【释义】

本条论胃寒剧吐，升降逆乱的证治。

本条虽然冠以少阴病，但病机的关键在于寒邪伤胃，胃寒气逆，出现了剧烈呕吐，进而导致升降逆乱而见下利。由于剧烈呕吐，升降逆乱，使病人痛苦难耐，辗转反侧，便出现了烦躁欲死的表现。由于剧烈呕吐，气血逆乱，一时不能顺接于手足，因而就在呕吐发作的时候，出现了手足厥冷。治用吴茱萸汤温胃散寒，降逆止呕。

本条与296条"少阴病，吐利躁烦，四逆者死"症状相似，因此我们可以将其作为少阴病的类似证来看待。但296条为死证，而本条为可治证，其原因在于彼为少阴阳衰阴盛，阳不胜阴，以正虚为主；此为寒邪伤胃，邪正剧争，以邪盛为主。

【原文】

少阴病，下利，咽痛，胸满心烦，猪肤汤主之。（310）

【释义】

本条论少阴病虚热咽痛的证治。

本证为少阴阴虚有热之证，少阴虚热下迫肠道则见下利。足少阴经脉从足至腹，穿膈过肺，循喉咙，夹舌本，其支者从肺出，络心，注胸中。因此当少阴阴虚，虚热上浮，循经熏于咽喉，则可见咽痛。少阴虚热循经上扰，经气不利，则见胸满；上扰心神，心神不宁，则见心烦。治用猪肤汤滋肾润肺而清虚热，补脾和中而止下利。

【原文】

少阴病二三日，咽痛者，可与甘草汤；不差，与桔梗汤。
(311)

【释义】

本条论少阴病客热咽痛的证治。

本证之咽痛，以方测证，为外来邪热中于少阴经脉。咽痛程度不重，可伴有轻度红肿，且只有咽部症状而无其它兼证，所以只用一味生甘草清解阴经客热。若服后咽痛不愈者，可加桔梗以开喉痹。

【原文】

少阴病，下利，白通汤主之。(314)

少阴病，下利脉微者，与白通汤；利不止，厥逆无脉，干呕烦者，白通加猪胆汁汤主之。服汤脉暴出者死，微续者生。
(315)

【释义】

此两条论少阴阴盛戴阳的证治以及服白通汤后出现格拒时的处理方法。

少阴病下利，或下利脉微，为脾肾阳衰，火不暖土所致，但治以白通汤，而不是四逆汤，其证一定有所省略。因白通汤以葱白为主药，据317条"面色赤者加葱九茎"来看，此证还应当有"面色赤"这一主要表现，这也是阴寒盛于下，虚阳戴于上的特征性表现。因此以方测证，本证应当是阴盛于下，戴阳于上。故用白通汤破阴回阳，交通上下。

但服白通汤后，如果出现下利不止，厥逆无脉，干呕心烦，这就是阴盛戴阳证服用白通汤后发生格拒的现象。真阳衰微，不能固摄，则利下不止；阳亡阴竭，心肾俱衰，血脉不充，四末失温，则厥逆无脉；阴寒上干，则干呕烦。正是阴寒太盛，对大热之药拒而不受，反而激惹了寒邪的势力，以致证情增剧的表现。这也就是王冰所说的"甚大寒热者，必能与违其性者争雄，异其势者相格也。"遵照《黄帝内经》"甚者从之"的方法，在白通汤中加入苦寒的猪胆汁、咸寒的人尿作为反佐，引阳药入阴寒之阵，以达到破阴回阳的效果。服汤后，如果脉突然出现浮大躁动，这就是"脉暴出"，为阴液枯竭，孤阳无依，虚阳发露于外的征象，预后险恶；如果服汤后，脉由沉伏不出，而缓缓出现，这就是"脉微续"，是阴液未竭，阳气渐复的表现，预后则好。

【原文】

少阴病，二三日不已，至四五日，腹痛，小便不利，四肢沉重疼痛，自下利者，此为有水气，其人或咳，或小便利，或下利，或呕者，真武汤主之。(316)

【释义】

本条论阳虚水泛的证治。

素体少阴阳虚，邪从寒化，导致肾阳进一步虚衰，阳虚不能制水化水，从而导致水邪泛滥。腹痛是水寒在内，筋脉拘急所致；小便不利是肾阳虚衰，气化失司的表现；四肢沉重疼痛，是水寒之邪浸渍四肢，经气运行不畅的结果；自下利为水邪浸渍胃肠，清浊杂下的表现。诸证皆由水寒之邪浸渍所致，故以"此为有水气"概括其病机。水邪变动不居，常随气机的升降出入而逆流横溢，随处为患，所以本证多见或然之证。如水邪犯肺，肺气上逆则为咳；水邪犯胃，胃失和降则为呕；水邪下趋大肠，传导失司，则为下利；下焦阳虚，不能制水，或可见小便清长。治用真武汤温阳利水。

本条应和82条："太阳病，发汗，汗出不解，其人仍发热，心下悸，头眩，身瞤动，振振欲擗地者，真武汤主之。"相互参照，82条是太阳病过汗损伤少阴之阳而成；本条是少阴病邪气渐深，肾阳日衰，邪从寒化所致。病机皆属阳虚水泛，均主以真武汤温阳化气利水。

【原文】

少阴病，下利清谷，里寒外热，手足厥逆，脉微欲绝，身反不恶寒，其人面色赤，或腹痛，或干呕，或咽痛，或利止脉不出者，通脉四逆汤主之。(317)

【释义】

本条论少阴病阴盛格阳的证治。

在少阴病阳衰阴盛证的前提下，出现身反不恶寒，其人面色赤，但是手足厥逆、下里清谷、脉微欲绝、但欲寐等证仍在，这是阴寒盛于内，虚阳被格于外所致，即原文所说的"里寒外热"，也就是内真寒，外假热。因为阳气是含有热能的，携带有热量的细微物质，当虚阳被格于体表的时候，必然会出现身热反不恶寒和面色赤的表现。脾肾阳衰，寒凝气滞或可见腹痛；寒气上逆，干犯于胃，或可见干呕；寒邪闭塞少阴经脉，经脉拘挛或可见咽痛；利久伤津耗液，阴液告竭，无物可下，利无可利，或可见利止；阴血虚少，脉道失充，或可见脉不出。诸证皆因阳衰阴盛，阴盛格阳所致，治用通脉四逆汤破阴回阳，交通内外。

【原文】

少阴病，四逆，其人或咳，或悸，或小便不利，或腹中痛，或泄利下重者，四逆散主之。（318）

【释义】

本条论少阴阳郁的证治。

本条虽言少阴病，但不伴见恶寒蜷卧，下利清谷，脉微细，但欲寐等全身虚寒的证候，且治以四逆散，可知其四逆是少阴阳气郁遏于里，不能透达于四末所致。证属少阴阳郁，而非少阴阳虚。故治以四逆散疏畅气机，透达郁阳。由于少阴肾阳是一身阳气之根本，少阴阳郁，脏腑失助，或易被寒邪所乘，或易兼水邪内生，因此就出现了诸多的或见之证。如肺失阳助，水寒犯逆，则为咳；心失阳助，水邪上凌，则为心悸；三焦膀胱失助，气化失司，则小便不利；脾阳失助寒邪内乘，则腹中痛；中寒气滞，则泄利下重。临证时，根据见证不同，在四逆散的基础上随证化裁，使方药与病证相合，多可获效。

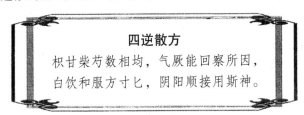

四逆散方

枳甘柴芍数相均，气厥能回察所因，
白饮和服方寸匕，阴阳顺接用斯神。

【原文】

少阴病，下利六七日，咳而呕渴，心烦不得眠者，猪苓汤主之。（319）

【释义】

本条论少阴阴虚有热水热互结的证治。

阴虚水热互结证的成因有二，一是本条所述，为素体少阴阴虚阳盛，邪从热化，热与水结而成。二是阳明病篇223条，为阳明经热误下伤阴，邪热和水结于下焦而成。邪气来路虽不相同，但导致阴虚水热互结证的结果是一致的。

肾阴虚于下，心火亢于上，心肾不交，火水未济，则可见心烦，不得眠。水热互结，津液不化，又有阴虚津乏，则见口渴；水热互结，气化不利，证应见小便短赤频数，尿道涩痛，这就是223条所说的小便不利。水热互结，水邪偏渗大肠，或可见下利；水邪上逆犯肺，肺气上逆，或可见咳；水邪上逆犯胃，胃气上逆，或可见呕吐。证属阴虚水热互结，治用猪苓汤育阴清热利水。

【原文】

少阴病，得之二三日，口燥咽干者，急下之，宜大承气汤。（320）

【释义】

本条论少阴急下证之一

本条称少阴病，既不是少阴寒化证，也不是少阴热化证，而应是少阴亡阴失水证。寻求少阴亡阴失水证之病机，从现有的口燥咽干来看，当是原有阳明燥热，进而灼伤少阴津液所致，津液无以上承，因此才出现了口燥咽干的表现。如果临床能进一步了解病史，知其数日前曾有典型的阳明腑实证的表现，而近来逐渐发展到少阴亡阴失水的地步，则诊断会更加确定。对于此证的治疗，是补水还是泄热，也就是说，是扬汤止沸，还是釜底抽薪？仲景采取了釜底抽薪的方法，也就是用大承气汤急下阳明，以救少阴的方法。

【原文】

少阴病，自利清水，色纯青①，心下必痛，口干燥者，可下之，宜大承气汤。（321）

【注解】

① 自利清水，色纯青：清，厕也，此处作上厕所便、排、拉解释。青，绿色。自利清水，色纯青，意思是下利，拉的是青绿色的水样便。

【释义】

本条论少阴急下证之二。

本条所言少阴病，仍是少阴亡阴失水证。究其原因，尚有自利清水，色纯青。注家多认为这是阳明燥热逼迫津液下泄的表现，也称其为"热结旁流"。心下必痛，则是阳明燥实内结，气血壅滞的特征。口干燥，是津液耗伤所致。因此本证也属阳明燥热下伤少阴阴液。治疗也用大承气汤，急下阳明以救少阴。

但笔者认为，此证的"心下必痛"并不是阳明腑实证的表现，而应是少阳胆腑热实证的特征，和 103 条的"心下急"，165 条的"心中痞硬"是同一个证候。而"自利清水，色纯青"，则是胆腑燥热逼迫胆液下泄的结果，大量的胆液经肠液稀释后，则呈青绿色。而胆腑热实证同样可以下伤少阴阴液，直至发展成少阴病的亡阴失水证。当代临床经常能见到急性胆囊炎、胆道结石症的急性发作、乃至急性胰腺炎所致的脱水证，这就是明证。对于少阳胆腑热实证下伤少阴阴液所导致的亡阴失水证，本当用大柴胡汤来治疗，为什么仲景在这里用大承气汤呢？其实在"辨可下病脉证并治"篇里，就有"少阴病，下利清水，色纯青，心下必痛，口干燥者，可下之，宜大柴胡、大承气汤"的记述，可见仲景对此证的治疗，首选的也是大柴胡汤。

【原文】

少阴病，六七日，腹胀不大便者，急下之，宜大承气汤。（322）

【释义】

本条论少阴急下证之三。

少阴亡阴失水证已经六七日，究其原因，尚可见到腹胀不大便，从而提示，里有阳明燥热内结，阳明腑气壅滞。证属土实水竭，治当用大承气汤急下存阴。

阳明病篇有三条急下证，少阴病篇也有三条急下证。阳明三急下证，是论阳明腑实证病势急，发展快，有劫伤少阴真阴之势，故以大承气汤急下阳明燥热，以存少阴阴液，这是从腑热灼伤脏阴而论。少阴三急下证，是论少阴阴虚津竭，亡阴失水，寻其原因，乃是被燥热所灼而致，故以大承气汤釜底抽薪而救少阴，乃是从脏阴被腑热耗伤而论。从腑者言其邪，从脏者言其正。所下者均为燥热，所存者皆属少阴之真阴。但无论是阳明急下三证还是少阴急下三证，在原文的描述中，其燥热内炽的症状并不明显，所以后世有人就补充了潮热，谵语，腹满痛，绕脐痛等等。其实仲景原文的描述，皆来自临床实际，当燥热耗竭少阴真阴的时候，病人已经处于亡阴失水的状态，肌体抗邪的能力低下，或者说肌体的反应能力已经下降，因此那些正邪激烈相争的症状有时候就不可能明显出现，如果补充这些症状，反有添足之嫌。临床遇到这一类证候，当从病史和全身的情况来综合判断，以便确定是否使用急下存阴的方案。当然后世增液和泻下同施的治法，当今中西药物同用的方法，较之《伤寒论》的急下存阴法，就更为稳妥了。

【原文】

少阴病，脉沉者，急温之，宜四逆汤。（323）

【释义】

本条论少阴阳虚应当急温的治疗原则。

少阴病，脉沉，是少阴阳虚无力鼓动气血的表现。但和脉微细，脉微欲绝相比较，这仅仅是少阴阳虚的苗头。见此苗头就急温，提示少阴阳衰阴盛为急证重证，临床应见微知著，防微杜渐，只要见到阳衰的苗头，就应积极救治。若当畏寒蜷卧、下利清谷、四肢厥逆，脉微细，但欲寐等证尽皆出现的时候，则格阳、亡阳之势往往在所难免，就会给治疗增加许多困难。因此后世就有"少阴急温如救溺然"的警示。

辨厥阴病脉证并治

【原文】

厥阴之为病，消渴，气上撞心，心中疼热，饥而不欲食，食则吐蛔，下之利不止。（326）

【释义】

本条论厥阴寒热错杂证的表现，仲景也将其作为厥阴病的提纲。

本证乃是寒邪郁遏厥阴相火而致。相火郁极乃发，进而郁火上冲，而成上热；但阴寒并未退尽，寒邪仍在，而为下寒，于是便形成了上热下寒，寒热错杂的证候。消渴，即口渴能饮，虽然消耗了大量的水，但仍不解渴的症状，这是由于厥阴木郁化火，郁火伤津所致，这比少阳郁火伤津的咽干显然为重；足厥阴之脉，挟胃，上贯膈，厥阴相火循经上冲，则见气上撞心，心中疼热，这也重于少阳病的心下支结；肝热犯胃，则嘈杂似饥，阴寒未退，脾阳被遏，运化失司，则不欲饮食，从而出现了饥而不欲食的表现，和少阳病的不欲饮食相类。可见厥阴病和少阳病有许多相类似的表现。脾虚肠寒则成下寒，肝热犯胃，则为上热。蛔虫素有喜温避寒的特性，若患者素有蛔虫寄生，当人体呈上热下寒的异常变化时，则蛔虫不安其处而上逆，从而就出现了食则吐蛔的现象。本证以上热下寒、寒热错杂为特点，治宜清上温下，可选乌梅丸。如用苦寒攻下，必更伤脾阳脾气，使下寒更甚，从而引发下利不止。

本条为什么可以作为厥阴病的提纲？因为厥阴病或寒、或热、或寒热错杂、或厥热进退、或自愈、或死亡，可谓变化多端，单纯的寒证、热证、自愈证、死证，都不能代表厥阴病的特点。因此只有用寒热错杂证为提纲，才可以揭示厥阴病错综复杂，两极转化的特点。

【原文】

伤寒一二日至四五日，厥者必发热，前热者，后必厥，厥深者，热亦深，厥微者，热亦微，厥应下之，而反发汗者，必口伤烂赤。（335）

【释义】

本条论热厥的成因、证候特点、治则与治禁。

热厥是由于热邪内伏，使阳气内郁而不能外达所致的手足厥冷。热厥在病史上的特点是，先见发热，后见手足逆冷，见厥而热不退。这就是"厥者必发热，前热者，后必厥"的意思，这也是和寒厥相鉴别的地方。寒厥是由少阴阳虚，四末失温所造成的，少阴阳虚发展到阴盛格阳的时候，也是四肢厥逆和发热同见，但其特点是先见厥冷，后见发热，见热而厥不退。热厥的另一个特点是，厥深者热亦深，厥微者热亦微，也就是说，厥逆的轻重与热邪伏郁的浅深及热邪程度的轻重成正比。热邪深重，厥冷则甚；热邪轻浅，厥冷则轻。

论及热厥的治法，则"厥应下之"。如果里热已成实，证见发热，腹满痛，不大便，手足厥冷，则当用攻下实热的方法。仲景未出方药，后世医学家认为，可选大柴胡汤或承气汤一类方剂。当然如果里热未成实，证见脉滑，口渴，汗出，发热，手足厥冷等，治当清热回厥，用白虎汤。

热厥禁用辛温发汗，因辛温之药可以助热伤津，致使火热熏蒸，就有可能发生口舌生疮，红肿溃烂的变证。因此说"而反发汗者，必口伤烂赤"。

【原文】

凡厥者，阴阳气不相顺接便为厥。厥者，手足逆冷者是也。（337）

【释义】

本条论厥的病机和表现。

厥的症状表现就是手足逆冷，也就是手足发凉。

厥的基本病机是阴阳气不相顺接。阴血阳气循行周身，阴阳相贯，如环无端，内养五脏六腑，外荣四肢百骸，则厥逆不生，这就是阴阳气相顺接。或者因阴血、阳气某一方的不足，或者因寒、热邪气的郁遏阻隔，或者因痰、水等有形病理产物的阻滞，或者因气机的郁结，都可以导致阴血或阳气不能顺接于手足，于是就可以形成手足发凉的厥逆证。因此本条可以看成是辨厥逆证的总纲。

【原文】

伤寒脉微而厥，至七八日，肤冷，其人躁无暂安时者，此

为脏厥①，非蛔厥也。蛔厥者，其人当吐蛔，令病者静，而复时烦者，此为脏寒②，蛔上入其膈，故烦，须臾复止，得食而呕，又烦者，蛔闻食臭③出，其人常自吐蛔。蛔厥者，乌梅丸主之。又主久利④。（338）

【注解】

① 脏厥：因内脏真阳衰竭而导致的厥逆。

② 脏寒：内脏有寒，在这里具体指脾虚肠寒。

③ 食臭：饮食的香味。

④ 久利：反复发作，经久不愈的下利。

【释义】

本条论脏厥的表现和蛔厥的证治

从"伤寒脉微而厥，至七八日，肤冷"可知，此证是由少阴传来，是在心肾真阳虚衰的基础上，又出现了厥阴肝与心包相火的衰竭。五脏六腑阳气大虚，四末、肌肤失温，不仅手足厥冷，而且全身肌肤都已经发凉，故名以脏厥。如果再出现其人躁无暂安时，则是真阳衰微，正不胜邪之象，病情险恶，预后不良。脏厥是六经病发展的终末期，阴寒盛至极，真阳衰至极。在五脏六腑真阳衰竭的情况下，并不存在着物极必反，阳气来复的内在条件，因此脏厥证的结果常会发展为厥阴死证。

蛔厥证因蛔虫内扰而发病，故应有吐蛔史。时烦时止，得食而烦，须臾复止是蛔厥的特点。这是由于蛔虫喜温而避寒，当脾虚肠寒时，蛔虫则不安其处，遂上窜入膈，蛔虫扰动则见心烦。稍顷蛔虫内伏，其心烦即可缓解，即所谓"须臾复止"。当病人欲进食时，饮食的香味引发蛔虫骚动，致使胃失和降，则又见心烦，并可以伴见呕吐，有的还可能出现吐蛔，这就是蛔厥的特点。治当用乌梅丸清上温下，安蛔止痛。因乌梅丸是一张寒热并用，攻补兼施的方剂，因此又可用于治疗寒热错杂、虚实兼见、反复发作，经久不愈的慢性下利。

蛔厥一证临床确可见到，但仲景对其病机的解释，尚待进一步探讨。

乌梅丸方

乌梅丸用细辛桂，人参附子椒姜继，
黄连黄柏及当归，温脏安蛔治久利。

【原文】

伤寒脉滑而厥者，里有热，白虎汤主之。（350）

【释义】

本条论热厥里热未成实的证治。

外感病见脉滑而手足厥冷的，提示在里有热。里热盛，鼓动气血，气血涌盛，因而出现滑利的脉象；里热内伏，使阳气内郁而不得外达四末，故见手足厥冷。里热尚未成实，故用白虎汤辛寒清热。

【原文】

手足厥寒，脉细欲绝者，当归四逆汤主之。（351）

【释义】

本条论血虚寒厥的证治。

手足厥冷若兼见脉微欲绝，这是少阴阳虚，四末失温的证候。今手足厥寒，而兼见脉细欲绝，是言脉细如发如丝，则主肝血虚少，脉道不充，血脉不利；因此其手足厥寒，当是肝血不足，四末失养，复感寒邪，寒凝经脉所致。既可以称其为血虚寒厥证，又可以称其为血虚经寒证。治以当归四逆汤养血通脉，温经散寒。临床所见，此证除血虚、厥冷外，还当有手足末梢疼痛等表现。

【原文】

若其人内有久寒^①者，宜当归四逆加吴茱萸生姜汤。(352)

【注解】

① 内有久寒：内，此指厥阴之脏。内有久寒，即肝脏素有阴寒。

【释义】

本条论厥阴经脏两寒的证治

本证是在 351 条厥阴血虚经寒的基础上，又兼内有久寒。也就是厥阴肝脏原有沉寒痼冷，又有血虚寒凝肝脉，这就形成了厥阴经脏两寒证。治用当归四逆加吴茱萸生姜汤，温经暖脏祛寒，经脏同治。

当归四逆汤方和当归四逆加吴茱萸生姜汤方

三两辛归桂芍行，枣须廿五脉重生，

甘通二两能回厥，寒入吴萸姜酒烹。

【原文】

大汗出，热不去，内拘急^①，四肢疼，又下利厥逆而恶寒者，四逆汤主之。(353)

【注解】

① 内拘急：腹内拘急疼痛。

【释义】

本条论寒厥的证治。

在赵开美《仲景全书·翻刻宋版伤寒论》"辨厥阴病脉证并治第十二"的标题下，有"厥利呕哕附"5字，从而提示整理《伤寒论》者将可以独立成篇的"厥利呕哕病脉证并治"附在了厥阴病篇。既然如此，在厥阴病篇中涉及到的厥利呕哕病证的病位，就不应当皆和厥阴经脏有关。而本条所论的寒厥证，就是少阴病的寒厥证。少阴阳虚，阳不摄阴，则见大汗出。阳虚阴盛，虚阳外浮，则见热不去。阳虚失温，阴寒凝于内则腹中拘急疼痛，阴寒凝于外则四肢拘急疼痛，四末失温则厥逆，肌肤失温则恶寒。肾阳虚衰，火不暖土，腐熟无权则下利，以至下利清谷，完谷不化。证属少阴寒厥，治用四逆汤回阳救逆。

【原文】

伤寒厥而心下悸，宜先治水，当服茯苓甘草汤，却治其厥；不尔①**，水渍入胃**②**，必作利也。**（356）

【注解】

① 不尔：不这样。

② 水渍入胃：此指水邪渍入肠道。

【释义】

本条论水阻胃阳致厥的证治。

在外感病的病程中，出现手足厥冷而心下悸，是由于胃阳不足，不能化饮，水饮停滞胃脘所致。中焦阳气被水邪所遏，不能布达四末，则见手足厥冷；水气凌心，则见心下悸。治疗当先用茯苓甘草汤温胃化饮消水。不这样做，病证迁延日久，水邪浸入肠道，就会出现下利。如果用过茯苓甘草汤后，胃中水饮已化，手足厥冷之证仍在，这说明还有另外的原因导致了厥逆，再去辨求病本，据证论治，以治厥逆。

【原文】

伤寒六七日，大下后，寸脉沉而迟，手足厥逆，下部脉①不至，喉咽不利，唾脓血，泄利不止者，为难治，麻黄升麻汤主之。(357)

【注解】

① 下部脉：有两种解释，一是指寸口脉中的尺脉。一是指三部九候中的足部趺阳脉与太溪脉。

【释义】

本条论上热下寒，正虚阳郁的证治。

伤寒六七日，若表邪未解者，仍当解表；若邪气内传，有燥实内结者，方可攻下。本条是表证未除而误用苦寒攻下，使表邪内陷，阳气郁遏，伤阴损阳而发生一系列的变证。邪陷于里，阳郁不伸，则寸脉沉而迟。阳气内郁，不达四肢，则手足厥冷。热盛于上，灼伤津液，则咽喉不利；灼伤肺络，则咳唾脓血。阳气受损，寒盛于下，则下部脉不至。脾虚寒甚，清气下陷，则泄利不止。此属阳郁不伸，上热下寒，寒热错杂，虚实兼见之证。若单治寒则遗其热，单治热则碍其寒，补虚则助其实，泻实则碍其虚，故称"难治"。证属上热下寒，正虚邪实，但关键因素在于阳郁不伸，故治以麻黄升麻汤发越郁阳，清上温下，滋阴和阳。

【原文】

伤寒本自寒下，医复吐下之，寒格①，更逆吐下；若食入口即吐，干姜黄芩黄连人参汤主之。（359）

【注解】

① 寒格：指下寒与上热相阻格。

【释义】

本条论上热下寒相阻格的证治。

本病原是虚寒下利之证。医者误用吐下，致使寒邪阻格，使吐下更加严重。此时的下利，无疑属于脾寒气陷的虚寒性下利。此时的呕吐属寒属热？还当据病情辨证。如果是朝食暮吐，暮食朝吐，则属胃寒气逆的呕吐，这是胃家虚寒，腐熟无权，饮食不化，隔时而吐的特征。但本条所述却是"食入口即吐"，这是胃热气逆的特点，也是火性急迫的特征。之所以出现胃热气逆的呕吐，应是由于寒邪阻隔于中焦，使上热不得下达所致。于是上热则胃气不降而呕吐，下寒则脾气不升而下利。治以干姜黄芩黄连人参汤清上、温下，补中。

【原文】

热利下重者，白头翁汤主之。（371）

下利，欲饮水者，以有热故也，白头翁汤主之。（373）

【释义】

此两条论湿热下利的证治。

下重即里急后重，为肝经湿热下迫大肠，或大肠湿热下利的特征。因火性急，暴注下迫，故见里急；湿性缓，重浊粘滞，故下重难通。临床所见，湿热常会腐破血络而致大便中夹有脓血，重者则可见纯脓血便，血色鲜红。湿热互结，津液不化，又有热伤津液，故见渴欲饮水。此证常伴有发热、腹痛、舌红、苔黄等热证表现，治宜白头翁汤清热燥湿，凉肝解毒。

因本条归属厥阴病篇，所以注家多以肝经湿热下迫大肠立论，而白头翁汤也确实有清解肝经湿热的功效。其实白头翁汤也可以清解大肠湿热，如是大肠湿热下利而见里急后重，便脓血，渴欲饮水，腹中痛，用本方同样有效。

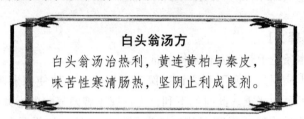

白头翁汤方

白头翁汤治热利，黄连黄柏与秦皮，

味苦性寒清肠热，坚阴止利成良剂。

【原文】

下利，谵语者，有燥屎也，宜小承气汤。（374）

【释义】

本条论燥热下迫而致下利的证治

阳明燥热内结，逼迫津液下泄，则见下利；热邪循经上扰心神，使心主言，心主神志的功能失司，则见谵语。用小承气汤泻下里实，里实去，燥热除，则谵语、下利自止。

阳明燥热逼迫津液的途径有三：一是逼迫津液外越而见多汗；二是逼迫津液偏渗而见多尿；三是逼迫津液下泄而见下利。这种燥热逼迫津液下泄的下利，前贤有称之为"热结旁流"者，是阳明燥热伤损津液最重的一种表现形式。

【原文】

下利后更烦，按之心下濡者，为虚烦也，宜栀子豉汤。
（375）

【释义】

本条论虚烦证的腹证。

下利后余热留扰胸膈，郁热扰心，心神不宁而见心烦。因邪气没有和有形的痰、饮、水、瘀、食等相结，故名以"虚烦"，其腹证的特点是，按之心下柔软。治宜栀子豉汤清宣郁热。

【原文】

干呕，吐涎沫，头痛者，吴茱萸汤主之。（378）

【释义】

本条论肝寒犯胃，浊阴上逆的证治。

厥阴肝寒犯胃，胃失和降则干呕。肝胃两寒，饮邪不化，则口中泛吐清涎冷沫。厥阴之脉连目系，上出额，与督脉会于巅顶，因此，当肝胃两寒，浊阴不化，其邪循肝经上攻，则可以见到巅顶作痛，甚至痛连目系，这种头痛，常常是夜间发作或夜间加重。本证为肝寒犯胃，浊阴上逆所致，故治以吴茱萸汤暖肝、温胃、降浊。

【原文】

呕而发热者，小柴胡汤主之。（379）

【释义】

本条论热性呕逆的证治。

第149条有"呕而发热者，柴胡汤证具"，论述的是少阳病的特征。因此本条的"呕而发热"，自然也会将其解释为少阳病。少阳胆热犯胃则呕，胆热内郁则发热。本条因在厥阴病篇，注家多认为是，厥阴脏邪还腑，里病达外，阴证转阳所致，是病情向愈之兆，当用小柴胡汤和解少阳。

其实肝热犯胃，也可以见到呕吐；肝热内郁，也可以见到发热。小柴胡汤可以清胆热，也能解肝热。因此"呕而发热"是肝热犯胃，还是胆热犯胃，在临床上可以根据病人的其他表现来具体确定，不必完全拘泥于脏邪还腑之说。

辨霍乱病脉证并治

【原文】

问曰：病有霍乱①者何？答曰：呕吐而利，此名霍乱。(382)

【注解】

①霍乱：霍，忽也，突然；乱，升降紊乱。霍乱，即突然出现的升降逆乱，吐利交作的病证。

【释义】

本条论霍乱的证候特点。

霍乱病的证候特点是，起病急骤，升降逆乱，吐利交作。本病多因饮食不节或生冷不洁，又感受寒湿、暑湿、疫疠之邪，以致胃肠功能紊乱，清浊相干，阴阳乖隔，升降失常所致。浊阴之邪上逆则呕吐，清阳之气下陷则下利。

【原文】

霍乱，头痛，发热，身疼痛，热多，欲饮水者，五苓散主之；寒多，不用水者，理中丸主之。(386)

【释义】

本条为霍乱病证治举例。

既言霍乱，必有卒然吐利的特征。又兼见头痛，发热，身疼痛等，是霍乱兼表证，此时当根据临床证候采取不同的治法。

若吐利兼见脉浮发热，头痛身疼，小便不利，渴欲饮水者，是内有水结又兼表证，水邪浸渍胃肠，升降逆乱，故发吐利。口渴为水邪内结，津液不化。小便不利为水邪内结，膀胱气化失司。治用五苓散疏散外邪，化气行水。待到水邪去，表邪解，胃肠无浸渍相干之患，则霍乱吐利得愈。

在霍乱吐利又有表证的前提下，寒多，不用水，是言恶寒明显而口不渴。这和277条的"自利不渴"十分相似，应是脾阳被伤，运化失司，升降紊乱而导致的吐利。此时虽有表证，因为已经有里虚寒的表现，在治疗上也要先温其里，用理中丸或理中汤，温中祛寒补虚。

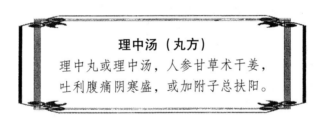

理中汤（丸方）

理中丸或理中汤，人参甘草术干姜，
吐利腹痛阴寒盛，或加附子总扶阳。

【原文】

吐利止而身痛不休者，当消息①和解其外，宜桂枝汤小和之。（387）

【注解】

① 消息：斟酌的意思。

【释义】

本条论霍乱里和而表未解的证治。

吐利是霍乱的主证，此言吐利止，说明里气已和，脾胃升降之机已复，病已向愈。但身痛不休，是表邪未罢的表现。吐下之后，阳气大伤，津液未复，表邪未解，故不可乱投发汗峻剂，以免大汗伤阳耗液，变证再起。宜斟酌病情之轻重，用桂枝汤微发汗以解肌表之邪，调和营卫之气。正如方有执《伤寒论条辨》所说，"小和，言少少与之，不令过度之意也"。

【原文】

吐利，发汗，脉平①，小烦②者，以新虚不胜谷气故也。(391)

【注解】

① 脉平：脉见平和之象。

② 小烦：微觉心中烦闷。

【释义】

本条论霍乱初愈当注意节制饮食。

霍乱吐利，经过治疗之后，脉见平和，说明大邪已去，病已向愈。若尚有微烦不适，多为吐泻之后，大病新差之余，脾胃之气尚弱，不能消化饮食的缘故，所以说"以新虚不胜谷气故也"。此时只要节制饮食，注意调养即可。且不可因小烦而误认为邪气未解，甚至滥用攻邪之药。

辨阴阳易差后劳复病脉证并治

【原文】

大病①差后，劳复②者，枳实栀子汤主之。(393)

【注解】

① 大病：伤寒热病，统称大病。

② 劳复：大病初愈，因过劳而复发者称劳复。

【释义】

本条论大病新差劳复的证治。

大病初愈，正气尚弱，阴阳未和，余热未清，脾胃未调，故当慎起居，节饮食，方可防止疾病的复发。若妄动作劳，如多言多虑劳其神，早坐早行劳其力等，皆可导致病情复发。本条之所以用枳实栀子豉汤清热除烦，宽中行气，当属余热留扰胸脘，并兼气机不畅之证，见证则当有心烦、腹满等。

【原文】

伤寒差以后，更发热，小柴胡汤主之。脉浮者，以汗解之；脉沉实者，以下解之。（394）

【释义】

本条论伤寒差后更发热的辨治方法。

伤寒差后更见发热，应分析其原因，或因大邪已去而余邪未尽，或因病后体虚，不慎调理而复感外邪，其治当凭脉辨证。若无表里证，仅是病后体虚，余热不尽，治以小柴胡汤疏利气机，扶正祛邪；若脉浮者，是表邪未尽，宜发汗解表；若脉沉实者，是里有积滞，当泻下和里。此举脉象以示病机，在具体运用时，还应联系病情，如脉浮者，欲用汗解，应见头痛、恶寒、发热等表证；脉沉实者，欲用下解，应具腹满、便秘等里实证。脉不浮不沉者，欲用小柴胡汤和解，应具、口苦、胸满、心烦、喜呕等少阳枢机不利证。

【原文】

大病差后，喜唾①，久不了了，胸上有寒，当以丸药温之，宜理中丸。(396)

【注解】

① 喜唾：时时吐唾沫或痰涎。

【释义】

本条论差后虚寒喜唾的证治。

大病差后，喜吐清冷唾沫或痰涎，此系脾失健运，肺失宣降的证候。脾寒则水湿内停，聚而生痰；肺寒则水气不降，聚而为饮。脾肺俱虚，津液不化而泛溢，故见多唾，且久不得愈，即所谓"久不了了"。治法当以温补中阳，用理中丸为宜。肺脾得温，阳气健运，津液得化，多唾之证自愈。《金匮要略·肺痿咳嗽上气病脉证治》中的"肺中冷，必眩，多涎唾，甘草干姜汤以温之"，其证治与本条相似，可互相参考。

【原文】

伤寒解后，虚羸①少气，气逆欲吐，竹叶石膏汤主之。(397)

【注解】

① 虚羸：虚弱消瘦。

【释义】

本条论病后气液两伤，余热未尽的证治。

伤寒热病解后，气液两伤，余热未尽。因其津液损伤，不能滋养形骸，故见身体虚弱消瘦；因其正气耗伤，中气不足，所以少气不足以息。加之未尽之余热内扰，胃失和降，故气逆欲吐，常可见食欲不振，恶闻荤腥等。临床还可见口渴、心烦、少寐、舌红少苔，脉虚数等脉证。治用竹叶石膏汤清余热，益气阴。

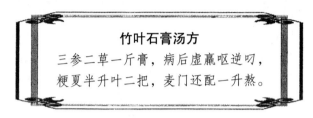

竹叶石膏汤方

三参二草一斤膏，病后虚羸呕逆叻，

粳夏半升叶二把，麦门还配一升熬。

【原文】

病人脉已解①，而日暮微烦，以病新差，人强与谷，脾胃气尚弱，不能消谷，故令微烦，损谷②则愈。(398)

【注解】

① 脉已解：病脉已经解除，即脉搏平和之意。

② 损谷：即减少饮食。

【释义】

本条论差后微烦证的机理及调治方法。

大病新差，脉象已经正常，只是在傍晚的时候出现轻微的心烦，这是由于大病初愈，脾胃之气尚弱，家人为了让病人尽快回复体力，常常给其吃富含营养的肥甘厚味饮食，导致饮食难化，积滞胃肠。食积生热，上扰神明，故表现心中微烦。本证非宿食停滞，故不须药物治疗，只要节制饮食，即可自愈。

本条与391条"脉平小烦者"为"新虚不胜谷气"的病机相似，可以互参。

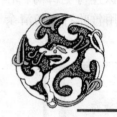

《金匮要略方论必读》释义

张再良

脏腑经络先后病脉证第一

本篇论述脏腑经络先后病脉证，强调疾病的发生、发展与脏腑经络密切相关。作为全书的概论，仲景在本篇中根据《内经》、《难经》的理论，结合临床的实践经验，对杂病的病因病机、诊断预后、治疗大法以及预防等问题，都举例说明，作出原则性的提示。本篇的内容在全书中具有纲领性的意义。

【原文】

问曰：上工①治未病，何也? 师曰：夫治未病②者，见肝之病，知肝传脾，当先实脾③。四季脾王④不受邪，即勿补之。中工⑤不晓相传，见肝之病，不解实脾，惟治肝也。

夫肝之病，补用酸，助用焦苦，益用甘味之药调之。……此治肝补脾之要妙也。肝虚则用此法，实则不在用之。

经曰："虚虚实实，补不足，损有余"，是其义也，余脏准此。（1）

【注解】

① 上工：指高明的医生

② 治未病：这里指治疗未病的脏腑

③ 实脾：即调补脾脏之意

④ 四季脾王：王，通旺。四季脾旺，即指四季之末十八天，脾土当旺之时。

⑤ 中工：指技术水平一般的医生。

【释义】

本条论述治未病及虚实异治。原文重点论述治未病，以肝病传脾述肝实之治，以治肝补脾述肝虚之治。肝气郁滞容易横逆犯脾，故治疗在疏肝的同时亦当注意充实脾土，倘若时值脾气当旺之时，或逢脾气素旺之人，则又当别论。而肝虚之病补用酸，助用焦苦，益用甘味之药调之，则又提示了健脾以助肝的方法。临证施治，补不足而损有余应该是最基本的准则，切不可犯"虚虚实实"之诫。本条仅举一例，强调了在治疗中应有全局观点，读者当知一隅三反。

【原文】

夫人禀五常①，因风气②而生长，风气虽能生万物，亦能害万物，如水能浮舟，亦能覆舟。若五脏元真③通畅，人即安和。客气邪风④，中人多死。千般疢难⑤，不越三条：一者，经络受邪，入脏腑，为内所因也；二者，四肢九窍，血脉相传，壅塞不通，为外皮肤所中也；三者，房室、金刃、虫兽所伤。以此详之，病由都尽。

若人能养慎，不令邪风干忤⑥经络；适中经络，未流传脏腑，即医治之。四肢才觉重滞，即导引、吐纳⑦、针灸、膏摩⑧，勿令九窍⑨闭塞；更能无犯王法⑩、禽兽灾伤，房室勿令竭乏，服食节其冷、热、苦、酸、辛、甘，不遗形体有衰，病则无由入其腠理。腠者，是三焦通会元真之处，为血气所注；理者，是皮肤脏腑之文理也。(2)

【注解】

① 五常：即五行。

② 风气：此指自然界的气候。

③ 元真：指元气、真气。

④ 客气邪风：泛指外来的致病因素。

⑤ 疢难：此指疾病。

⑥ 干忤：干，犯也；忤，违逆、抵触。干忤，意即侵犯。

⑦ 导引、吐纳：导引指活动肢体，自我按摩。吐纳为一种调整呼吸的方法。

⑧ 膏摩：用药膏熨摩体表的一种外治法。

⑨ 九窍：指眼、耳、鼻、口和前后二阴。

⑩ 无犯王法：王法，古代的国家法令。无犯王法，意指不要触犯法令，免收刑伤。

【释义】

本条论述疾病的发生、预防及早期治疗。人生长在自然界中，禀受着自然界的恩赐而繁衍生息，但自然界的剧烈变化也会影响到人类的健康生长，如气候的变化最为明显。人体患病与五脏的元气真气通畅与否有关，也与是否感受外邪有关。正虚而邪中，是原文对疾病发生的基本认识。各种疾病的发生大约不过以下三种情况：一者为经络受邪后直入脏腑；二者为邪滞体表，经脉壅塞；三者由房室、金刃、虫兽所造成的伤害，此又有其独特的规律。

若人能内养正气，外慎风寒，不让外邪侵犯经络，即能保持健康。万一邪中经络，在尚未流传入里之际，即应采取适当的方法，抓紧治疗。在日常生活中更要注意无犯王法，避免禽兽灾伤，调摄服食，使形体无衰，则病邪无法加害于人体。

【原文】

问曰：有未至而至，有至而不至，有至而不去，有至而太过，何谓也？师曰：冬至之后，甲子夜半少阳起，少阳之时，阳始生，天得温和。以未得甲子，天因温和，此为未而至也；以得甲子，而天未温和，为至而不至也；以得甲子，而天大寒不解，此为至而不去也；以得甲子，而天温如盛夏五、六月时，此为至而太过也。(8)

【释义】

本条论述气候反常所致的四种情况。冬至之后，过一个甲子（60 天）是雨水，其时阳气萌生，气候转暖。如果节气未至雨水，气候提前温和，此为未至而至；节气已到雨水，而气候未暖和，此为至而未至；节气已到雨水，而气候大寒不解，此为至而不去；节气已到雨水，气候温热如盛夏，此为至而太过。本条虽未明言疾病，其实提示了发病与气候反常密切相关。

【原文】

师曰：病人脉浮者在前①，其病在表；浮者在后②，其病在里，腰痛背强不能行，必短气而极也。(9)

【注解】

① 浮者在前：指浮脉见于关前寸部。

② 浮者在后：谓浮脉见于关后尺部。

【释义】

本条论述脉象主病随出现的部位而异。如浮脉主表，当见于关前寸部，且浮而有力，另当伴见恶寒，发热，身痛等症。

若浮在关后尺部，且浮而无力，又伴见腰痛背强不能行等，则为里虚。

【原文】

问曰：寸脉沉大而滑，沉则为实，滑则为气，实气相搏，血气入脏即死，入腑即愈，此为卒厥①，何谓也？师曰：唇口青，身冷，为入脏即死；如身和，汗自出，为入腑即愈。(11)

【注解】

① 卒厥：卒，通猝。卒厥，指突然晕厥倒地。

【释义】

本条论述卒厥的病机与预后。脉沉大为血实，滑为气实，气血壅盛并走于上，则可导致猝然厥倒。对突然倒地的患者当立即判断预后，入脏者气血闭阻于内，阳气暴脱于外，故唇口青身冷，不及时救治，即刻会有生命危险。而入腑者身和汗自出，说明气血营卫尚通，并无大碍。

【原文】

清邪居上，浊邪居下，大邪①中表，小邪②中里，馨饪③之邪，从口入者，宿食也。五邪中人④，各有法度，风中于前⑤，寒中于暮，湿伤于下，雾伤于上，风令脉浮，寒令脉急，雾伤皮腠，湿流关节，食伤脾胃，极寒伤经，极热伤络。(13)

【注解】

① 大邪：指风邪。

② 小邪：指寒邪。

③ 馨饪：指饮食物。

④ 五邪中人：指风、寒、湿、雾、馨饪等影响人体，成为病邪。

⑤ 前：指午前。

【释义】

本条论述五邪中人的规律。所谓五邪中人，各有法度，是指各种致病因素对人体的影响均有一定的规律，如清邪（雾）伤于上，易犯皮腠；浊邪（湿）伤于下，易留关节；大邪（风）中表（于午前），易现浮脉等表证；小邪（寒）中里（于傍晚），易现脉紧疼痛等里证；而饮食失当，馨饪之邪则主要损伤脾胃，造成宿食等病证。

【原文】

师曰：五脏病各有所得①者愈，五脏病各有所恶②，各随其所不喜者为病。病者素不应食，而反暴思之，必发热也。(16)

【注解】

① 所得：指与该病证或病人相适合的饮食、居处等。

② 所恶：指不适合该病证或病人的饮食、居处等。

【释义】

本条论述临床治疗、护理当注意五脏的喜恶。五脏各有喜恶，早在《内经》中已有记载，后世医家亦多有补充，治疗与护理均应根据不同的病证而多加注意。另外如果病人突然口味或食欲有变化，如想吃平素不喜之食物，或者食欲突然大增，均有可能是病情加重的前兆，故曰必发热也。

【原文】

夫诸病在脏①，欲攻之，当随其所得②而攻③之。如渴者，与猪苓汤。余皆仿此。(17)

【注解】

① 在脏：指在里。

② 所得：所结合、所依附的意思。

③ 攻：此作"治"解。

【释义】

本条论述治病当随其所得。病在脏在里，而欲施治，当细审其因而作全面把握。如渴者用猪苓汤，渴为热，但与热互结者还有水。饮热互结之时，仅清其热就不能解决问题，而应清热与利水兼施，水去则热无所倚。其余如热结阳明、瘀热互结，痰热互结等证的治疗均可于此取则。

痉湿暍病脉证治第二

痉病主症是颈项强急、口噤不开、甚者角弓反张。其病机一方面为外感风寒，邪阻经脉，另一方面为素体津亏，筋脉失养。痉病的治疗主要是汗下二法，若邪在太阳，则应发汗散邪；若邪入阳明，则宜急下存阴，二者都充分注意到了津液的不足。

湿病主症是发热身重、关节疼烦。其病机为感受湿邪，兼风挟寒。治用温经助阳祛风散寒除湿的方法，用药时应当注意顾护阳气。

暍病主症为发热自汗、烦渴溺赤、少气脉虚。病机是外感暑热，或兼挟湿。治疗以清暑益气养阴为主。

【原文】

病者身热足寒，颈项强急，恶寒，时头热，面赤，目赤，独头动摇，卒口噤①，背反张②者，痉病也。(7)

【注解】

① 口噤：面部筋脉拘急而致牙关紧闭，口难张开。

② 背反张：背部筋脉拘急，出现角弓反张的症状。

【释义】

本条论述痉病的主症。痉病由外感风寒所致，故病初有太阳表证发热、恶寒等表现，但痉病入里化热亦快，故可见身热、头热、面赤、目赤等阳明里热证。热盛耗津，筋失所养，则痉病的表现如颈项强急，头动摇，口噤，背反张等愈加明显。

【原文】

太阳病，其证备，身体强，几几然①，脉反沉迟，此为痉，栝蒌桂枝汤主之。(11)

【注解】

① 几几然：本指小鸟羽毛未盛，伸颈欲飞复不能飞的样子。此指病人身体强直，不能自如地俯仰转侧。

【释义】

本条论述柔痉证治。太阳病，其证备，是指头项强痛，发热汗出、恶寒等证俱备。身体强几几然，为痉病主症，脉反沉迟提示邪阻而经脉不利。治疗用桂枝汤解肌调和营卫，加栝蒌根生津滋液，濡润筋脉。

【原文】

太阳病，无汗而小便反少，气上冲胸，口噤不得语，欲作刚痉，葛根汤主之。（12）

【释义】

本条论述刚痉证治。太阳病无汗为表卫闭塞，小便反少，气上冲胸，为里气不通，气机逆乱。口噤不得语为痉病主症，欲作刚痉提示有可能出现其他更严重的症状，故应及时用葛根汤开泄腠理，疏解表邪，滋养津液，舒缓筋脉。

【原文】

痉为病，胸满，口噤，卧不着席①，脚挛急，必齘齿②，可与大承气汤。（13）

【注解】

① 卧不着席：指手足向后伸展，卧时腰背不能着席，亦即角弓反张的意思。

② 齘齿：指上下牙相击，切切有声。

【释义】

本条论述阳明里热致痉的证治。阳明里热炽盛，耗津灼津而见一派危重之象，如口噤、背反张（卧不着席）、脚挛急、齘齿等。治疗可考虑用大承气汤通腑泄热，急下存阴。

【原文】

太阳病，关节疼痛而烦，脉沉而细者，此名湿痹①。湿痹之候，小便不利，大便反快，但②当利其小便。（14）

【注解】

① 湿痹：指湿邪流注关节，闭阻筋脉气血，出现关节疼痛，且有小便不利等湿邪内滞的病证。

② 但：只，仅的意思。

【释义】

本条论述湿痹的证治。太阳病提示湿病起在太阳，一开始有发热、恶寒等症。湿邪滞表，关节疼痛明显而烦。脉沉而细为阳虚而湿留，湿停于内又可见小便不利，大便反快，治疗先顾其里，用利小便的方法除湿而复阳。

【原文】

风湿相搏，一身尽疼痛，法当汗出而解。值天阴雨不止，医云此可发汗，汗之病不愈者，何也？盖发其汗，汗大出者，但风气去，湿气在，是故不愈也。若治风湿者，发其汗，但微微似欲出汗者，风湿俱去也。（18）

【释义】

本条论述湿病的治法。湿病风湿相兼而滞于体表，无疑当汗解，尤其当气候逢阴雨寒湿偏重时，更当温散。但汗之而病不愈者，乃风邪易散，而湿邪难除，故治疗湿病不可过汗，当用微汗法，使阳气蒸腾，营卫畅达，则滞留于体表的风湿可缓缓解除。

【原文】

湿家身烦疼，可与麻黄加术汤发其汗为宜，慎不可以火攻①之。（20）

【注解】

① 火攻：指烧针、艾灸、熨、熏一类外治取汗法。

【释义】

本条论述湿病寒湿偏盛的证治，湿病主症为发热身疼，用麻黄汤辛温散寒加白术除湿，麻术相配，即可行表里之湿，又不致于过汗。在治疗上禁忌火攻，以免过汗伤正。

【原文】

病者一身尽疼，发热，日晡所^①剧者，名风湿。此病伤于汗出当风，或久伤取冷所致也，可与麻黄杏仁薏苡甘草汤。（21）

【注解】

① 日晡所：日晡，申时（下午三时至五时）。日晡所指下午三时至五时左右，为阳明当旺之时。

【释义】

本条论述湿病风湿偏盛的证治。发热，身疼而日晡时增剧，提示了疾病有化热的倾向，亦为风湿多见。病因汗出当风或经常贪冷。治疗用麻杏薏甘汤轻清宣化，解表祛湿。

【原文】

风湿，脉浮，身重，汗出恶风者，防已黄芪汤主之。（22）

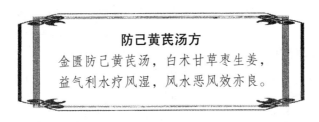

防己黄芪汤方

金匮防己黄芪汤，白术甘草枣生姜，
益气利水疗风湿，风水恶风效亦良。

【释义】

本条论述风湿兼表气虚的证治。湿伤于表，则脉浮身重，表卫不固，则汗出恶风，用防己黄芪汤益气除湿。

【原文】

伤寒八九日，风湿相搏，身体疼烦，不能自转侧，不呕不渴，脉浮虚而涩者，桂枝附子汤主之；若大便坚，小便自利者，去桂加白术汤主之。（23）

【释义】

本条论述风湿兼表阳虚的证治。太阳表证八、九日不解，阳虚而风湿滞表，故见身疼且难以转侧、脉浮虚而涩。不呕，不渴，或大便坚，小便自利均提示病尚在表或湿不在里，故可用桂枝附子汤或白术附子汤温经散寒，祛风除湿。

【原文】

风湿相搏，骨节疼烦掣痛，不得屈伸，近之①则痛剧，汗出短气，小便不利，恶风不欲去衣②，或身微肿者，甘草附子汤主之。（24）

【注解】

① 近之：近，作动词，意为触摸或按压。

② 去衣：即脱衣服或减少衣服的意思。

【释义】

本条论述风湿表里阳气俱虚的证治。本条所述的症状在湿病中最重，关节疼痛如掣，难以屈伸，且手不可近，为风湿内侵之甚。同时伴见汗出短气、小便不利、恶风不欲去衣，身肿等提示表里阳气皆虚。治疗用甘草附子汤温助阳气而祛散风湿。

【原文】

太阳中热者，暍是也。汗出恶寒，身热而渴，白虎加人参汤主之。(26)

【释义】

本条论述暍病偏于热盛的证治。夏暑之热中于太阳，为暍病，当见身热而渴，且汗多，恶寒仅为汗后腠理空疏所致的一时性感觉，并非风寒表邪所致。故治疗径用白虎加人参汤清热益气生津。

百合狐惑阴阳毒病脉证治第三

百合病的临床表现以神志恍惚不定，口苦，小便赤，脉微数为特征。病机为热病之后，余热未尽，亦可由于情志不遂，郁而化火，造成心肺阴虚内热所致。故治疗上主要采用清热养阴的方法。

狐惑病的临床表现以咽喉、二阴溃烂，目赤为特征。其病机为湿热内蕴，虫毒内扰。治疗以清热利湿，解毒杀虫为大法。

阴阳毒与感受疫毒有关，以发斑、咽痛为主症。治宜清热解毒，活血化瘀。

【原文】

论曰：百合病者，百脉一宗①，悉致其病也。意欲食复不能食，常默默②，欲卧不能卧，欲行不能行，欲饮食，或有美时，或有不用闻食臭③时。如寒无寒，如热无热，口苦，小便赤。诸药不能治，得药则剧吐利，如有神灵者，身形如和，其脉微数。

……其证或未病而预见，或病四五日而出，或病二十日或一月微见者，各随证治之。(1)

【注解】

① 百脉一宗：百脉，泛指全身的血脉；宗，本也，根也。心主血脉，肺朝百脉，人体百脉，归于心肺。

② 常默默：默，静也，寂也。指病人精神不振，寂然寡语。

③ 臭：此指气味。

【释义】

本条论述百合病的病因、主症、治则等。百脉一宗，悉致其病，提示了百合病与心肺的相关，其具体表现可从二个方面把握，一是文中所述口苦、小便赤、脉微数，乃心肺阴虚内热常见之症，二是神志恍惚，语言、行动、饮食、睡眠和感觉失调等现象。病人的主诉多而外观上基本如常，故文中称"如有神灵者，身形如和"。由于临床上不易识别，常常导致误治，故又有"诸药不能治，得药则剧吐利"之说。

百合病多见于热病之后，也可未感热病而出现，如情志郁而化火等，但最终都导致阴虚而内热，但临证时也不可拘于成见，当辨证而后施治。

【原文】

百合病，不经吐、下、发汗，病形①如初者，百合地黄汤主之。(5)

【注解】

① 病形：指病证的临床表现。

【释义】

本条论述百合病的典型证治。百合病凡未经误治，病形如前所述者，当选用百合地黄汤润养心肺，凉血清热。

【原文】

百合病见于阴者，以阳法救之；见于阳者，以阴法救之。见阳攻阴，复发其汗，此为逆；见阴攻阳，乃复下之，此亦为逆。(9)

【释义】

本条论述百合病的治则。百合病表现为阴寒内盛者，当以温散助阳之法治之，表现为阳热内盛者，又当以凉润滋阴的方法治之。见到阳热之证再伤其阴液，或见到阴寒之证复损其阳气，皆在临床禁例。

【原文】

狐惑之为病，状如伤寒，默默欲眠，目不得闭，卧起不安。蚀①于喉为蜮，蚀于阴②为狐。不欲饮食，恶闻食臭。其面目乍赤，乍黑，乍白。蚀于上部③则声喝④，甘草泻心汤主之。(10)

【注解】

① 蚀：如虫所蛀而致的损伤，此为腐蚀的意思。

② 阴：指肛门、生殖器前后二阴。

③ 上部：指咽喉。

④ 声喝：说话声音嘶哑。

【释义】

本条论述狐惑病的证治。狐惑病可见像伤寒一样的寒热症状，湿热内蕴，可见不欲饮食，恶闻食臭，也可见默默欲眠，或目不得闭，卧起不安的表现，但最主要的是喉与咽部被蚀伤而溃烂的症状。其面目的乍赤、乍黑、乍白，则提示了眼部随病程进展而出现各种变化的可能性，如"目赤如鸠眼"，"目四眦黑"等表现。治疗以甘草泻心汤清热解毒，化湿安中。

【原文】

病者脉数，无热，微烦，默默但欲卧，汗出，初得之三、四日，目赤如鸠眼①**；七、八日，目四眦**②**黑。若能食者，脓已成也，赤豆当归散主之。**（13）

【注解】

① 鸠眼：鸠，鸟名，即斑鸠，其目色赤在虹膜。

② 目四眦：眦，眼角。目四眦，即二眼的内角、外角。

【释义】

本条论述狐惑酿脓的证治。原文所述脉数、无热、微烦、默默但欲卧、汗出等为伴随症状，提示病程迁延，病变入里，而目赤如鸠眼和目四眦黑为强调的主症。文中三四日与七八日，应该活看。热毒聚于局部，如血瘀脓成，则全身症状也相应减轻，故曰能食。治疗用赤小豆当归散清热解毒、活血排脓。

【原文】

阳毒之为病，面赤斑斑如锦纹①，咽喉痛，唾脓血。五日可治，七日不可治，升麻鳖甲汤主之。(14)

【注解】

① 锦纹：文，通纹；锦纹，丝织品上的彩色花纹或条纹。此处指病人的脸部出现赤色之斑似锦纹。

【释义】

本条论述阳毒的证治。疫毒内侵，血分热盛，故见面赤斑斑如锦纹。疫毒炽盛伤于咽则痛，甚或腐溃血脉导致唾脓血。用升麻鳖甲汤清热解毒，活血散瘀。五日与七日，强调了病情变化的迅速，故必须重视早治。

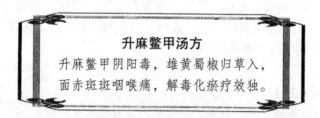

升麻鳖甲汤方

升麻鳖甲阴阳毒，雄黄蜀椒归草入，

面赤斑斑咽喉痛，解毒化瘀疗效独。

【原文】

阴毒之为病，面目青，身痛如被杖①，咽喉痛。五日可治，七日不可治，升麻鳖甲汤去雄黄、蜀椒主之。(15)

【注解】

① 被杖：杖，泛指棍棒，此处用作动词。如被棍棒打后

一样疼痛。

【释义】

本条论述阴毒的证治。疫毒侵袭较深入，血脉瘀滞较明显，故面目青且身痛，咽痛明显，以升麻鳖甲汤加减变化治疗。

疟病脉证并治第四

疟病的主症为寒热休作，发而有时。病因感受疟邪，邪踞少阳。本篇根据疟病的脉症，提出汗、吐、下、清、温、针、灸、饮食调理等治疗方法，并按照疟病的脉症、寒热的多少，分出瘅疟、温疟、牝疟等三种类别，同时指出疟病日久不愈，可以形成疟母。

【原文】

病疟以月一日发，当以十五日愈，设不差，当月尽解。如其不差，当云何？师曰：此结为癥瘕，名曰疟母①，急治之，宜鳖甲煎丸。（2）

【注解】

① 疟母：指疟病日久不愈，疟邪假血依痰，结于胁下而形成的痞块。

【释义】

本条论述疟母的形成及其证治。疟邪入侵而致疟病，天人相感，或许正气旺盛者也有自愈之时。但疟病久久不愈，疟邪假血依痰，结于胁下，成为痞块、癥瘕，即为疟母，理当抓紧治疗，可以考虑用鳖甲煎丸邪正兼顾，软坚散结，消癥化瘀。

鳖甲煎丸方

鳖甲煎丸疟母方，䗪虫鼠妇及蜣螂，

蜂窝石苇人参射，桂朴紫葳丹芍姜。

瞿麦柴芩胶半夏，桃仁葶苈和硝黄。

疟疾日久胁下肿，消癥化积保安康。

【原文】

温疟者，其脉如平，身无寒但热，骨节疼烦，时呕，白虎加桂枝汤主之。（4）

【释义】

本条论述温疟的证治。温疟者热多而寒少，故身无寒但热，表有寒则骨节疼烦，邪热犯胃则时呕，其脉象临床多见滑数或洪数。用白虎加桂枝汤清热为主，兼散表寒。

【原文】

疟多寒者，名曰牝疟①，蜀漆散主之。（5）

【注解】

① 牝：禽兽雌性者为牝。此为阴、寒之意。

【释义】

本条论述牝疟的证治。牝疟即寒疟，以寒多热少为特征。病机多与阳虚痰阻相关，故用蜀漆散祛痰通阳截疟。

中风历节病脉证并治第五

中风病的临床表现以半身不遂，口眼歪斜，甚则跌仆昏到为特征。病机特点是正虚邪中，即气血亏虚，外邪入中。辨证应据脏腑经络的不同损害程度而区分病变的浅深轻重。

历节病以关节疼痛，肿大变形，难以曲伸为主症。病由肝肾（或气血阴阳）不足，感受风寒湿邪所致。治疗主要采用祛风除湿散寒止痛的方法。

【原文】

夫风之为病，当半身不遂①，或但臂不遂者，此为痹②。脉微而数，中风使然。（1）

【注解】

① 半身不遂：指病人的左侧或右侧肢体不能随意运动。

② 痹：痹者，闭也，指风寒湿侵犯人体，使经络气血闭阻不通，而出现相关症状。

【释义】

本条论述中风的脉证。中风病当以半身不遂为主症，若病变较轻者，也可仅见一侧手臂不遂，究其原因，乃经脉闭阻，气血不畅，日久或可进展为中风，临证时当予以足够的重视。脉微为正虚，脉数为邪滞，此句强调了中风病正虚邪中的病机特点。

【原文】

邪在于络，肌肤不仁；邪在于经，即重不胜；邪入于腑，即不识人；邪入于脏，舌即难言，口吐涎。（2）

【释义】

本条论述了中风病在经络脏腑的轻重不同见症。中风病变轻浅者，仅见肌肤不仁，稍重者，可见肢体沉重而不遂，再重者可见昏不识人，最重者见舌即难言，口吐涎。原文从脏腑经络的角度加以归纳，强调了病变浅深轻重的不同表现，并为后世临床判断中经络和中脏腑定下准则。

【原文】

诸肢节疼痛，身体魁羸，脚肿如脱①，头眩短气，温温②欲吐，桂枝芍药知母汤主之。(8)

【注解】

① 脚肿如脱：强调两脚肿胀之甚。

② 温温：作蕴蕴解，指心中郁郁不舒。

【释义】

本条论述风湿历节的证治。风湿之邪流注筋脉关节则诸肢节疼痛，病久则身体羸瘦而患部肿大如脱，关节变形难以屈伸，湿邪内犯则温温欲吐，清阳不升则头眩。治疗用桂枝芍药知母汤温经散寒、祛风除湿兼以清热。

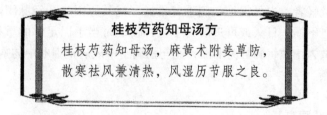

桂枝芍药知母汤方

桂枝芍药知母汤，麻黄术附姜草防，

散寒祛风兼清热，风湿历节服之良。

【原文】

病历节，不可屈伸，疼痛，乌头汤主之。(10)

【释义】

本条论述寒湿历节的证治。寒湿为主，故见疼痛剧烈而不可屈伸，治当乌头汤散寒止痛。

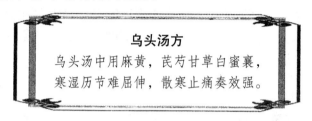

乌头汤方

乌头汤中用麻黄，芪芍甘草白蜜裹，

寒湿历节难屈伸，散寒止痛奏效强。

血痹虚劳病脉证并治第六

血痹以肌肤、肢体麻木不仁，甚者酸痛为主症，由气血不足，感受风邪，阳气痹阻，血行不畅所致。其治法为通阳行痹。

虚劳的涉及范围相当广泛，作为病证的概念主要是指由五脏虚损而导致的慢性衰弱性疾病。本篇的证治特点有三：在病机上重视阴阳两虚；在五脏中重视脾肾两脏；在治法上重视甘温扶阳。

【原文】

问曰：血痹病从何得之？师曰：夫尊荣人①骨弱肌肤盛，重困疲劳汗出，卧不时动摇，加被微风，遂得之。但以脉自微涩在寸口，关上小紧，宜针引阳气，令脉和紧去则愈。(1)

【注解】

① 尊容人：养尊处优的人。

【释义】

本条论述血痹病的成因与轻证的证治。尊荣人有余于外而不足于内，稍事劳作则汗出，入夜则辗转难以成眠，再被风邪所袭，则可引发血痹。血痹病的脉象微涩提示正虚，小紧意味着邪滞，治疗可以针刺引动阳气，使外邪散去，脉象恢复正常，即可获愈。

【原文】

血痹阴阳俱微①，寸口关上微，尺中小紧，外证身体不仁②，如风痹③状，黄芪桂枝五物汤主之。(2)

【注解】

① 阴阳俱微：此指营卫气血皆不足。

② 不仁：肌肤麻木，失去知觉。

③ 风痹：以肢体麻木和疼痛游移不定为主症。

【释义】

本条论述血痹重证的证治。阴阳俱微指营卫气血皆虚衰，与第一条原文对照，脉象提示了病情的逐步加重。身体不仁，如风痹状为血痹主证，治疗以黄芪桂枝五物汤益气通阳，和营行痹。

黄芪桂枝五物汤方

黄芪桂枝五物汤，桂枝去甘倍生姜，
再加黄芪益气妙，通阳行痹功效扬。

【原文】

夫男子平人①，脉大为劳，极虚亦为劳。(3)

【注解】

① 平人：指外观好像无病，其实内脏气血已有虚损之人。

【释义】

本条论述虚劳脉象总纲。文中冠以男子是强调肾，脉大是大而无力之象，为真阴不足，阳气外张。极虚是轻按则软，重按极无力之象，为精气内损。以此二者可以纲领虚劳病的脉象表现。

【原文】

夫失精家①，少腹弦急，阴头寒，目眩，发落，脉极虚芤迟，为清谷，亡血，失精。脉得诸芤动微紧，男子失精，女子梦交②，桂枝加龙骨牡蛎汤主之。(8)

【注解】

① 失精家：指经常梦遗、滑精的人。
② 梦交：指梦中性交而遗泄。

【释义】

本条论述虚劳失精的证治。久患失精的病人，阴损可以及阳，故除了目眩、发落之外，又可见少腹弦急、阴头寒。无论是芤动微紧的脉，还是极虚芤迟的脉，皆为虚劳之象，治疗用桂枝加龙骨牡蛎汤调和阴阳，潜镇摄纳。

【原文】

　　虚劳里急①**，悸，衄，腹中疼，梦失精，四肢酸痛，手足烦热，咽干口燥，小建中汤主之。**（13）

　　虚劳里急，诸不足，黄芪建中汤主之。（14）

【注解】

　　① 里急：指腹中有拘急感，但按之不硬。

【释义】

　　以上二条论述虚劳里急腹痛的证治。中焦虚寒，可见里急而腹中疼痛。阳损及阴，又可错杂热证，如手足烦热、咽干口燥，甚或悸、衄、梦遗等。小建中汤和黄芪建中汤为甘温补中之剂。甘温之剂既可缓急止痛，又可开发气血生化之源，故也可应对虚劳诸不足的情况。

【原文】

　　虚劳腰痛，少腹拘急，小便不利者，八味肾气丸主之。（15）

【释义】

　　本条论述虚劳腰痛的证治。肾精不足，肾气亏耗，外不能温煦腰部，则腰痛，内不能气化膀胱，则拘急而小便不利。治疗用八味肾气丸补益肾气。

肾气丸方

八味肾气治肾虚，地黄淮药山茱萸，
丹皮苓泽加桂附，阴中求阳法堪依。

【原文】

虚劳诸不足，风气百疾①，薯蓣丸主之。(16)

【注解】

① 风气百疾：风气，泛指病邪。因风为百病之长，风邪侵入人体，能引起多种疾病。

【释义】

本条论述虚劳风气的调治。虚劳之人，易感外邪，进而引发各种疾病。作为平时的体质调理也可以用薯蓣丸，治疗重在健脾胃而益气血，兼用疏风散邪之品。

薯蓣丸方

风气百疾薯蓣丸，八珍阿胶敛桂防，
柴杏麦桔姜枣草，再加曲卷久服良。

【原文】

虚劳虚烦不得眠①，酸枣仁汤主之。(17)

【注解】

① 虚烦不得眠：指心中郁郁而烦，虽卧而不得熟睡。

【释义】

本条论述虚劳失眠的证治。心血亏虚、肝血不足、虚热内生，神明失养且被扰，故见虚烦不眠，治疗以酸枣仁汤养阴清热，宁心安神。

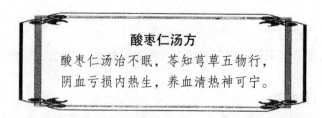

酸枣仁汤方

酸枣仁汤治不眠，苓知芎草五物行，
阴血亏损内热生，养血清热神可宁。

【原文】

五劳虚极羸瘦，腹满不能饮食。食伤、忧伤、饮伤、房室伤、饥伤、劳伤、经络营卫气伤，内有干血，肌肤甲错，两目黯黑。缓中补虚，大黄䗪虫丸主之。(18)

【释义】

本条论述虚劳干血的证治。五劳乃五脏之劳损，食伤、忧伤、饮伤、房室伤、饥伤、劳伤述其因，经络营卫气伤，内有干血言其果，而虚极羸瘦、腹满不能饮食、肌肤甲错，两目黯黑乃具体见症。缓中补虚是治则，强调缓消瘀血，寓补于消。

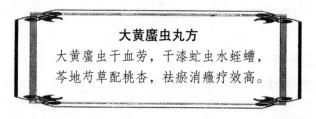

大黄䗪虫丸方

大黄䗪虫干血劳，干漆虻虫水蛭蛴，
苓地芍草配桃杏，祛瘀消癥疗效高。

肺痿肺痈咳嗽上气病脉证治第七

肺痿主症是咳唾涎沫，有虚热与虚寒两种病情，前者由重亡津液，热在上焦所致，治宜滋阴清热；后者因上焦阳虚，肺中虚冷而成，治宜温肺复气。

肺痈多由感受风热邪毒，热毒聚肺，血肉腐溃，蓄结痈脓而成。以发热咳吐脓血，胸痛，脉滑数为主症。治用清热解毒、活血排脓的方法。

咳嗽上气以咳喘为主症。病机特点是外感风寒，内有停饮，内外合邪。治疗以发汗散邪，温肺化饮为主。

【原文】

问曰：热在上焦者，因咳为肺痿。肺痿之病，从何得之？师曰：或从汗出，或从呕吐，或从消渴①，小便利数，或从便难，又被快药②下利，重亡津液，故得之。

曰：寸口脉数，其人咳，口中反有浊唾涎沫③者何？师曰：为肺痿之病。若口中辟辟④燥，咳即胸中隐隐痛，脉反滑数，此为肺痈，咳唾脓血。

脉数虚者为肺痿，数实者为肺痈。（1）

【注解】

① 消渴：指口渴不已而欲饮。

② 快药：指泻下峻猛之药。

③ 浊唾涎沫：泛指口中吐出的痰，浊唾为稠厚者，涎沫指清稀者。

④ 辟辟：形容口中干燥状。

【释义】

本条论述肺痿的成因，肺痿和肺痈的主症及鉴别。肺痿之病由热在上焦，肺叶被灼所致，临床多与误治伤津有关，如过用汗吐下等方法。肺痿的表现，以咳而痰涎多为主症，肺痈则以口燥、咳而胸痛、脉滑数、咳唾脓血为主症。两者皆与热留上焦有关，鉴别时脉之虚实可以作为参考。

【原文】

问曰：病咳逆，脉之^①，何以知此为肺痈？当有脓血，吐之则死。其脉何类？师曰：寸口脉微而数，微则为风，数则为热；微则汗出，数则恶寒。风中于卫，呼气不入；热过^②于营，吸而不出。风伤皮毛，热伤血脉。风舍^③于肺，其人则咳，口干喘满，咽燥不渴，多唾浊沫，时时振寒。热之所过，血为之凝滞，蓄^④结痈脓，吐如米粥。始萌可救，脓成则死。(2)

【注解】

① 脉之：即诊察脉症。

② 过：作"至"字解，到达的意思。

③ 舍：此处为停留的意思。

④ 畜：通蓄。

【释义】

本条论述肺痈的病因病机、脉症与预后。病人咳逆，如何判断是否为肺痈呢？肺痈应当有吐脓血的表现，但一旦出现吐脓血时，治疗亦棘手。文中"风中于卫"，"风伤皮毛"指的是肺痈初期，因为感受的是风热，所以见脉浮数，另有汗出恶寒等。"热过于营"、"热伤血脉"提示邪毒深入，可见咳喘口燥，多唾浊沫，或咳痰腥臭，时时振寒而发热，此为肺痈中期。最后热毒壅滞，血脉为之腐溃而蓄结为痈脓。始萌可救，强调了早期治疗的重要性。

【原文】

肺痿，吐涎沫而不咳者，其人不渴，必遗尿，小便数。所以然者，以上虚^①不能制下故也。此为肺中冷，必眩，多涎

唾，甘草干姜汤以温之。(5)

【注解】

①上虚：此指肺虚。

【释义】

本条论述虚寒肺痿的证治。虚寒肺痿吐痰清稀而不咳不渴，肺气虚弱不能制约下焦，则遗尿小便数，阳虚而清阳不升则眩。文中"上虚""肺中冷"是对病机的强调。甘草干姜汤温肺复气，温中散寒。

【原文】

咳而上气，喉中水鸡声①，射干麻黄汤主之。(6)

【注解】

① 水鸡声：水鸡即田鸡，俗称蛙。水鸡声形容喉间痰鸣作声连续不断。

【释义】

本条论述寒饮郁肺的咳喘证治。寒饮停滞于肺，肺失宣肃，故咳嗽气喘，痰气相击，喉中作声如水鸡鸣叫。治疗用射干麻黄汤散寒宣肺、降逆化痰。

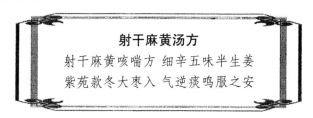

射干麻黄汤方

射干麻黄咳喘方 细辛五味半生姜
紫苑款冬大枣入 气逆痰鸣服之安

【原文】

咳逆上气，时时吐浊①，但坐不得眠，皂荚丸主之。(7)

【注解】

① 吐浊：指吐出黏稠浊痰。

【释义】

本条论述痰浊壅肺的咳喘证治。痰浊壅肺，堵塞气道，故咳喘且难以平卧，且不时有痰吐出。顽痰老痰，黏着于肺，非皂荚丸难以涤除。

【原文】

咳而脉浮者，厚朴麻黄汤主之。(8)

【释义】

本条论述寒饮夹热的咳喘证治。脉浮提示病偏于表，偏于上，以方测证，当有胸满、烦躁等症。治疗用厚朴麻黄汤散饮除热，止咳平喘。

【原文】

脉沉者，泽漆汤主之。(9)

【释义】

本条论述阳虚饮停的咳喘证治。脉沉主里、主水、主下，以方测证，当见身肿、小便不利等症，用泽漆汤逐水消饮、祛痰止咳。

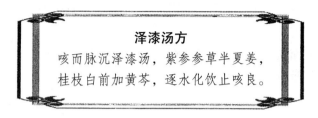

泽漆汤方

咳而脉沉泽漆汤，紫参参草半夏姜，
桂枝白前加黄芩，逐水化饮止咳良。

【原文】

火逆上气，咽喉不利，止逆下气者，麦门冬汤主之。
(10)

【释义】

本条论述虚热肺痿的证治。阴液耗伤则生内热，气火内郁则易上炎，故可见咽燥，咳而痰黏等症。当用麦门冬汤养阴清热、止逆下气。

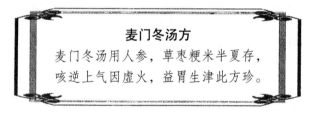

麦门冬汤方

麦门冬汤用人参，草枣粳米半夏存，
咳逆上气因虚火，益胃生津此方珍。

【原文】

肺痈，喘不得卧，葶苈大枣泻肺汤主之。(11)

【释义】

本条论述痰涎壅滞的肺痈证治。呼吸困难而难以平卧，由过多的痰涎壅塞于肺所致，故用葶苈大枣泻肺汤开闭泻肺。

【原文】

咳而胸满，振寒脉数，咽干不渴，时出浊唾腥臭^①，久久吐脓如米粥者，为肺痈，桔梗汤主之。（12）

【注解】

① 浊唾腥臭：吐出脓痰，气味腥臭。

【释义】

本条论述肺痈溃脓的证治。邪热壅肺，正邪相争而见振寒脉数。热入血分，故口渴、咽干较前有减，热毒内盛，腐溃血脉成脓，故时出浊唾腥臭、吐脓如米粥，治疗用桔梗汤解毒排脓。

【原文】

咳而上气，此为肺胀，其人喘，目如脱状，脉浮大者，越婢加半夏汤主之。（13）

【释义】

本条论述饮热迫肺的肺胀证治。饮热交阻于肺，肺气胀满，故咳喘增剧，气壅于上而不降，致使目如脱状，脉浮大而有力。治疗用越婢加半夏汤宣肺泄热，化饮降逆。

【原文】

肺胀，咳而上气，烦躁而喘，脉浮者，心下有水，小青龙加石膏汤主之。（14）

【释义】

本条论述寒饮夹热的肺胀证治。素有停饮，复感外寒，内外合邪而成肺胀，症见咳喘不止，热郁于内则见烦躁。心下有水提示病机。小青龙汤为宣肺散寒、温肺化饮的代表方，加石膏以清郁热。

【原文】

肺痈，胸满胀，一身面目浮肿，鼻塞清涕出，不闻香臭酸辛，咳逆上气，喘鸣迫塞，葶苈大枣泻肺汤主之。(15)

【释义】

本条论述痰涎壅肺复感寒邪的肺痈证治。原文中所描述的症情可一分为二，胸满、浮肿、咳嗽、气喘等均由痰饮停滞于肺所致，而鼻塞清涕出则为外感风寒之证。在治疗上，对于前者可以用葶苈大枣泻肺汤泻肺逐饮，而后者则可仿小青龙汤温散与温化并进。

【原文】

《千金》苇茎汤：治咳有微热，烦满，胸中甲错，是为肺痈。

【释义】

《千金》苇茎汤为肺痈治疗的代表方，提示了清热解毒、活血排脓的方法，可用于肺痈的酿脓期和溃脓期。

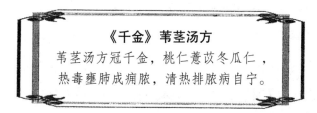

《千金》苇茎汤方

苇茎汤方冠千金，桃仁薏苡冬瓜仁，
热毒壅肺成痈脓，清热排脓病自宁。

奔豚气病脉证治第八

奔豚气病主症是气从少腹起，上冲胸咽，其特点为发作欲死，复还止，其病机主要为感受惊恐，气机逆乱，也有误汗伤阳后，复感寒邪或停饮上逆所致者。本病的治法主要是降逆平冲，依据不同的证情，或养血疏肝，或助阳散寒，或健脾利水。

【原文】

师曰：病有奔豚①，有吐脓，有惊怖，有火邪。此四部病，皆从惊发得之。师曰：奔豚病，从少腹起，上冲咽喉，发作欲死，复还止，皆从惊恐得之。(1)

【注解】

① 奔豚：豚为小猪。奔豚，即奔豚气，指气之上冲，状如豚之奔突。

【释义】

本条论述奔豚气病的病因和主症。奔豚气，病从惊发，由惊恐得之。而吐脓、惊恐、火邪三者此处未作展开。奔豚之发，自觉有气从少腹起，上冲咽喉（或心胸）。发作之时，痛苦难忍，故曰"发作欲死"，但缓解后如常人，故又有"复还止"之说。

【原文】

奔豚气上冲胸，腹痛，往来寒热，奔豚汤主之。(2)

【释义】

本条论述肝郁化热的奔豚证治。肝郁易化热，气火易上逆，气滞则血凝，故见腹痛，肝胆之气不和则寒热往来，用奔豚汤行气活血清热、和胃降逆。

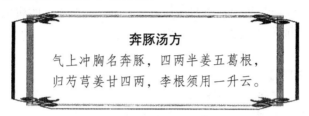

奔豚汤方

气上冲胸名奔豚，四两半姜五葛根，

归芍芎姜甘四两，李根须用一升云。

胸痹心痛短气病脉证治第九

胸痹病以喘息咳唾，胸背痛，短气为主症，其病机为胸阳不振，阴邪上乘。其治法主要是宣痹通阳。

心痛病以心窝部疼痛为主证，其病机、治法与胸痹大致相同。

短气为伴见之症。

【原文】

师曰：夫脉当取太过不及①，阳微阴弦②，即胸痹而痛，所以然者，责其极虚也。今阳虚知在上焦，所以胸痹、心痛者，以其阴弦故也。(1)

【注解】

① 太过不及：指脉象改变，盛于正常的为太过，弱于正常的为不及。太过主邪盛，不及主正虚。

② 阳微阴弦：关前为阳，关后为阴。阳微，指寸脉微；

阴弦，指尺脉弦。

【释义】

本条论述胸痹心痛的病机。诊脉当注意太过与不及，诸病皆然。阳微阴弦，阳微提示胸阳不振，阴弦提示阴寒之邪偏盛，阳虚而阴盛，则阴寒之邪上踞阳位。胸痹心痛的病机应该从正虚邪盛两个方面加以认识。

【原文】

胸痹之病，喘息咳唾，胸背痛，短气，寸口脉沉而迟，关上小紧数①，栝蒌薤白白酒汤主之。（3）

【注解】

① 关上小紧数：指关脉稍弦，为第一条阴弦的互辞。

【释义】

本条论述胸痹的典型证治。胸阳不振而痰饮等阴寒之邪内阻，主要可见喘息咳唾，胸背痛，短气。寸口脉象的沉迟提示胸阳不振，关上小紧数提示了阴寒之邪上乘。治疗用栝蒌薤白白酒汤宣痹通阳。

【原文】

胸痹不得卧，心痛彻背者，栝蒌薤白半夏汤主之。（4）

【释义】

本条论述胸痹痰涎加重的证治。由于痰饮壅塞较盛，故症情也较前条为甚，治疗在前方的基础上加半夏，加重化痰蠲饮的力量。

栝蒌薤白半夏汤方

栝蒌薤白半夏汤，涤痰通阳效果良，
心痛彻背因痰阻，放胆投之切勿忘。

【原文】

胸痹心中痞①，留气结在胸，胸满，胁下逆抢心②，枳实薤白桂枝汤主之；人参汤亦主之。(5)

【注解】

① 心中痞：此指胃脘部的痞塞不通之感。

② 胁下逆抢心：指胁下气逆，上冲心胸。

【释义】

本条论述胸痹的虚实异治。阴寒痰浊偏盛，气滞于胸，当见前述胸满痛等症，另外又见心中痞，胁下逆抢心，说明症情又有扩展，治疗在栝蒌薤白的基础上，再加枳实厚朴行气消痞除满，桂枝通阳降逆。

【原文】

胸痹，胸中气塞，短气，茯苓杏仁甘草汤主之；橘枳姜汤亦主之。(6)

【释义】

本条论述胸痹轻证的证治。本条虽冠以胸痹病名，但见症以胸中气塞和短气为主，病机虽同属于饮阻气滞，但治疗上有偏于饮停和偏于气滞的不同，所以一证出二方，宣肺化饮用茯苓杏仁甘草汤，行气散结用橘枳姜汤。

【原文】
胸痹缓急①者，薏苡附子散主之。(7)

【注解】
① 缓急：偏义复词，此指症情急遽加重者。

【释义】
本条论述胸痹急证的证治。胸痹急者，为胸背痛突然发作，阴寒饮滞，阳气不通，故痛势较剧，用薏苡附子散温阳通痹，散寒止痛。

【原文】
心中痞，诸逆心悬痛，桂枝生姜枳实汤主之。(8)

【释义】
本条论述寒饮上逆的心痛证治。饮聚而气滞，故心中痞，气机逆乱，则心痛如悬。治疗用桂枝生姜枳实汤行气通阳，散寒化饮。

【原文】
心痛彻背，背痛彻心，乌头赤石脂丸主之。(9)

【释义】
本条论述阴寒痼结的心痛证治。阴寒内盛而盘踞阳位，阳气被遏而欲伸不能，由此引起了心背相互贯彻的剧痛，治疗以乌附椒姜，一派辛热之品，峻逐阴寒而缓急止痛。

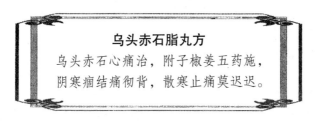

乌头赤石脂丸方

乌头赤石心痛治，附子椒姜五药施，

阴寒痼结痛彻背，散寒止痛莫迟迟。

腹满寒疝宿食病脉证治第十

　　腹满以腹部胀满疼痛为主症，病机若以六经为别，则"实则阳明，虚则太阴"，即实热腹满多与阳明胃肠有关，一般用泄热攻下法治疗，虚寒腹满多与太阴脾（肾）有关，一般用温中散寒法治疗。如属寒实内结则有温下法治之。

　　寒疝专指发作性的、阴寒性的腹部疼痛证，由阴寒内盛，阳气偏衰所致，治疗以散寒止痛为主。

　　宿食由饮食不节，损伤脾胃，以致胃肠升降失司，气机紊乱。主证为腹满胀痛，泛恶呕吐，肠鸣下利等，治疗以吐下为法，因势利导，尽快排除积滞。

【原文】

　　病者腹满，按之不痛为虚，痛者为实，可下之。舌黄未下者，下之黄自去。（2）

【释义】

　　本条论述腹满的虚实鉴别及实证的治法。按之疼痛与否，可以作为虚实鉴别的参考之一，实者多与有形积滞停于胃肠有关，故可用下法消除，但攻下之际又当结合舌象的变化，作出正确判断，如苔黄且燥者可用承气汤泄热攻下。

【原文】

腹满时减，复如故，此为寒，当与温药。（3）

【释义】

本条论述腹满属虚寒的证治。脏寒生满病，胃肠道并无积滞壅塞，故胀满时有轻减。治疗当以温药温助阳气。

【原文】

病腹满，发热十日，脉浮而数，饮食如故，厚朴七物汤主之。（9）

【释义】

本条论述腹满兼太阳表证的证治。发热已十日，说明受邪已久，邪入里化热成燥，故腹满，脉浮而数为表证仍在，故用厚朴七物汤行气除满，疏解表邪。

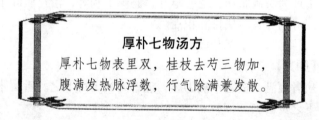

厚朴七物汤方

厚朴七物表里双，桂枝去芍三物加，
腹满发热脉浮数，行气除满兼发散。

【原文】

腹中寒气，雷鸣切痛①**，胸胁逆满，呕吐，附子粳米汤主之。**（10）

【注解】

① 雷鸣切痛：雷鸣，形容肠鸣之亢进；切痛，形容腹痛

之剧烈。

【释义】

本条论述虚寒湿滞的腹满证治。阴寒水湿之气停滞腹中，气机逆乱，升降失司而见雷鸣切痛，胸胁逆满呕吐等症。治疗用附子粳米汤温中散寒，化饮降逆。

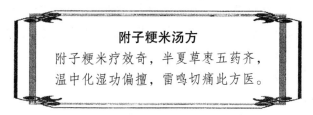

附子粳米汤方

附子粳米疗效奇，半夏草枣五药齐，
温中化湿功偏擅，雷鸣切痛此方医。

【原文】

痛而闭①者，厚朴三物汤主之。(11)

【注解】

① 闭：即大便闭结不通。

【释义】

本条论述胀重于积的腹满证治。腹部胀满疼痛，又见大便秘结，故用厚朴三物汤行气除满，泄热通便。

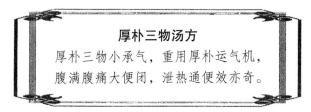

厚朴三物汤方

厚朴三物小承气，重用厚朴运气机，
腹满腹痛大便闭，泄热通便效亦奇。

【原文】

按之心下满痛者，此为实也，当下之，宜大柴胡汤。
(12)

【释义】

本条论述腹满兼少阳证的证治。邪热结聚在里，部位较高，故心下满痛且拒按，临证还当伴见寒热往来等少阳见证，用大柴胡汤既能攻阳明之里，又能解少阳邪热。

【原文】

腹满不减，减不足言，当须下之，宜大承气汤。(13)

【释义】

本条论述腹满属阳明腑实的证治。热结阳明胃腑，腹满胀痛持续不减，无疑当须及时攻下，用大承气汤最为合适，临证具体用法当参见《伤寒论》相关原文。

【原文】

心胸中大寒痛，呕不能饮食，腹中寒，上冲皮起，出见有头足①，上下痛而不可触近，大建中汤主之。(14)

【注解】

① 上冲皮起，出见有头足：指因寒气攻冲而腹部出现犹如头足般的条索状隆起。

【释义】

本条论述虚寒痛甚的腹满证治。腹中寒气攻冲，导致心胸中大寒痛、上下痛不可触近，说明病变范围广泛，并且腹诊时见有头足样条索状物隆起，呕吐剧烈不能进食，寒凝成形，故疼痛不同于一般虚寒证。治疗用大建中汤甘温散寒，缓急止痛。

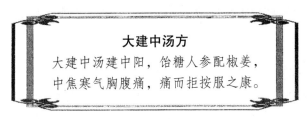

大建中汤方

大建中汤建中阳，饴糖人参配椒姜，
中焦寒气胸腹痛，痛而拒按服之康。

【原文】

胁下偏痛，发热，其脉紧弦，此寒也，以温药下之，宜大黄附子汤。（15）

【释义】

本条论述寒实内结的腹满证治。阴寒内盛，积滞成实，阻于偏侧，则见胁下偏痛，营卫郁滞，可见发热，脉象弦紧，亦为寒实证所常见。大黄附子汤为温下法的代表方。

【原文】

寒疝绕脐痛，若发则白汗①**出，手足厥冷，其脉沉紧者，大乌头煎主之。**（17）

【注解】

① 白汗：指剧痛时所出冷汗。

【释义】

本条论述寒疝的典型证治。阴寒内盛，阳气不行，则疼痛绕脐，发作时疼痛加剧，直至冷汗淋漓而手足冰冷，脉象沉弦也提示了寒甚而阳气郁遏之甚，治疗用大乌头煎散寒止痛。

【原文】

寒疝腹中痛，及胁痛里急者，当归生姜羊肉汤主之。 (18)

【释义】

本条论述寒疝属血虚内寒的证治。寒疝若腹痛常及胁肋，痛势亦较和缓者，多与阳气失于温煦和阴血失于濡养有关，故选用当归生姜羊肉汤温补养血，散寒止痛。

【原文】

寒疝腹中痛，逆冷，手足不仁，若身疼痛，灸刺诸药不能治，抵当①乌头桂枝汤主之。(19)

【注解】

① 抵当：犹言"只宜"。

【释义】

本条论述寒疝属表里皆寒的证治。寒疝以腹痛为主，若见身痛，则与外受寒邪相关，用乌头桂枝汤表里兼顾，温散止痛。

五脏风寒积聚病脉证并治第十一

五脏风寒是指风寒之邪侵犯人体，由浅入深，伤及五脏所出现的各种证候，如五脏的中风和中寒以及三焦的各种病证等，一般病变到了五脏均趋重笃，故与积聚合篇，且篇中又列出五脏死脉。

【原文】

肝著①，其人常欲蹈②其胸上，先未苦时，但欲饮热，旋覆花汤主之。(7)

【注解】

① 肝著：著，音、义同着，本义为附着、依附。此引申为留滞之意。肝着指肝经气血郁滞，着而不行。

② 蹈：原为足踏之意，此处可理解为捶打、叩打。

【释义】

本条论述肝着的证治。肝经受邪，气血郁滞，着而不行，则胸胁部位或闷或痛，患者常喜叩打胸部以求缓解。病未甚时，但得热饮亦常可使症情缓解。治疗用旋覆花汤行气活血，通络散瘀。

【原文】

趺阳脉浮而涩，浮则胃气强，涩则小便数，浮涩相搏，大便则坚，其脾为约①，麻子仁丸主之。(15)

【注解】

① 其脾为约：指胃热气盛而脾阴不足，脾为胃所制约。

【释义】

本条论述脾约的证治。以脉论病，脾约成于胃气强而脾阴弱，胃热逼迫津液偏渗，则小便数，脾阴不足，肠道失濡则大便硬，治疗用麻子仁丸泄热润燥通便。

【原文】

肾著之病，其人身体重，腰中冷，如坐水中，形如水状，反不渴，小便自利，饮食如故，病属下焦。身劳汗出，衣里冷湿，久久得之。腰以下冷痛，腹重如带五千钱，甘姜苓术汤主之。(16)

【释义】

本条论述肾著的证治。身劳汗出，衣里冷湿，未及时更换，则汗留为湿，痹着于腰部，久而久之，可见腰以下冷、痛、重等症状。小便自利与饮食如故提示寒湿仅滞于外，用甘姜苓术汤温中散寒，健脾化湿。

痰饮咳嗽病脉证并治第十二

痰饮病由体内津液代谢紊乱，水饮停留于局部所致，与肺脾肾三脏阳气虚弱、上中下三焦气化失司有关。根据水停部位的不同，篇中有四饮之分类，临证可见呕、咳、悸、眩、满、痛、肿、利等诸多表现。临证以温药为图本之治，发汗、利水和攻逐为治标之法。

咳嗽为伴见症状之一。

【原文】

问曰：四饮何以为异？师曰：其人素盛今瘦①，水走肠间，沥沥有声②，谓之痰饮；饮后水流在胁下，咳唾引痛，谓之悬饮；饮水流行，归于四肢，当汗出而不汗出，身体疼重，谓之溢饮；咳逆倚息③，短气不得卧，其形如肿，谓之支饮。(2)

【注解】

① 素盛今瘦：谓未病之前，体形丰盛；既病之后，身体赢瘦。

② 沥沥有声：形容水饮在肠间流动时所作之声。

③ 咳逆倚息：指咳喘严重，呼吸困难，不能平卧，必有所倚靠才能呼吸。

【释义】

本条论述四饮的主症。四饮主要根据饮停的部位而异。痰饮为水饮聚于胃肠间，水饮流动，沥沥有声，脾虚而水谷不化精微，故病人素盛今瘦。悬饮为饮停胸胁，肝肺失于升降，则咳嗽并牵引胁下作痛。溢饮为水饮溢于四肢，肺失于宣，脾失于运，故见身痛、无汗、肢肿等症。支饮为饮停胸膈，凌心射肺，故咳喘气逆，倚息难以平卧，且有身肿。原文中对于四饮的分类与主症的叙述，成为后世临床证治的主要依据。

【原文】

膈上病痰，满喘咳吐，发则寒热，背痛腰疼，目泣^①自出，其人振振身瞤剧^②，必有伏饮^③。(11)

【注解】

① 目泣：此指眼泪。

② 振振身瞤剧：指身体俯仰动摇振动之甚。

③ 伏饮：指饮邪深伏于内，遇寒逢劳则易发作的一种病状。

【释义】

本条论述伏饮发作时的见症。饮伏于内，根深蒂固，成为宿疾。平时当见胸满、咳喘而痰多，遇寒发作时则见恶寒发热、身痛、咳甚则涕泪皆出，全身震颤动摇不止。此为四饮中的支饮，治疗可以小青龙汤为参考。

【原文】

病痰饮者，当以温药和之。(15)

【释义】

本条论述痰饮病的治则。痰饮之成，由于阳虚气滞，痰饮既成，则为阴寒之邪。温药具有振奋阳气，开发腠理，通调水道的作用，故可以助阳气而消阴邪，和之则强调温而不可太过，以免伤正。

【原文】

心下有痰饮，胸胁支满①，目眩，苓桂术甘汤主之。(16)

【注解】

① 胸胁支满：是指胸胁有支撑胀满感。

【释义】

本条论述饮停心下的证治。饮停于中，气机受阻，清浊升降失司，既可见胸胁支满，又可见头昏目眩。治疗用苓桂术甘汤温阳化饮，健脾利水。

【原文】

夫短气有微饮①，当从小便去之，苓桂术甘汤主之；肾气丸亦主之。(17)

【注解】

① 微饮：指饮邪之轻微者。

【释义】

本条论述微饮的证治。饮邪内停，既使属轻微者，也会阻碍气机，造成短气，小便不利等症。治疗时当区别在脾在肾的不同，属脾阳不运者，用苓桂术甘汤健脾温阳利水，属肾虚气化不行者，用肾气丸温肾化气利水。

【原文】

病者脉伏①**，其人欲自利**②**，利反快，虽利，心下续坚满**③**，此为留饮欲去故也，甘遂半夏汤主之。**(18)

【注解】

① 脉伏：指脉象重按着骨始得，细而有力。

② 自利：未经攻下而大便溏泄。

③ 续坚满：又见硬满之症。

【释义】

本条论述留饮的证治。饮邪留伏，阳气不通而脉伏，其人利后反觉轻快，此为利后水饮暂时得以轻减之故，但旋即新饮又积，心下又见硬满，当此之时，可用甘遂半夏汤攻逐留饮。

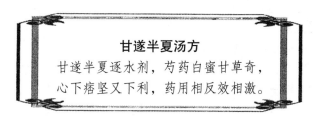

甘遂半夏汤方

甘遂半夏逐水剂，芍药白蜜甘草奇，
心下痞坚又下利，药用相反效相激。

【原文】

病悬饮者，十枣汤主之。（22）

【释义】

本条论述悬饮证治。悬饮以咳唾引痛为主症，由饮后水流在胁下所致。治疗用十枣汤峻下而攻逐水饮。

【原文】

病溢饮者，当发其汗，大青龙汤主之；小青龙汤亦主之。（23）

【释义】

本条论述溢饮的证治。溢饮以身痛、无汗、肢肿等为主症，由饮水流行，归于四肢所致。治疗有大小青龙汤之不同。若外寒重而内有郁热者，可用大青龙汤辛温散寒而兼除内热，若内饮甚而外有风寒者，可用小青龙汤温肺化饮而兼散表邪。

【原文】

膈间支饮，其人喘满，心下痞坚，面色黧黑①，其脉沉紧，得之数十日，医吐下之不愈，木防己汤主之。虚者②即愈，实者③三日复发，复与不愈者，宜木防己汤去石膏加茯苓芒硝汤主之。（24）

【注解】

① 黧黑：指黑而晦暗。

② 虚者：这里指心下痞坚变为柔软。

③ 实者：这里指心下痞坚硬满依旧。

【释义】

本条论述膈间支饮的证治。胸膈之间饮停而凌心射肺，见症以喘满为主，饮聚不散，心下可见痞坚，营卫郁滞日久，面色可见黧黑，脉象沉紧。医者用吐下之法未能取得满意疗效，可用木防己汤利水通阳补虚清热，寒热并投，虚实兼顾。药后若心下痞坚变为柔软者，预后较好。而痞坚依旧者，症情可能再度加剧，其时可用木防己汤去石膏加茯苓芒硝汤，以加强通利的力量。

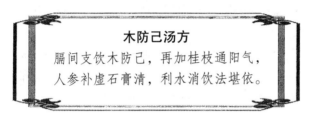

木防己汤方

膈间支饮木防己，再加桂枝通阳气，
人参补虚石膏清，利水消饮法堪依。

【原文】

心下有支饮，其人苦冒眩①，泽泻汤主之。（25）

【注解】

① 冒眩：冒，如有物冒蔽之意；眩，视物旋转。冒眩，即头晕目眩。

【释义】

本条论述支饮冒眩的证治。饮停心下，支撑上逆，清阳不升，浊阴不降，则以头目冒眩为主要见症，治疗用泽泻汤健脾利水。

【原文】

支饮不得息，葶苈大枣泻肺汤主之。（27）

【释义】

本条论述支饮不得息的证治。饮停胸膈，上壅于肺故呼吸困难，难以平卧，用葶苈大枣泻肺汤开闭泻肺，排出过多之痰饮。

【原文】

呕家本渴，渴者为欲解，今反不渴，心下有支饮故也，小半夏汤主之。(28)

【释义】

本条论述痰饮呕吐的证治。呕后饮减，但胃津一时也有所伤，故渴，渴为欲解之佳兆。今反不渴，是由于饮邪仍在心下，治疗用小半夏痰散寒化饮，降逆止呕。

【原文】

腹满，口舌干燥，此肠间有水气，己椒苈黄丸主之。(29)

【释义】

本条论述痰饮腹满的证治。水饮留于肠间，水停气滞，当见腹满，饮阻气机，津不上承则口舌干燥，己椒苈黄丸通利二便，前后分消水饮。

【原文】

卒呕吐，心下痞，膈间有水，眩悸者，小半夏加茯苓汤主之。(30)

【释义】

本条论述痰饮呕吐的证治。膈间有水饮停留，气机被阻，心下可见痞满感、悸动感，清浊升降失司则又可见头眩，或突然呕吐等症。治疗用小半夏加茯苓汤蠲饮降逆。

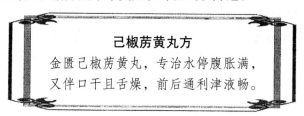

己椒苈黄丸方

金匮己椒苈黄丸，专治水停腹胀满，
又伴口干且舌燥，前后通利津液畅。

【原文】

假令瘦人脐下有悸，吐涎沫而癫眩^①，此水也，五苓散主之。(31)

【注解】

① 癫眩：癫当作颠，颠，顶也。癫眩，即头目眩晕之意。

【释义】

本条论述痰饮眩悸的证治。水停于下则局部有悸动感，饮阻气逆则呕吐涎沫且头眩，用五苓散通阳化气利水。

【原文】

咳逆倚息不得卧，小青龙汤主之。(35)

【释义】

本条论述支饮证治。小青龙汤为支饮方治之一，见症以咳喘为主，喘甚以至于倚息而不能平卧，治疗以温肺化饮为主。

【原文】

先渴后呕，为水停心下，此属饮家，小半夏加茯苓汤主之。(41)

【释义】

本条论述痰饮呕吐的证治。渴而后饮，饮后复呕，此为饮停心下所致，治疗当用温化辛散通利之品，以小半夏茯苓汤蠲饮降逆。

消渴小便不利淋病脉证并治第十三

消渴作为病证多伴有以多食、多尿、消瘦等表现，作为症状多指口渴引饮，本篇主要论病，强调胃热气盛、肾气亏虚的病因病机，并出相应的方治。

小便不利主要指小便量少，若指排出困难，且伴有疼痛，则与淋病相重叠。

淋病以小便淋沥涩痛为主证，其病机多与肾虚膀胱热相关。

【原文】

男子消渴，小便反多，以饮一斗，小便一斗①，肾气丸主之。(3)

【注解】

① 饮一斗，小便一斗：形容饮水多，小便亦多。

【释义】

本条论述消渴证治。文中以"男子"强调肾虚，肾虚而阳气衰微，既不能蒸津以上润，又不能化气以摄水，故见口渴甚而小便多之症，以肾气丸温振肾气，为图本之治。

【原文】

淋之为病，小便如粟状①，小腹弦急②，痛引脐中。（7）

【注解】

① 小便如粟状：小便排出砂石如粟米之状。

② 弦急：即拘急。

【释义】

本条论述淋病主症。淋病以排尿时淋沥不畅或伴有疼痛为主症。如粟状者，可理解为尿中排出如粟米状细小砂石。结石阻于尿路，故又当伴见小腹弦急或者疼痛，疼痛放射至脐周。

【原文】

小便不利者，有水气①，其人苦渴，栝蒌瞿麦丸主之。（10）

【注解】

① 水气：此指水湿之邪。

【释义】

本条论述小便不利的证治。水停于内、于下，主要由肾阳虚衰，气化不行所致，下可见小便不利，上可见口中苦渴。治疗用栝蒌瞿麦丸温阳利水，兼润上燥。

栝蒌瞿麦丸方

栝蒌瞿麦利水气，茯苓薯蓣加附子，
小便不利兼口渴，润上温下疗效奇。

水气病脉证并治第十四

水气即水肿，以水气命名，强调了水与气的密切关系。篇中有四水之分，其发病或与感受外邪，或与阳气虚弱有关，但总的都与肺脾肾三脏功能减退或障碍相关，三焦气化失司，则水泛肌肤为肿。治疗提出了发汗、利小便和逐水等法，实际上可以与痰饮病篇互参，其具体方药也可以互补。

【原文】

师曰：病有风水、有皮水、有正水、有石水、有黄汗。风水其脉自浮，外证骨节疼痛，恶风；皮水其脉亦浮，外证胕肿①，按之没指，不恶风，其腹如鼓②，不渴。当发其汗。正水其脉沉迟，外证自喘；石水其脉自沉，外证腹满不喘。黄汗其脉沉迟，身发热，胸满，四肢头面肿，久不愈，必致痈脓。(1)

【注解】

① 胕肿：胕与肤通。胕肿，指肌肤浮肿。

② 鼓：《诸病源候论》作"故"。

【释义】

本条主要论述水气病的分类与主症。风水起于风寒外袭，肺失通调，故见有脉浮、身痛、恶风等太阳表证。皮水与肺失通调，脾失健运相关，但与外邪无涉，故脉浮而不恶风，无口渴，外证身肿甚而按之凹陷没指，腹如故。风水、皮水皆可用汗法发散其水气。正水由阳虚而水湿外泛，故脉沉而腹满自喘，石水由阳虚，阴寒凝结于下焦，故脉沉而腹满不喘。黄汗由营卫郁滞，湿热熏蒸，其症以汗出色黄为特征，另外可见发热、身肿、骨节疼痛等。

【原文】

寸口脉沉滑者，中有水气，面目肿大，有热，名曰风水。视人之目窠上微拥①，如蚕新卧起状，其颈脉②动，时时咳，按其手足上，陷而不起者，风水。(3)

【注解】

① 目窠上微拥：指眼胞微肿。

② 颈脉：指足阳明人迎脉，在喉结两旁。

【释义】

本条论述风水的脉症。风水水湿泛于外见面目肿大。肿甚则脉沉，身热则脉滑。其肿自头面部起，迅及全身。目窠上微拥，如蚕新卧起状，是对眼睑浮肿的描述。按其手足上陷而不起，则是对四肢凹陷性水肿的强调。

【原文】

太阳病，脉浮而紧，法当骨节疼痛，反不痛，身体反重而痠，其人不渴，汗出即愈，此为风水。恶寒者，此为极虚发汗得之。

渴而不恶寒者，此为皮水，身肿而冷。状如周痹①。

胸中窒，不能食，反聚痛，暮躁不得眠，此为黄汗，痛在骨节。

咳而喘，不渴者，此为脾胀②**，其状如肿，发汗则愈。**
然诸病此者，渴而下利，小便数者，皆不可发汗。(4)

【注解】

① 周痹：病名，以全身上下的游走性疼痛为主症。

② 脾胀：注家多作肺胀。

【释义】

本条论述水气病的脉症与治法。风水初起有表证，故曰太阳病脉浮紧，而骨节疼痛等，但水泛肌表则身体不痛，反重而痠，治疗当用汗法。皮水身肿且痠痛如周痹状，水泛而湿停亦可见渴，但无恶寒，阳气不达四肢而见肢冷。黄汗为汗出色黄，为湿热郁滞于营卫所致，湿热影响到内又可见胸中窒闷，不能食而聚痛，湿滞肌表也可见骨节疼痛。肺胀以咳喘为主症，肺失通调也可见如肿状，治疗当用温散发汗。最后强调凡用汗法，若见有津液亏耗之象者，皆应慎重。

【原文】

皮水者，一身面目黄肿，其脉沉，小便不利，故令病
水。假如小便自利，此亡津液，故令渴也。越婢加术汤主
之。(5)

【释义】

本条论述里水的证治。里水者，皮水之谓。水液不循常道而泛滥肌表，故见一身面目肿甚，脉沉而小便不利，水郁于内而化热，故用越婢加术汤发汗散水除湿，兼清郁热。

【原文】

脉得诸沉，当责有水，身体肿重。水病脉出^①者，死。(10)

【注解】

① 脉出：指脉象浮而散大无根。

【释义】

本条论述水气病的脉症及预后。水在肌肤，脉道不利，营卫受阻，故脉沉。身体肿重为外见之症。水气病脉沉为顺，若脉象突然浮大无根，此为元气涣散，预后极差，故曰死。

【原文】

夫水病人，目下有卧蚕，面目鲜泽，脉伏，其人消渴。病水腹大，小便不利，其脉沉绝者，有水，可下之。(11)

【释义】

本条论述水气病的治法。水气病人面目浮肿而鲜泽光亮，此由水为风激，泛滥于上，水气盛则脉伏，热郁津伤或津不上承则口渴，其治法当参考风水。若病水腹大，小便不利，为水聚于内，气机壅滞的实证，脉沉绝为沉之甚，原文中的"下"是指攻逐水饮的方法。

【原文】

师曰：诸有水者，腰以下肿，当利小便；腰以上肿，当发汗乃愈。(18)

【释义】

本条论述水气病的治法。腰以下肿，利其小便，腰以上肿，发其汗。上下者可以从阴阳表里加以认识，体现了治疗中应该因势利导的精神。临证施治时发汗与利小便二者有所区别，但也并非绝然相隔，当注意二者间的相互关连。

【原文】

师曰：寸口脉沉而迟，沉则为水，迟则为寒，寒水相搏。趺阳脉伏，水谷不化，脾气衰则鹜溏，胃气衰则身肿。少阳脉①**卑，少阴脉细，男子则小便不利，女子则经水不通；经为血，血不利则为水，名曰血分。**(19)

【注解】

① 少阳脉：主三焦之气，候脉部位在上耳角根之前，鬓发之后，即和髎之处。

【释义】

本条论述水气病的病机。寸口脉主肺，沉迟之象，为寒水相合，肺气宣肃受阻，通调失职则为肿。趺阳脉主胃，脉伏而不起，为脾胃之气已衰，故饮食不能运化，水液失于输布，见大便溏泄而身肿。少阳脉主候三焦之气，卑为沉而弱之象，此句提示了三焦的气化失司，决渎失职，水不走常道而为肿。少阴脉主肾，细为虚象。男子小便不利而身肿，女子则经水不通继而病水，亦称为血分。血不利则为水，从病机的角度强调了水与血的关系，此也为难治性水肿确立了大法。

【原文】

风水，脉浮身重，汗出恶风者，防己黄芪汤主之。(22)

【释义】

本条论述风水表虚的证治。风邪袭表而脉浮，水泛肌表而身重，表卫不固而汗出恶风。故用防己黄芪汤益气固表，利水除湿。

【原文】

风水恶风，一身悉肿，脉浮不渴①，续自汗出，无大热，越婢汤主之。（23）

【注解】

① 不渴：《金匮要略心典》作"而渴"。

【释义】

本条论述风水夹热的证治。风水起于表证，故见脉浮恶风等。水泛于表则身肿、口渴、汗出。汗出以后身热低减。风水虽有表邪但里有郁热，故用越婢汤散邪清热，发越水气。

【原文】

皮水为病，四肢肿，水气在皮肤中，四肢聂聂动①者，防己茯苓汤主之。（24）

【注解】

①聂聂动：形容动而轻微。

【释义】

本条论述皮水证治。水留肌肤则肢肿，水气阻遏，阳气欲伸，两相交争则四肢聂聂动，治疗用防己茯苓汤通阳化气，分消水湿。

防己茯苓汤方

防己茯苓桂甘芪，益气通阳治水气，
皮水四肢肿且甚，表里分消疗效奇。

【原文】

皮水，越婢加术汤主之；甘草麻黄汤亦主之。(25)

【释义】

本条论述里水证治。里水亦皮水之谓。越婢加术汤散水湿而兼清热，甘草麻黄汤宣肺发汗散水。

【原文】

水之为病，其脉沉小，属少阴；浮者为风，无水虚胀者为气。水，发其汗即已。脉沉者宜麻黄附子汤；浮者宜杏子汤。(26)

【释义】

本条论述风水与正水的不同治法。水气病身肿，若脉见沉小，则多与少阴肾相关，与正水相当，而脉浮者为风水。水泛肌表，均可用汗法治疗。正水用麻黄附子汤温经发汗，而风水可用杏子汤宣肺散邪。文中无水虚胀者为气，意在强调水肿与气胀的鉴别。

【原文】

厥而皮水者，蒲灰散主之。(27)

【释义】

本条论述皮水湿盛阳郁的证治。皮水身肿而手足逆冷，治疗用蒲灰散清利，可见其厥与阳虚内寒无关，而主要由湿热内壅，阳气郁滞不达四肢所致。

【原文】

问曰：黄汗之为病，身体肿，发热汗出而渴，状如风水，汗沾衣，色正黄如柏汁，脉自沉，何从得之？师曰：以汗出入水中浴，水从汗孔入得之，宜芪芍桂酒汤主之。(28)

【释义】

本条论述黄汗病的证治。黄汗病以汗沾衣，色正黄，如柏汁为特征，伴见发热，汗出，口渴，身肿重。因其状如风水，故放入水气病中讨论。其病因由汗出之时入冷水中浴，水寒之气内侵，营卫郁滞，湿郁化热，湿热交蒸而成，所以治疗以芪芍桂酒汤益气固表，和营卫，散水湿。

【原文】

气分，心下坚，大如盘，边如旋杯，水饮所作，桂枝去芍药加麻辛附子汤主之。(31)

【释义】

本条论述气分的证治。心下坚，大如盘而边如复杯，此为阳气虚衰，阴寒凝滞，水气留聚而成。治疗用桂枝去芍加麻辛附子汤温通阳气，散寒化饮。本条与第30条原文有承接关系，即临证时可伴见肢冷身痛、腹满恶寒等阳虚内寒之证。

【原文】

心下坚，大如盘，边如旋盘，水饮所作，枳术汤主之。
(32)

【释义】

本条论述气分的证治。枳术汤行气散结，健脾化湿，以方测证，本条所述的心下坚主要由脾虚气滞，水湿停滞于心下所成。

黄疸病脉证并治第十五

黄疸病以目黄、身黄、小便黄赤为主症，本篇有谷疸、酒疸、女劳疸之分，黑疸为诸疸之转归。谷疸、酒疸以湿热内蕴为主要病机，治疗以清利为主，女劳疸强调肾虚。另外篇中也有关于火劫发黄、燥结发黄、寒湿发黄、虚黄等脉症的描述，对黄疸病的治法篇中提出汗、吐、下、和、温、清、消、补等法，可见内容所涉甚广。

【原文】

寸口脉浮而缓，浮则为风，缓则为痹，痹非中风。四肢苦烦^①，脾色必黄，瘀热以行。(1)

【注解】

① 苦烦：重滞不舒的意思。

【释义】

本条论述湿热黄疸的病机。脉象的浮缓，提示了湿热之邪蕴郁闭阻于内，而非太阳中风之证。脾主四肢，湿热蕴于脾，则四肢多有重滞不舒感，湿热郁于内而深入血分，脾色外露则身黄。

【原文】

趺阳脉紧而数，数则为热，热则消谷，紧则为寒，食即为满。尺脉浮为伤肾，趺阳脉紧为伤脾。风寒相搏，食谷即眩，谷气不消，胃中苦浊①，浊气下流，小便不通，阴被其寒②，热流膀胱，身体尽黄，名曰谷疸。

额上黑，微汗出，手足中热，薄暮即发，膀胱急，小便自利，名曰女劳疸。腹如水状不治。

心中懊憹而热，不能食，时欲吐，名曰酒疸。(2)

【注解】

① 苦浊：苦作病解，浊指湿热。下句"浊气"亦指湿热。

② 阴被其寒：谓太阴脾经受寒生湿。

【释义】

本条论述黄疸的分类、主症与病机。谷疸见趺阳脉紧而数，一般而言，数为热，紧为寒，热则消谷善肌，寒则食入即为胀满。文中强调趺阳脉紧为脾伤，脾运不健，湿浊内阻，风寒相搏，且与感邪相关，是湿热或湿浊蕴结，证见食谷即眩、小便不通、身体尽黄等症。

【原文】

女劳疸见尺脉浮，为损伤及肾，肾色外现则额上黑，肾虚则手足中热，以日暮时甚，膀胱拘急但小便自利。一旦出现腹如水状，乃脾肾俱败，故曰不治。

【原文】

酒疸由嗜饮过度，酒性助湿蕴热，湿热熏蒸，除了身黄外，还见心中懊憹热痛，时欲吐而不欲食。

【原文】

酒疸下之，久久为黑疸，目青面黑，心中如啖蒜齑状^①，大便正黑，皮肤爪之不仁，其脉浮弱，虽黑微黄，故知之。(7)

【注解】

① 心中如啖蒜齑状：啖，即吃的意思；齑，指捣碎的姜、蒜、韭菜等末。意言病人如吃了蒜末一样，胃中灼热不适。

【释义】

本条论述黑疸的成因与脉症。酒疸误下，日久不愈则湿热深陷，营血瘀滞，表现为目青面黑，肤色黑而带黄，皮肤搔之不仁，大便正黑。心中灼热不适，提示湿热内蕴并未缓解。浮弱之脉则为虚象。

【原文】

师曰：病黄疸，发热烦喘，胸满口燥者，以病发时火劫其汗^①，两热所得^②。然黄家所得，从湿得之。一身尽发热而黄，肚热^③，热在里，当下之。(8)

【注解】

① 火劫其汗：指用艾灸、温针或熏法等强夺其汗。

② 两热所得：谓病邪之热与火劫之热相合。

③ 肚热：即腹中热。

【释义】

本条论述湿热发黄的见症。病黄疸见发热、烦躁、口燥、呼吸迫促而胸满者，由病初误用火攻劫汗，致使热势增剧所致。但黄疸的发生毕竟与湿相关者多。临证时当辨别湿热的偏盛，若身黄而热盛，以里热炽盛为主者当用下法通腑泄热。

【原文】

谷疸之为病。寒热不食，食即头眩，心胸不安，久久发黄，为谷疸。茵陈蒿汤主之。(13)

【释义】

本条论述谷疸证治。谷疸为湿热内蕴于脾胃，故见食欲减退，食即头眩，心胸不安之症。湿热熏蒸，营卫郁滞则寒热。治疗用茵陈蒿汤清热利湿为主，联系方后所言，腹满、小便不利亦当在所见症状之内。

【原文】

黄家日晡所发热，而反恶寒，此为女劳得之。膀胱急，少腹满，身尽黄，额上黑，足下热，因作黑疸。其腹胀如水状，大便必黑，时溏，此女劳之病，非水也。腹满者难治。硝石矾石散主之。(14)

【释义】

本条论述女劳疸夹瘀的证治。身黄日晡时不发热而反恶寒，此为女劳疸所致。其症见身黄、额黑、膀胱急、少腹满、足下热，皆与肾虚相关。届此之时，也可视为黑疸，其证又见腹胀如水状，大便必黑而时溏，此为女劳肾虚又夹瘀滞，而不可视为水气病。治疗可用硝石矾石散消瘀化湿。

【原文】

酒黄疸，心中懊侬或热痛，栀子大黄汤主之。（15）

【释义】

本条论述酒疸证治。心中懊侬热痛为酒疸主症。用栀子大黄汤清泄湿热。

【原文】

黄疸病，茵陈五苓散主之。（18）

【释义】

本条论述黄疸湿偏盛的治法。茵陈五苓散利水清热去湿退黄，以方测证，病机当属湿热内蕴而湿偏盛者。

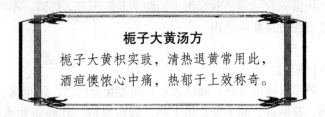

栀子大黄汤方

栀子大黄枳实豉，清热退黄常用此，
酒疸懊侬心中痛，热郁于上效称奇。

【原文】

黄疸腹满，小便不利而赤，自汗出，此为表和里实，当下之，宜大黄硝石汤。（19）

【释义】

本条论述黄疸热偏盛的证治。身黄而热偏盛，表和而里有实邪停滞，表现为腹满、小便量少且色赤，热盛则汗自出，治疗用大黄硝石汤泄热通腑。

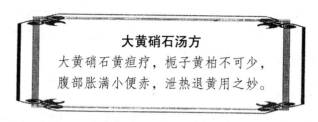

大黄硝石汤方

大黄硝石黄疸疗，栀子黄柏不可少，

腹部胀满小便赤，泄热退黄用之妙。

【原文】

诸黄，腹痛而呕者，宜柴胡汤。(21)

【释义】

本条论述黄疸兼少阳的证治。身黄、腹痛、呕吐，临证又多见发热，此四者皆备，当首先考虑柴胡汤。若以腹痛为主者，宜大柴胡汤，而以发热呕吐为主者，宜小柴胡汤。

【原文】

男子黄，小便自利，当与虚劳小建中汤。(22)

【释义】

本条论述虚黄证治。身黄而小便自利，则与湿热无涉，其身黄多由脾胃虚弱，气血不足而肌肤失荣所致，故治以小建中汤开发中焦气血生化之源，使气血充盈，则虚黄可退。

惊悸吐衄下血胸满瘀血病脉证
并治第十六

惊由外受惊恐而神志不宁，悸由心失所养而悸动不安，二者有区别，又有联系。

吐衄下血指各种出血证，病机大体从寒热虚实等方面加以把握，治疗也有温补清泄之不同。

瘀血的表现以（胸或腹）满、（口）燥、（舌）青、（脉）涩为要点，具体治法方药则散见于其他各篇，当注意参照。

胸满为伴见症状。

【原文】

病人胸满，唇痿舌青，口燥，但欲漱水不欲咽，无寒热，脉微大来迟，腹不满，其人言我满，为有瘀血。（10）

【释义】

本条论述瘀血的脉证。瘀血阻滞，气机痞塞，故胸满或腹满，且以患者自觉症状为多，如原文中所说："腹不满，其人言我满。"瘀血留而血行阻，故舌青。血不荣于外故唇痿。津不上布故口燥，且漱水而不欲嚥。与外感无涉，故寒热不作。脉微大来迟，即今之涩脉之谓。

【原文】

心下悸者，半夏麻黄丸主之。（13）

【释义】

本条论述悸的证治。心下悸动，用半夏麻黄丸蠲饮通阳。以药测证，其病机为水饮内停凌心所致。

【原文】

吐血不止者，柏叶汤主之。（14）

【释义】

本条论述虚寒吐血证治。柏叶汤温中止血，以药测证，当有虚寒见证，证属中气虚寒，血不归经，方中马通汁今多以童便代之。

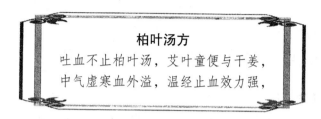

柏叶汤方

吐血不止柏叶汤，艾叶童便与干姜，

中气虚寒血外溢，温经止血效力强，

【原文】

下血，先便后血，此远血也，黄土汤主之。（15）

【释义】

本条论述远血证治。先便后血指血在便后，即出血部位距肛门较远，血色暗黑。黄土汤温中摄血，以方测证，远血当伴见中焦虚寒之证。

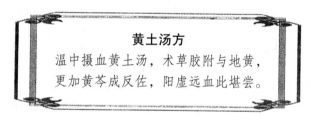

黄土汤方

温中摄血黄土汤，术草胶附与地黄，

更加黄芩成反佐，阳虚远血此堪尝。

【原文】

下血，先血后便，此近血也，赤小豆当归散主之。（16）

【释义】

本条论述近血证治。先血后便，指血在便先，即出血部位离肛门甚近，血色鲜红。赤小豆当归散清热利湿活血排脓，以方测证，近血当伴有实热之证。

【原文】

心气不足，吐血、衄血，泻心汤主之。（17）

【释义】

本条论述实热吐衄证治。火热直入营血，灼伤血络，血热妄行则吐衄，心神亦见不安，泻心汤一派苦寒直折，清热凉血而止血。

泻心汤方

三黄并用为泻心，大黄黄连合黄芩，
火热炽盛见吐衄，澄本清源出血停。

呕吐哕下利病脉证治第十七

呕吐哕下利三者均为临床常见病证，作为具体症状，与脾胃或胃肠关联较多，故其病机、治法也可从"实则阳明，虚则太阴"加以认识，但临证又不可受其局限。为了比较全面地进行论述，篇中参入了不少《伤寒论》的相关条文。

【原文】

趺阳脉浮而涩，浮则为虚，涩则伤脾，脾伤则不磨，朝食暮吐，暮食朝吐，宿谷不化，名曰胃反。脉紧而涩，其病难治。（5）

【释义】

本条论述胃反的病机、主症与预后。胃反的主症为朝食暮吐、暮食朝吐。病机为脾伤而不能磨谷，即脾虚不能健运，以致于宿谷不化又被吐出。文中借浮而涩的脉象强调脾胃两虚，并以紧涩之脉提示胃反之难治。

【原文】

呕而肠鸣，心下痞者，半夏泻心汤主之。（10）

【释义】

本条论述呕吐属寒热错杂的证治。寒热互结于中，脾胃升降失司，胃气逆于上则呕吐，脾气陷于下则肠鸣，气机滞于中则心下痞满。用半夏泻心汤辛开苦降，和胃降逆。

【原文】

诸呕吐，谷不得下者，小半夏汤主之。（12）

【释义】

本条论述呕吐的治法。呕吐而谷不得下，由胃气失于和降而上逆所致。小半夏汤散寒化饮，和胃止呕，为治呕之祖方，临证时常可与他法合用。

【原文】

呕吐而病在膈上，后思水者，解，急与之。思水者，猪苓散主之。（13）

【释义】

本条论述呕后思水的治法。病在膈上，呕后思水，此为佳兆，可少少与之饮。同时用猪苓散健脾利水，以免饮入之水复停。

【原文】

呕而发热者，小柴胡汤主之。（15）

【释义】

本条论述呕而发热的证治。小柴胡汤的发热以寒热往来为典型，且见心烦喜呕等症，皆由邪热郁滞于少阳所致，小柴胡汤和解少阳邪热，为的当之治。

【原文】

胃反呕吐者，大半夏汤主之。（16）

【释义】

本条论述胃反的治疗。胃反以朝食暮吐、暮食朝吐为特征。治疗用大半夏汤补虚降逆润燥。

大半夏汤方

大半夏汤治胃反，补虚人参白蜜裹，
脾不磨谷朝暮吐，和胃降逆服之安。

【原文】

食已即吐者，大黄甘草汤主之。（17）

【释义】

本条论述食已即吐的治疗。大黄甘草汤为泄热通下之轻剂。以方测知，其呕吐与里热结滞、腑气不行相关。

【原文】

胃反，吐而渴欲饮水者，茯苓泽泻汤主之。（18）

【释义】

本条论述胃反的证治。文中的"胃反"强调呕吐之甚，呕后口渴欲饮，饮后复呕，乃水饮未化，故以茯苓泽泻汤健脾通阳，化饮以止呕。

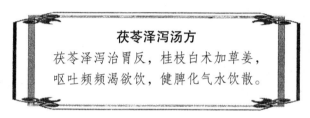

茯苓泽泻汤方

茯苓泽泻治胃反，桂枝白术加草姜，
呕吐频频渴欲饮，健脾化气水饮散。

【原文】

干呕，吐逆，吐涎沫，半夏干姜散主之。（20）

【释义】

本条论述寒饮内盛的呕吐证治。中阳不足，寒饮内盛，以致胃气上逆而见呕逆吐涎。用半夏干姜散温中散寒、降逆止呕。

【原文】

病人胸中似喘不喘，似呕不呕，似哕不哕，彻心中愦愦然无奈者，生姜半夏汤主之。（21）

【释义】

本条论述寒饮搏结的证治疗。寒饮搏结于胸胃，阳气不能伸展则气机逆乱，故出现似喘、似呕、似哕等难以明状的郁闷不适感。治疗用生姜半夏汤以辛散为主，舒展胸阳而畅达气机。

【原文】

干呕、哕，若手足厥者，橘皮汤主之。（22）

【释义】

本条论述呕哕的证治。呕哕并见，且手足厥冷，用橘皮汤散寒降逆，通阳和胃。可知病机为寒气内盛而阳气郁滞。

【原文】

哕逆者，橘皮竹茹汤主之。（23）

【释义】

本条论述哕逆的证治。橘皮竹茹汤补虚清热，和胃降逆，以方测证，可知病机乃胃有虚热，胃气上逆所致。

橘皮竹茹汤方

金匮橘皮竹茹汤，人参甘草大枣姜，
虚烦少气口干热，补虚清热胃气降。

【原文】

下利气者，当利其小便。（31）

【释义】

本条论述下利气的治法。下利而伴矢气、气随利出，而用利小便法治之，当知其病机为脾虚不适，水湿阻滞于肠道。

【原文】

下利三部脉皆平①，按之心下坚者，急下之，宜大承气汤。(37)

【注解】

① 三部脉皆平：指寸、关、尺三部皆现平人脉象。

【释义】

本条论述下利宜攻的证治。下利而三部脉未见虚象，按之心下坚硬，当知里有积滞停留，可用大承气汤及早清除之。

【原文】

下利已差，至其年月日时复发者，以病不尽故也，当下之，宜大承气汤。(40)

【释义】

本条论述下利复发的治疗。下利已愈，而至一定的时间又发作者，以病邪在里未得尽除，故当祛除之，大承气汤可作为治法选方之一，加以考虑。

【原文】

下利便脓血者，桃花汤主之。(42)

【释义】

本条论述下利脓血属虚寒的证治。桃花汤温中涩肠以止利，以方测知，中焦虚寒者当见怕冷、四肢不温、舌淡苔白甚或滑脱不禁等症。

【原文】

热利下重者，白头翁汤主之。（43）

【释义】

本条论述下利脓血属实热的证治。白头翁汤清热燥湿、凉血而止利，以方测知，热利下重者当见发热、口渴、舌红苔黄腻，且肛门灼热、里急后重等症。

【原文】

气利^①，诃梨勒散主之。（47）

【注解】

① 气利：指下利滑脱，大便常随矢气而出。

【释义】

本条论述气利的治法。气利者，大便随矢气而出，滑脱不禁，由脾虚气陷、气虚不固所致，用诃梨勒散涩肠固脱以止利。

疮痈肠痈浸淫病脉证并治第十八

本篇所论痈肿、肠痈、金疮、浸淫疮，均属外科疾患。其中关于肠痈的辨证论治对临床具有相当的指导价值，如未成脓属急性里热实证者，治以泄热解毒，消痈排脓，逐瘀攻下；而脓已成属慢性体虚邪恋者，治宜排脓消痈，振奋阳气。

【原文】

肠痈之为病，其身甲错^①，腹皮急，按之濡，如肿状，腹

无积聚，身无热，脉数。**此为肠内有痈脓，薏苡附子败酱散主之。**（3）

【注解】

① 其身甲错：即肌肤甲错。

【释义】

本条论述肠痈脓已成的证治。肠内有痈脓蓄聚，身热已减或退，其身甲错，乃气血被耗而肌肤失养，说明病程已久延。局部触诊虽有紧急感，但并无剧痛。手下触及痞肿之块，但感觉濡软，此不同于积聚之坚硬感。治疗用薏苡附子败酱散排脓解毒，散结消肿。

【原文】

肠痈者，小腹肿痞，按之即痛如淋，小便自调，时时发热，自汗出，复恶寒。其脉迟紧者，脓未成，可下之，当有血。脉洪数者，脓已成，不可下也。大黄牡丹汤主之。（4）

【释义】

本条论述肠痈脓未成的证治。热毒由聚腐溃营血而成痈，结于肠部故可见小腹肿痞，有压痛，且疼痛如淋病有放射感，但小便并无异常。作为全身症状，可伴见发热、恶寒，汗出等，此也提示病情尚在急性期，乘其脓未成之际，以大黄牡丹汤泄热通腑，活血排脓消肿。

大黄牡丹汤方

金匮大黄牡丹汤，桃仁瓜子合硝黄，
肠痈初期少腹痛，泻热逐瘀效果良。

趺蹶手指臂肿转筋阴狐疝蛔虫
病脉证第十九

本篇将不便归纳的一些病证集中在一起加以论述，其中以阴狐疝和蛔虫病较为常见。

【原文】

阴狐疝①气者，偏有小大，时时上下，蜘蛛散主之。(4)

【注解】

① 阴狐疝：谓疝气时上时下，导致偏有小大，如狐之出没不定，故名。

【释义】

本条论述阴狐疝气的证治。阴狐疝气的主症为阴囊的偏有小大，偏大的一侧时可回纳，故又曰"时时上下"。肝脉循阴器而抵少腹，用蜘蛛散辛温通利治之，提示本病证由寒湿凝于肝经所致。

【原文】

蛔虫之为病，令人吐涎，心痛，发作有时①，毒药不止，甘草粉蜜汤主之。(6)

【注解】

① 发作有时：指蛔动则吐涎，腹痛发作，蛔静则痛止。

【释义】

本条论述蛔虫病所致的心痛证治。蛔虫聚于腹，扰于上，虫动则心痛发作，时缓时剧，伴有呕吐，此前已用毒药杀虫未果，可考虑以甘草粉蜜汤甘缓之以剂以安蛔止痛。

【原文】

蛔厥①者，当吐蛔，令病者静而复时烦，此为脏寒，蛔上入膈，故烦，须臾复止，得食而呕，又烦者，蛔闻食臭出，其人常自吐蛔。(7)

蛔厥者，乌梅丸主之。(8)

【注解】

① 蛔厥：因蛔虫上扰入膈引起腹部剧痛，痛剧而致四肢厥冷，故名。

【释义】

以上二条论述蛔厥的证治。蛔厥成于脏寒，脏寒则虫易动而上扰至膈，病人因疼痛而烦躁不安。时烦时静指发作性的加剧。追问病史，患者可有吐蛔等情况。治疗以乌梅丸安蛔止痛为先。

妇人妊娠病脉证并治第二十

本篇专论妇女妊娠期间常见疾病的证治。内容有妊娠的诊断，妊娠与癥病的鉴别，以及妊娠呕吐、腹痛、下血、小便难、水气等病证的诊断和治疗，其中尤以妊娠腹痛和下血为论述的重点。最后，还提出了安胎养胎的方法。

【原文】

妇人宿有癥病①，经断未及三月，而得漏下不止，胎动在起脐上者，为癥痼害。妊娠六月动者，前三月经水利时，胎

也。下血者，后断三月衃②也。所以血不止者，其癥不去故也，当下其癥，桂枝茯苓丸主之。(2)

【注解】

① 癥病：指腹内有瘀阻积块的疾病。

② 衃：指色黑而暗的瘀血，此作癥的互词。

【释义】

本条论述癥病的证治。妇人有癥病宿疾，经断未及三个月，又见漏下，且脐上出现胎动。从胎动考虑，患者妊娠已有五、六个月，而漏下则由癥病痼疾所致。关于癥病与正常妊娠的鉴别，可以追问病史，若妊娠之前经水大致正常者，此为胎，而癥病患者常有不规则出血，所谓后断三月衃也。由于其癥不去，其血不止，故治疗用桂枝茯苓丸消癥化瘀。

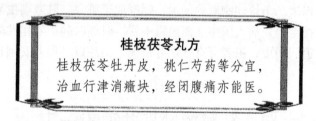

桂枝茯苓丸方

桂枝茯苓牡丹皮，桃仁芍药等分宜，

治血行津消癥块，经闭腹痛亦能医。

【原文】

师曰：妇人有漏下①者，有半产②后因续下血都不绝者，有妊娠下血者。假令妊娠腹中痛，为胞阻③，胶艾汤主之。(4)

【注解】

① 漏下：指妇女经血非时而下，淋漓不断。

② 半产：即小产。

③胞阻：指妊娠下血伴腹痛的病症。

【释义】

本条论述胞阻证治。妇人漏下情况较复杂，如有平时经常经水不调而淋漓不尽者，也有半产后下血不止者，也有妊娠以后见下血者。如果妊娠后既有下血、又有腹痛者，此为胞阻。由阴血下漏不能入胞养胎所致，治疗用胶艾汤调补冲任，固经安胎。

【原文】

妇人怀娠，腹中疞痛①，当归芍药散主之。（5）

【注解】

①疞痛：疞，腹中急痛。

【释义】

本条论述妊娠腹痛证治。当归芍药散养血调肝、渗湿健脾，以方测证，其腹痛由肝脾不和所致。

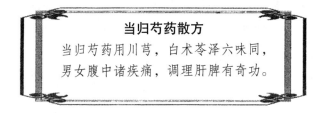

当归芍药散方
当归芍药用川芎，白术苓泽六味同，
男女腹中诸疾痛，调理肝脾有奇功。

【原文】

妊娠呕吐不止，干姜人参半夏丸主之。（6）

【释义】

本条论述妊娠恶阻证治。妊娠恶阻，以呕吐常见，用干姜人参半夏丸温中散寒、化饮降逆，以方测知，此呕吐由脾胃虚寒，饮邪中阻所致。

妇人产后病脉证治第二十一

本篇专论妇人产后常见病的证治。产后气血亏虚，腠理不固，外邪容易入侵，故篇中首论产后常见的痉、郁冒、大便难三病证，继而提出了产后腹痛、中风、下利、烦乱呕逆等的证治。本篇在治法上，既强调必须注意照顾产后亡血伤津，气血俱虚的特点，同时也应根据具体情况不失时机地攻除病邪。

【原文】

问曰：新产妇人有三病，一者病痉，二者病郁冒①，三者大便难，何谓也？师曰：新产血虚，多汗出，喜中风②，故令病痉；亡血复汗，寒多，故令郁冒；亡津液，胃燥③，故大便难。(1)

【注解】

① 郁冒：郁，郁闷不舒；冒，头昏目不明，如有物冒蔽。郁冒，即头昏眼花，郁闷不舒。

② 喜中风：指容易感受风邪。

③ 胃燥："胃"泛指胃与肠，由于津液耗伤，胃肠失濡而燥结成实。

【释义】

本条论述产后三大证。产后阴血亏虚，且汗易出而腠理空疏，故风邪入侵而致痉。阴血不足，汗出过多，外邪入中又易导致郁冒。津液耗损，胃肠容易燥结，而又多见大便难。以上三者为产后常见，总的都与产后亡血伤津，气血不足，且又感受外邪相关。

【原文】

产后腹中疠痛，当归生姜羊肉汤主之；并治腹中寒疝，虚劳不足。(4)

【释义】

本条论述产后腹痛的证治。产后腹痛，用当归生姜羊肉汤治疗，当属血虚内寒所致，故原文中指出本方亦主寒疝、虚劳。

【原文】

产后腹痛，烦满不得卧，枳实芍药散主之。(5)

【释义】

本条论述产后腹痛的证治。腹痛胀满以至于烦躁而辗转不安。用枳实芍药散行气活血，本方可视为治疗气血郁滞的基本方之一。

【原文】

产后风续之数十日不解，头微痛，恶寒，时时有热，心下闷，干呕，汗出，虽久，阳旦证①续在耳，可与阳旦汤。(8)

【注解】

① 阳旦证：指太阳中风表证，即桂枝汤证。

【释义】

本条论述产后发热的证治。产后中受风邪，数十日而不愈，症见头痛，恶寒，发热，汗出，心下闷而干呕等，迁延虽久，仍属太阳中风之证，故可用阳旦汤（桂枝汤）解肌和营卫。

【原文】

产后中风，发热，面正赤，喘而头痛，竹叶汤主之。(9)

【释义】

本条论述产后发热的证治。产后中受风邪，主症为发热，外邪束表则头痛，热甚则面赤，呼吸迫促而喘。考虑到产后体虚的因素，治疗以竹叶汤邪正兼顾，疏风清热，兼投温阳益气之品。

【原文】

妇人乳中①虚，烦乱②呕逆，安中益气，竹皮大丸主之。(10)

【注解】

① 乳中：乳，《脉经》作产。乳中，谓在草蓐之中，亦即产后。

② 烦乱：心烦意乱。

【释义】

本条论述产后呕逆的证治。产后阴血亏虚，虚热上扰心神则烦乱，犯及胃气则呕逆，故用竹皮大丸清热降逆，安中益气。

妇人杂病脉证并治第二十二

本篇指出虚、冷、结气，为妇人杂病的三大要因，由此而影响经带，进而导致其它各种疾患，故篇中对经带论治较详。另外本篇还讨论了热入血室、梅核气、脏躁、腹痛、转胞、阴吹、阴疮等诸多杂证。篇中所用治法剂型也相当丰富，内治有汤、散、丸、酒、膏等；外治有洗剂、坐药等。

【原文】

妇人咽中如有炙脔①，**半夏厚朴汤主之。**(5)

【注解】

① 炙脔：肉切成块曰脔。炙脔，即烤肉块。

【释义】

本条论述妇人咽中如有炙脔的证治。妇人咽部感觉异常，如有炙脔等物梗堵，但饮食无碍，此由气郁痰阻所致者，用半夏厚朴汤解郁化痰，顺气降逆。

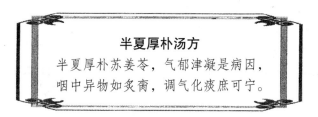

半夏厚朴汤方

半夏厚朴苏姜苓，气郁津凝是病因，
咽中异物如炙脔，调气化痰庶可宁。

【原文】

妇人脏躁，喜悲伤欲哭，象如神灵所作，数欠伸，甘麦大枣汤主之。(6)

【释义】

本条论述妇人脏躁的证治。脏阴不足，心神失养，虚热留扰，心神不安则无故而常悲伤欲哭，见症多变，有如神灵所作，发作过后，频作欠伸，呈神疲乏力状。治疗用甘麦大枣汤补益心脾，宁心安神。

【原文】

妇人之病，因虚、积冷、结气，为诸经水断绝，至有历年，血寒积结，胞门①寒伤，经络凝坚。(8)

【注解】

① 胞门：即子宫。

【释义】

本条论述妇人杂病的病因。妇人杂病，究其病因，不外虚、冷、结气三者，气血虚衰，久寒积冷，气机郁结，均会导致经水断绝的表现。从病机考虑，一般都有较长的过程，最后造成血寒积结，胞门寒伤，经络凝坚的结果。

【原文】

问曰：妇人年五十所，病下利数十日不止，暮即发热，少腹里急，腹满，手掌烦热，唇口干燥，何也？师曰：此病属带下。何以故？曾经半产，瘀血在少腹不去。何以知之？其证唇口干燥，故知之。当以温经汤主之。(9)

【释义】

本条论述妇人漏下的证治。妇人年届五十而下血数十日不止，且伴有少腹里急、腹满、暮即发热、手心烦热，唇口干燥等证。这是由于半产以后，瘀血留滞不去所造成的。从年龄考虑，冲任已经亏虚，从病史考虑，曾有瘀血内停，故用温经汤调补冲任、温养气血、兼以消瘀。

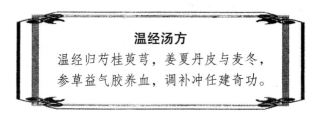

温经汤方

温经归芍桂萸芎，姜夏丹皮与麦冬，
参草益气胶养血，调补冲任建奇功。

【原文】

妇人陷经①，漏下黑不解，胶姜汤主之。(12)

【注解】

① 陷经：意指经气下陷，下血下止。

【释义】

本条论述妇人陷经的证治。漏下为出血，量少则色黑，属冲任虚寒，不能固摄者，用胶姜汤温补冲任以摄血止漏。

【原文】

妇人少腹满如敦①状，小便微难而不渴，生后②者，此为水与血俱结在血室也，大黄甘遂汤主之。(13)

【注解】

①敦：是古代盛食物的器具，上下稍锐，中间膨大。
②生后：即产后。

【释义】

本条论述妇人腹满的证治。水与血并结在血室，少腹胀满如敦状者，伴见小便微难而口不渴，且与生产以后相关，治疗用大黄甘遂汤破血逐水。

大黄甘遂汤方
大黄甘遂用阿胶，攻瘀逐水效力高，
腹满如敦小便难，顿服一剂见疗效。

【原文】

妇人腹中诸疾病，当归芍药散主之。(17)

【释义】

本条论述妇人腹痛证治。当归芍药散调和肝脾，为常用基础方治之一。

【原文】

妇人腹中痛，小建中汤主之。(18)

【释义】

本条论述妇人腹痛证治。小建中汤甘温建中，亦为常用基础方治之一。

【原文】

问曰：妇人病，饮食如故，烦热不得卧，而反倚息者，何也？师曰：此名转胞①，不得溺也。以胞系了戾②，故致此病，但利小便则愈，宜肾气丸主之。(19)

【注解】

① 胞：同"脬"，即膀胱。

② 胞系了戾：指膀胱之系缭绕不顺。

【释义】

本条论述妇人转胞证治。转胞主症为不得溺，亦即小便不通，患者因此而烦躁不安，倚息不得卧。病因为胞系了戾，治法以通利小便为目的，此处治疗用肾气丸温振肾气，以求小便之通利。

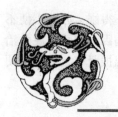

《温病学名著必读》释义

刘景源　选编并释义

《叶香岩外感温热篇必读》释义

《叶香岩外感温热篇》为清代著名医学家叶桂（字天士，号香岩）所著，据传是由叶氏口授，其门人顾景文手录而传世，曾被收入多部医书中。本书原文选自清代著名医学家王士雄（字孟英）编著的《温热经纬》，共分36条，是温病学的纲领性文献，尤以第1~10条最为重要。

【原文】

温邪上受，首先犯肺，逆传心包。肺主气属卫；心主血属营。辨营卫气血虽与伤寒同，若论治法，则与伤寒大异也。(1)

【释义】

本条高度地概括了温病的发生发展规律及其与伤寒辨治的异同，并提出了卫气营血辨证做为温病的辨证纲领，从而为温病学说的形成提供了实践依据并奠定了理论基础。本条内容可分为3段。

1. 温病的发生发展规律

本段即原文中"温邪上受，首先犯肺，逆传心包"一句。

它论述了四个方面的问题，即：指出了温病的病因、侵入途径、初起病变部位、发展规律。

"温邪"二字，明确地提出了温病的致病因素是温热邪气，这就把温病与外感寒邪所导致的伤寒病从病因上严格地区别开来。

"上受"二字，指出了温热邪气侵入人体的途径。其"上"字含义有二：一是指口、鼻。温热邪气袭人，自口、鼻而入，口、鼻皆在人体上部；二是指肺卫。肺开窍于鼻，肺气通于口、鼻，且肺合皮毛，温热邪气自口、鼻、皮毛而入，皆可导致肺的卫外功能失常而发生表证，因手太阴肺经在人体上部，故肺卫病变曰"上受"。

"温邪上受"四字，不仅是讲温病的病因与邪气侵入途径，而且也与伤寒做了鉴别。温为阳邪，其性上行，升散开泄，故温邪袭人，始从上受，由口、鼻、皮毛而入，先侵袭手太阴肺经。寒为阴邪，其性下行，收引凝滞，故寒邪袭人，始从下受，先侵袭足太阴膀胱经。温病与伤寒，病因有温邪与寒邪之分，发病初起有上受与下受之别，其病机与治法亦不相同，故叶氏在本条最后强调指出："辨营卫气血虽与伤寒同，若论治法，则与伤寒大异也"。由此句也可以看出，叶氏对温病与伤寒之鉴别是非常重视的，他既然提出二者治法"大异也"，那么对其病因及发病之区别就不可能不加以论述。本条虽未明确提出"寒邪下受"之论，但视其"温邪上受"之说，可推断其当与"寒邪下受"相对而言无疑，则其与伤寒鉴别之意已在其中。另外，据传《叶香岩外感温热篇》并非叶氏手著，乃其门人顾景文记录其口授而成文，既为笔记，于记录中难免有省略删减之处。因本段重点在于记录叶氏对温病发生发展规律的论述，故将有关与伤寒对比鉴别的内容删去未录，因而略去"寒邪下受"之句，也未必无其可能。

"首先犯肺"一句，指出了温病初起的病变部位。其"犯肺"，不是单纯指肺脏，应是指肺系而言。按中医学的整体观念而言，五脏不是孤立的脏器，而是以脏为中心，通过经络与其相表里之腑及体表的组织器官相联系的功能系统。肺系，即以肺脏为中心，通过手太阴肺经，与体表的口、鼻、皮毛相联系的一个系统。温热邪气侵袭人体，首先导致肺系病变，故称"首先犯肺"。肺系病变可分为两个阶段：初起温热邪气侵袭口、鼻、皮毛，导致肺的卫外失司，其以发热，微恶风寒为主症；或因邪气侵袭，导致手太阴肺经经气不利，从而引起肺失宣降，则以咳为主症。无论是卫外失司，还是肺失宣降，其邪气仅在口、鼻、皮毛或经络而已，并未深入肺脏，故均属表证，称为邪在肺卫，乃卫分证。若表证不解，热邪入里，必循手太阴肺经而深入肺脏，导致热邪壅肺，其以高热，喘咳为主症，则属肺的气分证。也就是说，肺系的病变，根据其浅深轻重之不同，有太阴（肺）卫分和太阴（肺）气分之别，但二者均属"温邪上受"的阶段，故统称为"首先犯肺"。

"逆传心包"一句，指出了温病的发展规律。"逆传"，是与"顺传"相对而言。顺传，是指温热邪气自上焦太阴卫分传入太阴气分，进而传入中焦阳明气分，初起见足阳明胃经无形热盛，以高热恶热，蒸蒸汗出，大渴饮冷，脉象洪大而数为主症；若高热不解，津液耗伤，导致大肠燥热，燥屎内结，则为手阳明大肠腑有形热结，其以日晡潮热，手足濈然汗出，腹满痛拒按，大便秘结，舌红起芒刺，苔黄燥甚或焦燥，脉沉实有力为主症。若中焦燥热不解，吸灼真阴，消耗肝血肾精，则可进而深入下焦血分，而成真阴耗损之证，甚则导致水不涵木，虚风内动。正如王孟英在本条按语中所云："温病始从上受，病在卫分，得从外解，则不传矣。第四章（指本篇第10条）云：不从外解，必致里结。是由上焦气分以及中、下二焦者，为顺传"。如果温热邪气既不外解，又不顺传中、下焦，则往往出现逆传心包的险证。因肺与心包同居上焦胸中，故肺系温热邪气最易传入心包。因"心主血属营"，心包为心主之宫城，代心用事，亦代心受邪，故心包病变属营分证。其传变形式有两种：一是太阴卫分温热邪气不经太阴气分而径传心包，由卫分证直接转为营分证；一是上焦太阴气分温热邪气不顺传中焦阳明气分，而径传上焦心包营分。因二者皆来势迅猛，病情凶险，故曰"逆传"。因其内逼心包，直犯心主，故又称为"热陷心包"。正如王孟英在本条按语中所云："惟包络上居膻中，邪不外解，又不下行，易于袭入，是以内陷营分者为逆传也"。从本条的文义来看，叶氏意在讲述温病的发生发展规律，其既讲"逆传"，则顺传亦必在其论中，文中之所以未及顺传，很可能是其门人于记录中有所节略。因顺传易于理解，故略而未记，逆传病机复杂，病势凶险，故做为重点记录下来，致使文中顺传之论缺知。依此推论，温病的发生发展规律应全面地概括为：温邪上受，首先犯肺，顺传胃肠，逆传心包。

导致逆传心包的原因有三：一为心气或心阴素亏；一为温热邪气猖獗；一为误用辛温解表药物，使心气、心阴被劫。温热邪气一旦逆传心包，则灼伤心阴，导致营阴不足。此外，逆传心包之证，非独热盛，且有痰浊，故又称"痰热蒙蔽心包"。其痰热之形成，或因温热邪气灼液成痰；或因素体痰盛，热邪内陷，则热邪与痰相合，两相胶结，蒙蔽心包，正如叶氏在本篇第14条所云："或平素心虚有痰，外热一陷，里络就闭"。因其证既有营阴不足，又有痰热蒙蔽，故以身热灼手，痰壅气粗，神昏谵语或昏愦不语，四肢厥逆，舌蹇短缩，质红绛苔黄燥，脉细滑数为主症。

2. 卫气营血辨证与脏腑的关系

本段即原文中"肺主气属卫；心主血属营"一句。叶氏在上一段以"温邪上受，首先犯肺，逆传心包"之论，对温病的发生发展规律做出了明确的脏腑定位，本段则进一步阐明卫气营血辨证与脏腑的关系。

叶天士创立的卫气营气辨证，根据温热邪气侵袭人体后对人体损伤程度轻重的不同，把温病分为卫分证、气分证、营分证、血分证四大类。分，即分界之意，可引申为阶段。卫、气、营、血四分证，实际上就是四个阶段。一般来说，温热邪气侵袭人体，首先引起卫外功能的失常，是为卫分证，进而向里发展，影响脏腑功能，即为气分证。卫分证和气分证都是人体功能活动失常的病变，而卫分证是气分证的轻浅阶段，二者虽有浅深轻重的区别，但并无本质上的不同。温热邪气深入血脉，损伤人体营养物质，轻则消耗血中津液，是为营分证，重则损伤血液，是为血分证。营分证是血分证的轻浅阶段，其与血分证虽有程度轻重之差，但亦无本质上的不同。

若把卫气营血辨证与脏腑结合起来分析，因肺主宣发，外合皮毛，卫气乃由肺宣发于皮毛而抵御外邪，保卫人体，故温热邪气侵袭人体而引起卫外功能失常的卫分证，与肺系有关，称为肺卫病变。若卫分热邪不解，则邪气深入于里，可导致各个脏腑功能失常，统称为气分证，根据其证候而具体区分，又有肺、胸膈、胃、小肠、大肠、肝、胆、膀胱……之别。温热邪气深入血脉，轻者为营分证，重者为血分证。心主血脉，肝主藏血，肾主藏精，肝肾同源，肾精与肝血可互相化生，故营分证、血分证每损及心，肝、肾三脏。

在本条中，叶氏重点在于论述"首先犯肺"与"逆传心包"，故其对卫气营血辨证与脏腑关系的分析，亦落实于肺与心两脏。"肺主气属卫"，指出肺的生理功能是主一身之气，若热邪壅肺，导致肺主气之功能失常的病变，则为气分证。句中的"属"字，依文意应做统属解，引申为包括。"属卫"，是指肺主一身之气的功能包括宣发卫气，抵御外邪，保卫人体。因此，肺的病变也包括温热邪气袭表，卫外功能能失常的卫分证。也就是说，在肺的病变中，先出现卫分证，后出现气分证，卫分是气分的轻浅阶段，它包括于气分证之中。"心主血属营"，指出热邪损及心血，即为血分证。其句中之"属"字，亦做统属、包括解。"属营"，是指营乃血中津液，故心的病变也包括热邪损伤营阴的营分证。也就是说，在心的病变中，先出现营分证，后出现血分证，营分是血分的轻浅阶段，它包括于血分证之中。由此可见，"温邪上受，首先犯肺"，初起先导致肺的卫分证，进而则发展为气分证。无论是肺的卫分证还是气分证，深入发展皆可"逆传心包"。因心包乃心主之宫城，其功能是卫护心脏，在病变中代心受邪，故热陷心包，就是心的病变，轻则为营分证，重则为血分证。

3. 温病与伤寒辨治的异同

本段即原文中"辨营卫气血虽与伤寒同，若论治法，则与伤寒大异也"一句。从叶氏此论可以看出，温病与伤寒均属外感病范畴，就其病变而言，均不外乎外邪损伤人体营卫气血而产生的各种证候。因此，在辨证上均离不开营卫气血的内容，从这一点来看，二者是相同的。同时也应看到，温病与伤寒虽同为外感病，但因其病因有温热邪气与风寒邪气之分，二者对人体营卫气血损伤的机制有别，因而其治法也就大有差异。兹以伤寒之太阳病为例，将其与温病的营卫气血证治鉴别比较如下。

（1）营

① 伤寒寒伤营（太阳伤寒）证候及治法：其病理机制为寒邪束表，卫阳被郁，营阴凝滞，故症见恶寒重，发热轻，无汗而喘，头项强痛，周身疼痛，舌苔薄白，脉浮紧。其头项强痛，周身疼痛，脉紧皆为寒邪凝滞营阴之兆，故称为"寒伤营"，治当辛温发汗，散寒解表，代表方剂如《伤寒论》之麻黄汤。

② 温病营分证候及治法：其病理机制为温热邪气深入血脉之中，耗伤营阴，故症见身热夜甚，口反不甚渴，或竟不

渴，心烦躁扰不寐，甚或时有谵狂，舌红绛无苔，脉细数。治当清营养阴，透热转气，代表方剂如《温病条辨》之清营汤。

（2）卫

① 伤寒风伤卫（太阳中风）证候及治法：其病理机制为风邪外袭，卫外不固，营阴外泄，营卫不和，故症见发热，恶风，头痛，汗出，鼻鸣，干呕，舌苔薄白，脉浮缓。其病变关键在于风邪外袭，卫外不固，故称为"风伤卫"，因其风邪夹寒，故治当辛温之剂，以解肌祛风，调和营卫，代表方剂如《伤寒论》之桂枝汤。

② 温病卫分证候及治法：其病理机制为风热邪气外袭，卫外失司，肺失宣降，故症见发热，微恶风寒，无汗或少汗，头痛，咳嗽，咽红或痛，口微渴，舌边尖红苔薄白，脉浮数。因其为风热邪气，故治当辛凉轻剂，以疏透风热，代表方剂如《温病条辨》之银翘散。

（3）气

① 伤寒气分（太阳蓄水）证候及治法：其病理机制为太阳经证不解，风寒邪气循经入腑，导致膀胱气化功能障碍，故症见发热，恶风，汗出，烦渴，水入则吐，小便不利，脉浮。因其病变关键在于气化不利，以致水蓄膀胱，故称为病在"气分"，治当外疏内利，化气行水，代表方剂如《伤寒论》之五苓散。

② 温病气分证候及治法：其病理机制为温热邪气入里，导致脏腑功能失常。其病证虽因所在脏腑不同而异，但共同特点为邪气盛而正气不衰，正邪激争，功能亢奋，呈现一派里热炽盛之象，故症见高热，恶热，心烦，口渴，舌红苔黄，脉数有力。治当清泄热邪，代表方剂如《伤寒论》之白虎汤。

（4）血

① 伤寒血分（太阳蓄血）证候及治法：其病理机制为太阳表邪化热入里，深入下焦，热入血络，耗损血中津液，致使

血液粘聚成瘀,瘀血与热邪搏结于少腹部血络之中,故症见少腹急结或硬满,精神如狂或发狂,小便自利,舌紫暗或有瘀斑,脉沉涩。因其证为瘀血与热邪相互搏结,故称为病在"血分",治当泄热逐瘀,代表方剂如《伤寒论》之桃核承气汤、抵当汤。

② 温病血分证候及治法:温病热邪深入下焦,亦可导致蓄血证候,其治法亦与伤寒大体相同。但温病系热邪为患,其对血液危害严重,故其血分证之范围远较伤寒为广。温病的血分证,大致可分为动血与耗血两大类。动血,是指热邪鼓动血液而造成的出血证候。其病理机制为热邪灼伤血络,迫血妄行,致使血不循经,溢出脉外,而导致人体各部位之出血,故症见身热夜甚,躁扰昏狂,或吐血,或衄血,或便血,或尿血,或见非时经血,量多色紫,或发斑,斑色紫黑,舌紫绛而干,脉数。治当凉血散血,代表方剂如《备急千金要方》之犀角地黄汤。耗血,是指热邪耗伤血液而造成的阴血耗损证候。其病理机制为热邪耗伤血中津液,甚则耗损肝血肾精,而导致真阴耗损之虚热证,故症见低热,五心烦热,口干舌燥,心悸,神倦,甚则神昏,耳聋,舌强,手足瘛疭,舌红绛少苔,脉虚大或迟缓结代。治当滋补真阴,以清虚热,代表方剂如《温病条辨》之加减复脉汤、二甲复脉汤、三甲复脉汤、大定风珠。

综上所述,温病与伤寒虽同为外感病,但温热为阳邪,其性上行,升散开泄,发病之初先侵袭手太阴肺经;寒为阴邪,其性下行,收引凝滞,发病之初先侵袭足太阳膀胱经。温病与伤寒虽均可导致人体营卫气血的损伤,但二者的实质却迥然不同,因此治法也就大异。

【原文】

盖伤寒之邪留恋在表,然后化热入里,温邪则热变最速。

未传心包，邪尚在肺，肺主气，其合皮毛，故云在表。在表，初用辛凉轻剂。夹风，则加入薄荷、牛蒡之属；夹湿，加芦根、滑石之流。或透风于热外，或渗湿于热下，不与热相搏，势必孤矣。(2)

【释义】

本条首先承第 1 条进一步论述伤寒与温热病由表入里传变的区别，进而具体论述温病表证初起的治疗方法，内容可分为 2 段。

1. 伤寒与温病由表入里传变的区别

本段即原文中"盖伤寒之邪留恋在表，然后化热入里，温邪则热变最速"之论。这段文字高度概括地从病因、病机上揭示了伤寒与温病由表入里传变过程的区别，进而分析出二者病变发展趋势的不同。

伤寒是外感寒邪而致病，寒为阴邪，其性下行，初起先犯足太阳膀胱经，发为表寒证。因寒主收引，主凝滞，故伤寒初起寒邪束表，腠理闭塞，使卫阳被郁不得外达，临床以恶寒为主症，须待卫阳之气郁极而发，正气奋起驱邪，正邪交争，方始出现发热。因寒邪留恋，故这段时间持续较长。《伤寒论》所云："太阳病，或已发热，或未发热，必恶寒……"即指出了伤寒初起，寒邪留恋在表的这一特点。若表寒不解，且人体阳气充盛，经过一段较长时间，卫阳勃发，正邪激争，寒邪才能逐渐化热入里而传入阳明。此即本条中"盖伤寒之邪留恋在表，然后化热入里"之论。从其发展趋势来看，伤寒病寒邪化热入里传入阳明的过程，也就是阳气和寒邪斗争的过程，在这段过程中，寒邪化热要大量消耗阳气。也可以说，伤寒病能由太阳表寒证发展为阳明里实热证，是以阳气的耗伤为代价的。如果患者素体阳虚，阳气无力与寒邪抗争，伤寒病是不会出现阳明病的，其发展趋势一般是太阳表寒入里而成为太阴虚寒证，通常所谓："实则阳明，虚则太阴"，即指此而言。由此可见，伤寒病传入阳明，尽管由于人体阳气充盛，表现为里实热证，但已经潜伏着阳气被寒邪所伤的危机。在阳明阶段，又呈现持续高热，热邪继续耗气伤津，阳气已耗而再耗，其结局往往是阳气大伤，导致三阴虚寒，亡阳厥逆之证。

温病是外感温热邪气为患，温热为阳邪，其性上行，初起先犯上焦手太阴肺经，发为表热证，即卫分证。因温热主升散、开泄，故温病初起温热邪气袭表，腠理开泄，卫阳即奋起驱邪，正邪交争，临床以发热为主症而兼微恶风寒，且因热邪耗伤津液而见口微渴。若表证不解，热邪则很快直接由表入里，或顺传中焦阳明胃、肠气分，或逆传上焦心包营分，而转为里热证。因其邪气性质本为温热，不须经过转化，故由表热变为里热之传变，为时短暂而迅速，此即本条"温邪则热变最速"之论。从其发展趋势来看，温病是温热邪气直接由表入里，热邪在上焦卫分之表证阶段即已耗伤津液，其入里之后，无论是顺传中焦阳明气分，还是逆传上焦心包营分，皆继续伤津耗气。津液已伤而再伤，其结局往往是津枯液涸，进而深入下焦，消灼真阴，导致真阴耗损，亡阴脱液之证。

2. 温病表证初起的治法

本段即原文中"未传心包，邪尚在肺，肺主气，其合皮毛，故云在表。在表，初用辛凉轻剂。夹风，则加入薄荷、牛蒡之属；夹湿，加芦根滑石之流。或透风于热外，或渗湿于热下，不与热相搏，势必孤矣"之论。

文中首先指出，温病虽较伤寒传变迅速，但也不是一开始就见里热证，而是也存在着由表入里的发展过程。温病在未传心包之前，邪气仍在肺系。肺主一身之气，宣发卫气于皮毛以抵御外邪，保卫人体，即所谓"肺主气，其合皮毛"。温热邪气侵袭肺系的初起阶段，病在皮毛，部位尚浅，以发热，微恶风寒为主症，因此称为表证。

关于温病表证初起的治法，叶氏主张用"辛凉轻剂"。这就是说，选用味辛、性凉、质地轻的药物组成方剂，以其辛味发散，凉性清热，轻扬宣透之功，清透在表之温热邪气，使其外达而病解。吴鞠通总结叶天士治疗温病表证组方用药之经验，制"银翘散"一方，其以芥穗、豆豉之辛，配伍银花、连翘之凉，且诸药皆为穗、花、壳类轻扬之品，用以辛凉轻解表热，遂为后世之楷模。另外，叶氏此处所谓"轻剂"，亦有与"重剂"相对而言之意。辛凉重剂为白虎汤，其以辛寒之石膏为君药，药重力雄，有清泄气分里热之功，而用于表热证则有寒凉郁遏气机之弊，反使邪不易解。因表热证邪浅病轻，故宜用轻剂，取轻扬之品以透邪外达。

"夹风，则加入薄荷、牛蒡之属"，指出了以温热邪气为主，又夹风邪而袭表的治法。风为阳邪，其性上行，故温热夹风之表证，除见发热，微恶风寒外，又兼头痛，咽红或肿痛等风热上攻之象，其舌边尖红，脉浮数。论其治法，当在辛凉轻剂中加入辛凉疏散风邪的药物，如薄荷、牛蒡子之类，以使风邪外透，出表而解。

"夹湿，加芦根、滑石之流"，指出了以温热邪气为主，又夹湿邪而袭表的治法。湿为阴邪，其性重浊黏滞，故温热夹湿之表证，除见发热，微恶风寒外，又兼头身重痛，胸脘痞闷等湿邪困表，气机阻滞之象，其舌苔腻，脉濡。论其治法，当在辛凉轻剂中加入甘淡渗利湿邪的药物，如芦根、滑石之类，以使湿邪下行，从小便而驱。叶氏此处虽只提出甘淡渗湿之法，但依其法则，临床推而广之，治温热夹湿之表证，在辛凉轻剂中，芳香轻扬，宣表化湿之品，如藿香、苏叶、白芷之类，亦可加入。

总之，临床治疗温热表证以辛凉轻剂为法。若温热夹风，应加入辛凉散风之品，以"透风于热外"；若温热夹湿，应加入甘淡驱湿之品，以"渗湿于热下"。如此，则可使风邪或湿邪与热邪分而解之，不至于造成风与热或湿与热互相搏结，则邪气势孤而易除。

【原文】

不尔，风夹温热而燥生，清窍必干，谓水主之气不能上荣，两阳相劫也。湿与温合，蒸郁而蒙蔽于上，清窍为之壅塞，浊邪害清也。其病有类伤寒，其验之之法，伤寒多有变证；温热虽久，在一经不移，以此为辨。（3）

【释义】

本条承第2条进一步论述风邪、湿邪与温热邪气相搏所产生的证候与病机，并指出了湿热病与伤寒的鉴别要点，内容可分为2段。

1. 风邪、湿邪与温热邪气相搏的证候与病机

本段即原文中"不尔，风夹温热而燥生，清窍必干，谓水主之气不能上荣，两阳相劫也。湿与温合，蒸郁而蒙蔽于上，清窍为之壅塞，浊邪害清也"之论。此段紧承上条而急转，上条指出："或透风于热外，或渗湿于热下，不与热相搏，势必孤矣。"本条则以"不尔"为转语，强调指出，若不按上述原则进行治疗，则将导致风邪或湿邪与温热邪气互相搏结的变化，使病情转为复杂、严重。

风邪与温热邪气均为阳邪，二者相搏结，则化燥而劫夺耗伤津液，致使通过气化作用而敷布周身，主司人体濡润作用的水液亏损，不能上荣头面清窍，必出现口、鼻、唇、咽、舌诸官窍干燥的见症。叶氏将产生这种风热伤津证候的的病机概括为"两阳相劫"。

湿为阴邪，重浊黏滞；温热为阳邪，蒸腾开泄。湿邪与温热邪气相搏结，湿郁热蒸，而致湿热上蒙，遏阻清阳，则出现头重痛如裹，昏瞀，眩晕，鼻塞，耳聋等清窍壅塞不利的见

症。叶氏将产生这种湿浊上蒙清窍证候的病机概括为"浊邪害清"。

2. 湿热病与伤寒的鉴别

本段即原文中"其病有类伤寒，其验之之法，伤寒多有变证；温热虽久，在一经不移，以此为辨"之论。"其病有类伤寒"一句，是承上句"湿与温合"而言。因湿为阴邪，重浊粘滞，故湿热病初起，由于湿阻气机，卫阳不宣，往往见恶寒，身热不扬，头身重痛，其证与伤寒初起颇为相似。但伤寒初起是以头身疼痛为主，并无沉重感，其舌苔薄白，脉浮紧；而湿热病初起则以头身沉重困顿为主，同时兼有疼痛，其舌苔腻，脉濡。二者貌似相同，其实却判然有别。

对湿热病与伤寒病的不同，叶氏特别强调从二者的传变情况去进行辨析，以作为鉴别要点。伤寒初起寒邪侵袭足太阳膀胱经，虽留恋在表，然一旦发生传变，则形式多种多样：或为少阳病、或为阳明病、或为三阴病、或为并病等。且在其传变过程中，证候又有表寒、半表半里、里实热、里虚寒、寒热错杂等多种变化，故叶氏将其概括为"伤寒多有变证"。

"温热虽久，在一经不移"一句中，其"温"字当是"湿"字之误。持此说的理由有三：一是第 2 条中云："温邪则热变最速"，此又云："温热虽久，在一经不移"，叶氏之论述不可能前后自相矛盾；二是此句乃承上句"湿与温合"而言，自然应为"湿热"；三是"其病有类伤寒"者并非温热，而是湿热，且"久在一经不移"者，亦并非温热，而是湿热。因脾主运化水湿，湿愈滞则脾愈困，而脾愈困则湿愈滞，验之临床，湿热病往往以脾胃为病变中心，缠绵日久，难解难移，故叶氏将其概括为"在一经不移"。但也须指出，叶氏此论是与伤寒相对而言，湿热病也并非绝对一程不变，在其发展过程中，也可能出现上、中、下三焦相传及从阳化热、从阴化寒等变化，然其与伤寒相比较，毕竟传变缓慢而变化相对较少。

将第 2 条"盖伤寒之邪留恋在表，然后化热入里，温邪则热变最速"，与本条"伤寒多有变证，温（湿）热虽久，在一经不移"相互对照，可以看出：在外感病的温热病、伤寒病、湿热病三种类型中，由于邪气的性质及特点不同，其病证的传变及变化情况也就大有差异。温热为阳邪，升散开泄，易伤津耗气，故温热病传变最快，且变化多端；寒为阴邪，收引凝滞，易伤阳气，故伤寒病传变较慢，然一旦发生传变之后，则又多有变化；湿为阴邪，重浊粘滞，易遏伤阳气，阻滞气机，热为阳邪，湿与热合，胶结难解，故湿热病传变最慢，病程长，缠绵难愈，且变化较少。

【原文】

前言辛凉散风，甘淡驱湿，若病仍不解，是渐欲入营也。营分受热，则血液受劫，心神不安，夜甚无寐，或斑点隐隐。即撤去气药，如从风热陷入者，用犀角、竹叶之属；如从湿热陷入者，犀角、花露之品，参入凉血清热方中；若加烦躁，大便不通，金汁亦可加入，老年或平素有寒者，以人中黄代之。急急透斑为要。(4)

【释义】

本条详细地论述了温热夹风、夹湿逆传营分的病机与证治，内容可分为 2 段。

1. 温热夹风、夹湿逆传营分的病机与证候

本段即原文中"前言辛凉散风，甘淡驱湿，若病仍不解，是渐欲入营也。营分受热，则血液受劫，心神不安，夜甚无寐，或斑点隐隐"之论。"前言辛凉散风，甘淡驱湿"一句，是承第 2 条温热夹风、夹湿的治法而言。第 2 条已明确指出："在表，初用辛凉轻剂"，在此基础上，"夹风，则加入薄荷、牛蒡之属"，"辛凉散风"，以"透风于热外"；"夹湿，加芦

根、滑石之流"，"甘淡驱湿"，以"渗湿于热下"。临床依法施治，每多使邪气外达而病愈。然亦有治虽循法，而病仍不解者，出现这种情况，一般有两种原因，一是邪气猖獗，药力不敌；一是素体正虚，气阴不足，抗邪无力。这样，邪气就将逐渐深入，逆传营分。

营乃血中津液，热入营分，则劫夺耗伤营阴，甚则劫伤血液，叶氏将营分证的病机概括为："营分受热，则血液受劫"。心主血属营而藏神，心神赖营血以滋养。营热盛则心神被扰，营阴伤则神失所养，故营热阴伤则心不藏神，心神外越而症见"心神不安"。人体卫气昼行于阳，夜行于阴，营热阴伤之证，本自热邪盛而营阴不足，又加之阳入于阴，则阳热盛而阴不能制，故热势更甚，除见身热夜甚外，其心不藏神之兆亦更明显，心神不安加重而"夜甚无寐"。若营热炽盛，灼伤血络，迫血妄行，使血不循径，溢出脉外，瘀于皮下，可致发斑。但营分证毕竟较血分证轻浅，故仅见少量斑点隐隐约约现于皮下，尚不至于成大片发斑之势，叶氏称之为"斑点隐隐"。营分证可见斑点，也可不出现。也就是说，斑点不是营分证的主症，而是兼证，即或有或无之症，故叶氏论中云"或斑点隐隐"。此外，叶氏在本篇第14条又云："再论其热传营，舌色必绛。绛，深红色也"。可见，营分证必见舌质红绛，此乃热伤营阴，血液浓稠之象。

2. 温热夹风、夹湿逆传营分的治法

本段即原文中"即撤去气药，如从风热陷入者，用犀角、竹叶之属；如从湿热陷入者，犀角、花露之品，参入凉血清热方中；若加烦躁，大便不通，金汁亦可加入，老年或平素有寒者，以人中黄代之。急急透斑为要"之论。

热已入营，则辛凉轻剂及辛凉散风、甘淡驱湿等清气透卫之药已非所宜，故"即撤去气药"。关于营分证的治法，叶氏指出：应针对其从风热陷入或从湿热陷入的不同，分别用犀角、竹叶之属，或犀角、花露之品，"参入凉血清热方中"。由其"参入"二字可知，治疗热入营分的主要药物应是"凉血清热"之品，如犀角、丹皮、赤芍等味，而竹叶、花露之类，则是辅助药。因营乃血中津液，凉血之品即可清营分之热而保津，故又常称其为"清营"或"凉营"。营热盛则营阴伤，故临床中又每于清营保津的同时，辅以养阴生津之品，如生地、麦冬、元参等。此类药物皆甘寒、咸寒之品，既有养阴生津之功，又有清营凉血之效，其与犀角、丹皮、赤芍等味同用，清营与养阴并施，是为治疗营热阴伤之大法。

热入营分，清营养阴固然为治疗大法，然还应考虑到，营分之热既然由卫分陷入或由气分传入，那么在热已入营的同时，若卫分、气分热邪仍然未尽，气机不畅，而清营之品虽有清除营热之功，却无清透卫分、气分热邪之效，如此则营热亦终不能除。因此，在清营养阴的同时，又须辅以清解气分热邪，宣透气机之品，以开通门径，使营分热邪有外达之机，邪有出路，则可逆流挽舟，透出气分而解，叶氏在本篇第8条中将此法称为"透热转气"。至于透热转气药物的具体运用，则须根据不同情况而灵活选取，叶氏在本条中列举了三种类型。

（1）透风热

即叶氏所云："如从风热陷入者，用犀角、竹叶之属。"若初起为温热夹风侵袭卫分，必先见风热表证。因其"两阳相劫"，津伤特甚，故逆传入营分后，必心烦躁扰，舌光绛无苔。风热内扰，气机不畅，故治用犀角清心凉营，并用竹叶之轻凉，以宣透风热。叶氏在此仅以竹叶为例，以示用药规范，临床应用可推而广之，如银花、连翘、薄荷等轻凉宣透之品皆可斟酌选用。

（2）透湿热

即叶氏所云："如从湿热陷入者，犀角、花露之品。"若初起为温热夹湿侵袭卫分，必先见湿热表证。因其湿热郁蒸，故逆传入营分后，舌必红绛，又因卫分、气分湿热未尽，故苔薄腻而黄。湿热阻滞，气机不畅，故治用犀角清心凉营，并用花露之清凉芳香，以化湿透热。依此类推，临床应用中，如青蒿、佩兰、银花等轻宣芳化之品皆可酌选。

（3）透滞热

即叶氏所云："若加烦燥，大便不通，金汁亦可加入，老年或平素有寒者，以人中黄代之"。若营分证而又加烦躁，大便不通，说明其气分热邪炽盛而致津伤肠燥。肠燥而大便不通，则气机滞塞，使营热内滞，不得外达，呈现气营两燔之势，故于清营养阴药物之中加入金汁，以其大寒之性而清泄气分热邪，气热得除，津液自还而大便可通，则营热亦遂透出气分而解。因金汁寒凉特甚，老年或平素有寒者用之恐其反伤阳气，故代之以人中黄。叶氏此处之所以用金汁、人中黄通大便者，是因大便虽然不通，但仅是燥屎初结，尚未形成腹满痛拒按之腑实重证，故清泄其热邪，则热退津还而大便自通，以其用药而测其证，则其意自明。临床若遇燥结特甚，已成腑实者，则金汁、人中黄已无能为力，可用大黄、芒硝攻下腑实，泄热通便，以宣畅气机，透其滞热，使营热外达。

叶氏在最后以"急急透斑为要"一句归结本条全文，突出地强调宣透气机法在营分证治疗中的重要作用。前面已谈到，热入营分可见"斑点隐隐"。其斑点之出现，一方面标志着营分热炽，已有灼伤血络，迫血妄行，使血不循经，溢出脉外之动血倾向，势将深入血分。另一方面，也标志着营分热邪亦随血液外溢而有外达之机，从这一角度来看，斑点之出现，正是邪有出路之兆。若其斑点隐隐而不能透出，反而标志着气机阻滞，营热内闭，邪无出路。若不急速宣畅气机，透斑外达，必致邪热内陷，发为痉厥而危在倾刻。因此，就要在清营养阴的基础上，针对造成气机不畅的原因，迅速采取相应的治疗措施。如从风热陷入者，则透其风热；从湿热陷入者，则透其湿热；因于滞热者，则透其滞热。总之，去其壅滞，宣畅气机，使气机畅达，则斑点透发而营热自然外达。正如陈光淞在本条按语中所云："营分受热，至于斑点隐隐，急以透斑为要。透斑之法，不外凉血清热，甚者下之，所谓炀灶减薪，去其壅塞，则光焰自透。若金汁、人中黄所不能下者，大黄、元明粉亦宜加入。"

由以上所述可以看出，叶氏所谓"透斑"，实质上是指宣畅气机，透热外达而言。因其在营分证的治疗中对清营养阴法有着非常重要的辅助作用，故叶氏特别以"急急"、"为要"之语强调其重要性。同时也应指出，若将"透斑"误解为升提透发，而竟投以柴胡、升麻、葛根等味，则与叶氏之论相去霄壤，不惟病不能解，反使营热窜逆，而致痉、厥、吐、衄，则更促其危矣。

综上所述，热入营分之治，以清营凉血药物为主。因其热伤营阴，故又当辅以养阴生津之品。若气分热邪未尽，气机不畅，则营分热邪亦无外达之机，故清泄气热，宣畅气机，透热转气之品亦必不可少。此三类药物共用，即为清营养阴，透热转气之法。

【原文】

若斑出热不解者，胃津亡也，主以甘寒，重则如玉女煎，轻则如梨皮、蔗浆之类。或其人肾水素亏，虽未及下焦，先自彷徨矣，必验之于舌，如甘寒之中，加入咸寒，务在先安未受邪之地，恐其陷入易易耳。(5)

【释义】

本条承第 4 条"急急透斑为要"一句，进一步论述斑已透出而热仍不解的病机及治法。温热病斑已透出，则热邪外达，本应热势渐解。若斑已透出而热仍不解者，叶氏指出其主要机制是"胃津亡"。其"亡"字作丢失解，即胃津大伤之意。论其治法，应以甘寒药物为主组成方剂，以清热生津。由于热势的轻重及病人体质的差异，其证情及方药运用又有所不同，叶氏列举了三种情况。

1. **胃津大伤而热邪仍盛**

叶氏在文中虽未谈及其证候及病机，但却明确指出其治法："重则如玉女煎"，此乃以方而述其证。由其"重则"二字及所用方剂以测其证，则可知是胃津大伤而邪热仍盛的气营两燔重证。此类证候，临床每见斑已透出，仍高热，口渴，心烦躁扰，舌红绛苔黄燥，脉数。治当以甘寒药物为主，清气生津与凉营养阴并施。叶氏所云"如玉女煎"，是指可效玉女煎之清热滋阴法加减化裁，而并非照搬原方。玉女煎出自明代张景岳之《景岳全书》，其方由石膏、知母、熟地、麦冬、牛膝组成，有清胃热滋肾阴之功，为治内伤杂病胃热盛肾阴虚之剂。方中熟地滋补肾阴，牛膝引热下行，此二药皆属温性，用于杂病则可，而温病热盛津伤则非其所宜。由此可知，叶氏此处是指效其组方之法，而非定指原方。若指原方，则应径称"玉女煎"，而不必在前面加一"如"字。此字之用，正在于说明师其法而不泥其方。吴鞠通在《温病条辨》中治气营两燔之证，用"玉女煎去牛膝熟地加细生地元参方"，后世多称"加减玉女煎"，正是遵循叶氏之论，灵活运用的具体体现。

2. **热邪已退，胃津大伤，虚热内生**

叶氏在文中亦未谈及此类证候的临床表现及病机，但却明确指出其治法："轻则如梨皮、蔗浆之类"，此乃以药而述其证。由其"轻则"二字及所用药物以测其证，则可知是热邪已退而胃津大伤，虚热内生之候。此类证候，临床每见斑已透出，低热不退，口燥咽干，舌红绛少苔，脉细数。治当甘寒生津以退虚热。吴鞠通在叶氏用梨皮、蔗浆为例的启示下，以"甘寒救液"为法，制"雪梨浆方"（以甜水梨大者一枚薄切，

新汲凉水内浸半日，时时频饮）、"五汁饮方"（梨汁、荸荠
汁、鲜苇根汁、麦冬汁、藕汁、或用蔗浆）及益胃汤方（沙
参、麦冬、冰糖、细生地、玉竹），用大队甘寒之品养胃生
津，以清虚热。这正是具体运用叶氏"主以甘寒"之论的范
例。

3. 胃津大伤又兼肾水素亏

叶氏文中所云："或其人肾水素亏，虽未及下焦，先自彷
徨矣"，是承首句"若斑出热不解者，胃津亡也"进一步指
出，对斑已透出而热仍不解的病人，在已明确诊断为胃津大伤
的情况下，还须更深入地观察其体质。若其人素体肾水亏损，
真阴不足，则上、中焦之气分热非常容易乘虚深入下焦，而导
致真阴涸竭，亡阴脱液，虚风内动之危重证候。对"肾水素
亏"的诊断要点，叶氏在此指出："必验之于舌。"关于其具
体舌象，叶氏在本篇第17条中云："其有虽绛而不鲜，干枯而
痿者，肾阴涸也。"也就是说，其舌象多见光绛晦暗，瘦薄痿
软，干枯无津。关于胃津大伤又兼肾水素亏之治，叶氏指出：
"如甘寒之中加入咸寒"，其目的是："务在先安未受邪之地，
恐其陷入易易耳。"此即指出：肾水素亏之体，热邪虽尚未深
入下焦，但因其下元亏损，极易陷入，故务必用咸寒之品滋其
肾阴，充其下元，固其根本，以断热邪下陷之路。至于咸寒药
物的具体运用，临床多取元参、鳖甲、淡菜、海参之类。叶氏
在本篇第17条中对"肾阴涸"的救治，主用阿胶、鸡子黄、
地黄、天冬等味，这些药物性味虽非咸寒，但亦有滋肾之功，
临床可斟酌选取。

【原文】

　　若其邪始终在气分流连者，可冀其战汗透邪。法宜益胃，
令邪与汗并，热达腠开，邪从汗出。解后胃气空虚，当肤冷一
昼夜，待气还自温暖如常矣。盖战汗而解，邪退正虚，阳从汗

泄，故渐肤冷，未必即成脱证。此时宜令病者，安舒静卧，以养阳气来复，旁人切勿惊惶，频频呼唤，扰其元神，使其烦躁。但诊其脉，若虚软和缓，虽倦卧不语，汗出肤冷，却非脱证；若脉急疾，躁扰不卧，肤冷汗出，便为气脱之证矣；更有邪盛正虚，不能一战而解，停一二日再战汗而愈者，不可不知。(6)

【释义】

本条在第4条、第5条论述了温病热入营分的证治之后，转而论述温热邪气已不在卫分，但又未入营分，而是始终留连在气分而出现战汗的病机与预后。温热邪气已不在卫分，但又未深入营分，而是始终留连气分，一般是由邪气盛而正气不衰，正邪持续相争所造成。其临床表现为：高热，恶热，心烦，口渴，舌红苔黄，脉数有力。在这种情况下，可以寄希望于战汗，通过战汗使邪气外透而病解。战汗，一般发生在气分证第六、七日左右，其"战"字有两方面的含义：一是指战汗的病机乃正邪交争而战，即在邪气流连气分的过程中，邪气盛而正气不衰，正邪相峙，势均力敌，激烈争战；一是指战汗的临床表现为高热寒战，全身战慄甚至四肢厥冷，脉沉伏不出，继则全身大汗。由此可见，战汗是正气奋起，鼓邪外出之兆，其高热寒战，正是阳气与津液内聚，正邪激争于里的表现。

对于邪气留连气分时促使其战汗的方法，叶氏提出"法宜益胃"之论。其所谓"益胃"，并非以甘温之品如党参、黄芪之类以补益胃气，而是用甘寒清养之品，益胃生津，以解胃中之燥热干涩，俟津液盛，汗源充，则气机通畅而作战汗。战后正气驱邪外达，腠理开泄，则邪随汗解。即叶氏所谓"令邪与汗并，热达腠开，邪从汗出"。王孟英在本条按语中云："可见益胃者，在疏瀹其枢机，灌溉汤水，俾邪气松达，与汗偕行，则一战可以成功也。"陈光淞之按语亦云："益胃之法，如《温病条辨》中之雪梨浆、五汁饮、桂枝白虎等方，均可采用；热盛者食西瓜；战时饮米汤、白水。所谓令邪与汗并，热达腠开，得通泄也。"王、陈二家之按，皆对叶氏之论做了很好的阐释。

气分证已作战汗的预后，一般有三种情况。

1. 战汗之后邪退正虚，阳气未复

叶氏指出："解后胃气空虚，当肤冷一昼夜，待气还自温暖如常矣。……虽倦卧不语，汗出肤冷，却非脱证。"这就是说，战汗之后，邪从汗解，其热邪虽退，阳气亦随汗出而外泄。正因为邪虽退而正气亦虚，阳气未复，不能布达周身，所以在热退之后其肌肤即逐渐转冷。同时，因其气虚而功能低下，又每见倦怠嗜卧，不欲言语。但是，切按其脉，虽因气虚鼓动无力而呈虚软无力之象，却从容和缓而节律匀整。由此可知，此乃邪退正虚之兆，并非阳气虚脱之危证。叶氏在此特别强调："但诊其脉，若虚软和缓，虽倦卧不语，汗出肤冷，却非脱证。"可见，脉诊是辨战汗之后是否发生虚脱的关键，临床切不可忽视。在这种情况下，医生或家属千万不要误认为病人已生命垂危而惊慌失措，以致频繁地进行呼唤，这样反而会扰乱其神志，使其烦躁不安，从而更耗损正气。应当让病人安静舒适地卧床休息，以调养正气，使阳气尽早恢复。一般来说，经过一昼夜之后，则阳气来复，布散周身，其肤冷自除而周身温暖如常，病体即趋康复。

2. 战汗之后阳气虚脱

叶氏指出："若脉急疾，躁扰不卧，肤冷汗出，便为气脱之证矣。"这就是说，战汗之后，阳气随汗出而脱，此时无论邪气已退或未退，而其阳气先脱，已成阳气虚脱之危重证候。因阳气外脱，阴气内盛，将成浮阳外越之势，故浮阳扰动，脉来急疾，躁扰不卧。其脉来急疾，又必见躁动而节律不匀整之象，即如《灵枢·热病》所云："热病已得汗而脉尚躁盛，此阴脉之极也，死；其得汗而脉静者，生。"其肤冷，乃由阳气虚脱，不达周身所致。肤已冷而汗仍不止，可见其汗出乃阳气失于固摄之兆。战汗之后，肤冷汗出与脉躁疾，躁扰不卧并见，乃阳气虚脱之确征。在这种情况下，急当益气固脱，方用生脉散。若进而见四肢厥逆，冷汗淋漓，则为亡阳之兆，急用参附汤，以大剂人参、附子，益气固脱与回阳救逆并施。俟阳气回复后，若邪气已退，则有向愈之机；若邪仍未退，热势又起，则当再随其证而辨治。

3. 邪气强盛，一战不解，再作战汗而愈

叶氏指出："更有邪盛正虚，不能一战而解，停一二日再战汗而愈者，不可不知。"这就是说，有时由于邪气强盛，正气不能通过一次战汗而驱邪外出，则致战汗之后病仍不解。因战汗之后正气亦伤，故须停一、二日后，待正气得以恢复，再作战汗方解，临床亦有反复战汗数次而始愈者。

此处应当指出的是，叶氏所谓"邪盛正虚"，其关键在于邪气强盛。正因为邪气强盛，才致正气相对力弱，不能一战而鼓邪外出，须"停一二日再战汗而愈"。也就是说，其"正虚"当是与"邪盛"相对比而言。若正气大虚，则无力与邪气激争，因而也就不可能出现战汗。其既能一战而再战，正说明正气仍有与邪气激争之力，只不过由于邪气强盛，正气不能一战而驱之罢了。

【原文】

再论气病有不传血分，而邪留三焦，亦如伤寒中少阳病也。彼则和解表里之半，此则分消上下之势，随证变法，如近时杏、朴、苓等类，或如温胆汤之走泄。因其仍在气分，犹可望其战汗之门户，转疟之机括。(7)

【释义】

本条论述湿热邪气留滞三焦气分的治法，并与伤寒少阳病进行比较。"再论气病有不传血分，而邪留三焦。"是紧承上条而言。上条已详论温热邪气不传入营分、血分而是始终留连气分而出现战汗的病机与预后。本条则进一步论述湿热邪气不传入营分、血分而留滞三焦气分的治法。文中之"邪留三焦"虽未明言邪气的性质，但视其治法及所用方、药以测其证，并进而审证求因，则可判定是湿热邪气为患。

"亦如伤寒中少阳病也"，是指出三焦与胆同属少阳，共同主司人体气机之升降出入，为气机之枢。故温病中湿热邪气留滞少阳三焦气分与伤寒病中寒邪侵袭足少阳胆之病变，皆以枢机不利，气机阻滞，升降出入失常为特点。从临床表现来看，二者皆可见寒热往来及呕恶不欲饮食。其所以恶寒，是因邪阻少阳，枢机不利，卫气不得宣发于表，卫外失司所致。其所以发热，乃阳气被郁，奋起鼓动，正邪相争之兆。因正邪反复交争，互有胜负，邪胜气滞阳郁则恶寒，正胜与邪抗争则发热，故其恶寒与发热往来交替，反复不已。邪阻少阳，枢机不利，脾胃升降失司，故呕恶而不欲饮食。因手少阳三焦与足少阳胆二者之病变皆以枢机不利为主，故其治疗亦皆以疏利气机为法。

三焦与胆虽同属少阳，为气机之枢，然其又有手少阳与足少阳之别，且湿热病与伤寒之致病邪气性质有异，故二者在生理功能、病理变化及治疗上又有所不同。足少阳胆经介于表里之间，是为半表半里，乃气机表里出入之枢。寒邪侵袭足少阳胆经，枢机不利，则气机表里出入阻滞，临床每见寒热往来、口苦，咽干，目眩，胸胁苦满，嘿嘿不欲饮食，心烦，喜呕，舌苔薄白，脉弦。因其病机为邪在半表半里，表里出入失司，故治当"和解表里之半"，以疏利气机，代表方剂如《伤寒论》中之小柴胡汤。三焦贯通身之上下，为阳气与水液运行之通道，手少阳三焦经乃气机上下升降之枢。湿热邪气留滞于少阳三焦气分，枢机不利，则气机上下升降阻滞，水道不通，临床每见寒热往来，头晕目眩，胸脘痞闷，呕恶腹胀，不欲饮食，小便不利，舌苔厚腻，脉濡。因其病机为邪留三焦，上下升降失司，故治当"分消上下之势"，以疏利气机，通调水道。总之，温病中之邪留三焦与伤寒中之少阳病虽有相同之处，但因其病因病机有异，证候不同，故治法亦有"彼则和解表里之半，此则分消上下之势"的相应变化，此即叶氏"随证变法"之谓。

对湿热邪气留滞三焦气分的治法，叶氏不仅提出以"分消上下之势"为法，而且以"如近时杏、朴、苓等类，或如温胆汤之走泄"为例，进一步指出了具体方药的运用。所谓"分消上下之势"，即分消走泄法。分消，是指用祛除湿热邪气的药物，使三焦湿热分道而消。如上焦用辛宣芳化，轻开肺气之品，使湿热从表而解；中焦用辛温开郁，苦温燥湿之品，以辛开苦降，燥湿化浊，湿祛则热不独存；下焦用淡渗利湿之品，使湿热从小便而驱。三焦药物同用，共成分消上、中、下之势，使邪有出路，则弥漫三焦之湿热可分而解之。走泄，是指用流动行气之品以宣畅气机，气行则湿动，从而达到行气化湿，宣泄湿热的目的。由此可见，所谓分消走泄，即指用祛除三焦湿热，理气行滞的药物，以行气祛湿，从而使留滞三焦气分的湿热邪气分道而消，得以宣泄。叶氏所列举杏、朴、苓三味，实际是三类药物的代表。杏仁轻开上焦肺气，肺气宣通则湿热得以外宣下泄，使邪有出路。厚朴行气燥湿，宣畅中焦，使脾胃升降相因，则湿浊可化，湿祛热亦不独存。茯苓不仅有健脾以促水湿运化之功，且更具淡渗利湿之性，可导湿热从下焦渗泄。三药相伍，开上、畅中、渗下三者同用，理气与健脾并施，共成分消走泄之法。温胆汤中陈皮、枳实辛开苦降，理气行滞燥湿，且宣通上焦肺气。茯苓、炙甘草健脾益气以促使水湿之运化，且茯苓淡渗利湿，导湿热下行。半夏燥湿开郁以畅中焦。竹茹清热化痰和胃。六药相伍，开上、畅中、渗下与理气、健脾之功兼备，是为分消走泄法之代表方剂。

"因其仍在气分，犹可望其战汗之门户，转疟之机括"之论，是言湿热邪气留滞三焦的病变，仍属气分证范畴。正因如此，就有可能通过分消走泄之治，使气机畅达，从而阳气得以宣通，奋起驱邪，正邪激争而作战汗，通过战汗而开通门户，使邪从汗解。"转疟之机括"，亦指分消走泄，宣畅气机而言。疟乃少阳之病，其机理为邪气欲进而正气驱邪，正邪反复交争，故寒热往来，反复发作。湿热邪气留滞三焦气分，由于湿邪阻滞，气机不畅，而致阳气郁遏。阳气郁遏则湿更不化，因而形成湿愈滞则阳愈郁，阳愈郁则湿愈滞的局面。由于邪无出路，阳郁不宣，正气被困而不能驱邪，故裹结粘滞，缠绵难解。治以分消走泄之法，使裹结粘滞之邪得以松动开泄，阳气得以伸展宣通，促其正气起而驱邪，则成正邪反复交争之势。如此，则转为与疟疾相同之机理，再因势利导，治以分消走泄之法，则留滞三焦气分之湿热邪气可待解除。

【原文】

大凡看法，卫之后方言气，营之后方言血。在卫汗之可也；到气才可清气；入营犹可透热转气，如犀角、元参、羚羊角等物；入血就恐耗血动血，直须凉血散血，加生地、丹皮、阿胶、赤芍等物。否则，前后不循缓急之法，虑其动手便错，反致慌张矣。（8）

【释义】

本条以高度概括的语言，指出了卫气营血四类证候的传变规律与治疗大法，从其内容来看，主要是针对温热病而言。也可以说，本条内容突出地体现了叶天士对温热病辨治的学术思想，因而从理论上和临床上对后世均产生了深远的影响，对温热病的辨证论治有着重大指导意义，其内容可分为2段。

1. 温热病卫气营血四类证候的传变规律

本段即原文中"大凡看法，卫之后方言气，营之后方言血"之论，它高度地概括了温热病的传变规律及卫气营血辨证的核心思想。

"大凡"二字，可做规律解。所谓"大凡看法"，即对温热病传变规律的看法。在本篇第1条中，叶天士根据温热邪气侵袭人体的不同阶段对人体损伤程度的不同，把温病的发展过程划分为卫分证、气分证、营分证、血分证四个阶段。本条重点强调："卫之后方言气，营之后方言血"，把卫、气与营、血分开论述，即明确指出了卫分证是气分证的轻浅阶段，二者并无本质的不同，统属"气"病；营分证是血分证的轻浅阶段，二者并无本质的不同，统属"血"病。而卫、气与营、血之间，则是性质不同的两大阶段，前者属功能失常，邪浅病轻；后者属物质损伤，病势深重。因此，概括起来说，卫气营血辨证，实质上就是气血辨证，其核心思想，就是以温热邪气对人体功能活动与营养物质损伤的程度，作为判断温热病浅深轻重的标准，并依次而决定不同的治疗大法。

叶氏在本条中概括地指出了温热病在一般情况下是沿卫分证→气分证→营分证→血分证的规律逐步由表入里、由浅入深、因实致虚、由功能失常到物质损伤、由轻转重地次第传变。反之，由血分证、营分证而转为气分证、卫分证，则意味着由重转轻。但因邪气的轻重程度不等，病人体质的差异及治疗、护理等因素的影响，其变化又复杂多样，而并非完全依此一种模式传变。因此，叶氏在本篇其它诸条中又对另外一些传变形式做了阐述，对此当全面理解。如：在由卫分传入气分的初起阶段，由于卫分证未罢而气分证又起，可见卫气同病；亦有由卫分逆传入营者，在这个过程的初起阶段，由于卫分证未罢而营分证已起，又可见卫营同病；有在气分传入营分的过程中而气分证与营分证同时出现者，是为气营两燔；有由气分直接窜入血分者，在这个过程中可出现气分证与血分证同时并见的情况，是为气血两燔。

2. 温热病卫气营血四类证候的治疗大法

本段即原文中"在卫汗之可也；到气才可清气；入营犹可透热转气，如犀角、元参、羚羊角等物；入血就恐耗血动血，直须凉血散血，加生地、丹皮、阿胶、赤芍等物。否则，前后不循缓急之法，虑其动手便错，反至慌张矣"之论。在此，叶氏对卫、气、营、血四类证候的治疗大法做了精辟论述，兹分别阐释如下。

（1）"在卫"与"汗之可也"

"在卫"，是指温热邪气在卫分，它是温热病的轻浅阶段，乃温热邪气侵袭手太阴肺卫，导致肺的宣发、肃降功能失常，卫外失司而发生的表热证。叶氏在本篇第 1 条中所云："温邪上受，首先犯肺，……肺主气属卫。"在本篇第 2 条中所云："肺主气，其合皮毛，故云在表。"皆指此而言。卫分证的病机是邪气在表，正气驱邪外出，正邪相争于表，临床可见：发热，微恶风寒，无汗，或汗出不畅，头痛，咳逆，咽红或痛，口微渴，舌边尖红苔薄白，脉浮数。

对卫分证的治疗，叶氏在此提出"汗之可也"四字，与其在本篇第 2 条中所云："在表，初用辛凉轻剂"之论结合分析，可知其所谓"汗之"，非指用发汗药物。"汗"字乃名词使动用法，"汗之"，即使之汗出之意，结合其所云"用辛凉轻剂"来看，当指用辛凉轻解法为治。其所以用辛凉，是取辛味以疏散表邪，取凉性以清泄表热。其"轻"字，是指用轻扬之品以宣透肺卫。辛散、凉清、轻宣，用意非在发汗，而在宣泄表邪，开其表郁，使卫分热邪得泄，则肺气得宣，气机条畅，腠理通达，营卫调和，津液四布，自然病解而汗出，是不发汗而得汗。正如华岫云在本条注释中所云："辛凉开肺，便是汗剂。"文中"可也"二字，是言温热邪气在卫分，病势轻浅，用辛凉轻清、平和之剂清解表邪即可。既不能用辛温之品大发其汗，又不能用寒凉重剂大清其热。其所以忌辛温，是因为温热病之卫分证与伤寒太阳表证迥然有别。伤寒太阳表证是寒邪外束，腠理闭塞，卫阳被郁，必当以麻、桂重剂辛温发汗，方能使邪随汗解。而温热病卫分证是风热袭表，非风寒外束可比，以辛温之品发汗，不唯不能逐邪，反易助热伤阴。卫分证之所以忌寒凉重剂，是因为邪气在表，尚属轻浅阶段，若一见其热，不分表里，即率投大剂寒凉清热之品，必致寒凝郁遏，气机凝滞，反使表邪不得宣泄。总之，叶氏用"汗之"二字，指出了卫分证的治疗大法，又用"可也"二字，指出了治疗禁忌，文字洗炼，寓意殊深。

（2）"到气"与"才可清气"

"到气"，是指温热病由卫分表热证发展到气分里热证的阶段，它是温热邪气深入，正邪相争于里，影响脏腑功能，使之处于亢奋状态所引起的一类证候。气分证涉及范围相当广泛，其病变部位或在肺、或在胸膈、或在胃、小肠、大肠、或在肝、胆、或在膀胱……。其病机是邪气盛而正气不衰，正邪相争激烈，故呈现一派阳热之象，临床可见：身热，不恶寒，反恶热，口渴饮冷，舌苔黄燥，脉数有力等。

气分证以里热炽盛为其特点，治疗则应根据《内经》"热者寒之"的原则，选用寒凉药物以清泄里热，即叶天士所谓"清气"。但清气药物多属大寒之品，而气分证又多由卫分发展而来，若卫分证未罢者，过早用大寒清气，反易寒凝郁遏，使表闭而邪气不能疏散。因此，叶氏特别强调"到气才可清气"，用"到气"二字启示学者，务必辨清卫分表热与气分里热两个不同阶段，切不可一见热证，不分表里，即率投大寒清气之品。此六字，既明确指出了气分证的治疗大法，又指出了辨证论治的重要性。

（3）"入营"与"犹可透热转气"

"入营"，是指温热邪气深入营分，消耗血中津液的阶段。叶天士在本篇第 1 条云："心主血属营。"可见，营分证的病变部位在心。因心包为心主之宫城，故温热病中心包的病变亦属营分证范畴。由于病理机制及临床表现的不同，营分证可以分为热伤营阴和热入心包两种类型。

热伤营阴证的病机是营分热邪盛而血中津液耗伤，临床可见：身热夜甚，口反不甚渴，或竟不渴，心烦躁扰，甚或时有谵狂，或见斑点隐隐，舌红绛无苔，脉细数。叶天士在本篇第 4 条中所云："营分受热，则血液受劫，心神不安，夜甚无寐，或斑点隐隐。"即指出了热伤营阴的证候特点。

热入心包证，多由手太阴肺的卫分或气分直接传入心包营分而致，即叶天士在本篇第 1 条中所云："温邪上受，首先犯肺，逆传心包"，因其未顺传中焦阳明气分而直接逆传心包营分，直犯心主，故又称"热陷心包"。若由中焦阳明气分或其它途径传入心包者，则统称热入心包。其病机是不仅营热阴伤，且有痰热蒙蔽心包，临床可见：身热灼手，痰壅气粗，四肢厥逆，神昏谵语，或昏愦不语，舌蹇短缩，质红绛苔黄燥，脉细滑数。叶天士在本篇第 14 条中所云："再论其病传营，舌色必绛。绛，深红色也。……纯绛鲜泽者，包络受病也，……延之数日，或平素心虚有痰，外热一陷，里络就闭"，即指出了热入心包的证候特点。

营分证既然以营热盛而血中津液耗伤为主要特征，治疗当然应以清营凉血，养阴生津为法。而叶氏却提出："入营犹可透热转气，如犀角、元参、羚羊角等物。"表面看来，既未提清营养阴，所举药物又无透热转气作用，其治法似与证情不符。因而，就应细究原委，探求其本意。将本条之论与本篇第

4条所述综合分析，前后互参，叶氏之本意自会了然于目。叶氏在本篇第4条中明确地指出："营分受热，则血液受劫，……如从风热陷入者，用犀角、竹叶之属；如从湿热陷入者，犀角、花露之品，参入凉血清热方中。"由此可见，叶氏治疗营分证是以"凉血清热"为大法，而透热转气，则是针对不同情况，选用相应药物，如竹叶、花露之类，配入清营凉血方剂之中。从本条所举药物来看，其中之犀角、羚羊角为清营凉血之品，元参有养阴降火之效，三药共用，可收清营凉血，养阴生津之功。由此更可以看出，叶氏确实是以清营养阴为治疗营分证之大法。

"入营犹可透热转气"，是言营分证虽是热邪消耗血中津液的病变，然尚较血分证轻浅，仍有使营分之热邪透出气分而解之可能，故可于清营养阴之中，配入清泄气热，宣畅气机之品，使营分热邪有外达之机，透出气分而解。从"犹可"二字可以明确看出，叶氏是说透热转气之品尚可配用，并非指营分证可不必清营养阴而专事透热转气。治营分证用清营养阴法为人所易知，且于第4条中已经讲过，而透热转气法则为学者所难识，故叶氏之门人可能在笔录其师口述的过程中，特录其"犹可透热转气"之论，而略其清营养阴之说。又因"透热转气"所用药物如竹叶、花露之类，叶氏已于第4条中讲过，故此处略而未录，而在第4条中虽已提出"凉血清热"之法，却未举出药物，故其门人在此处将叶氏所举清营养阴之品"如犀角、元参、羚羊角等物"录于文中，致使"透热转气"之法与所举药物似相矛盾，而为后世留惑，疑其有误。其实细考全篇，前后对照，则叶氏原意可知。

叶氏之所以强调"透热转气"，是因其在营分证治疗中具有特殊意义。因为热邪有自热势高处向低处传递之趋势，气分病位浅而营分病位深，若气分高热不除，则必内逼入营。在气分热邪不解的情况下，即使用清营药物已使营热减轻，而气分之热仍可再逼入营。可以说，气热不解，则营热终不能除，特别是在气营两燔的情况下，更是如此。欲使营热转出气分，必以气热得清，气机通畅为前提，若气机闭塞，热郁不宣，则营热无外达之路。所谓"透热转气"，即指用清泄气热，宣畅气机的药物，开通门径，使营分热邪外达，透转气分而言。导致气机不畅的原因很多，如：过服寒凉郁遏阳气、饮食积滞、痰热内停、湿浊内聚、燥屎内结、瘀血内阻等。在治疗上，应于清营养阴之中，配入宣阳行气、消导、化痰、祛湿、通下、行瘀等药物，使气机畅达，则营热有外达之机。凡此，皆属透热转气。

总之，治疗营分证，除必用清营养阴药物外，又须配入清泄气热，宣畅气机之品，方能使营热外达，透热转气。营分热邪是否已透转气分，主要看神志与舌象的变化。营分证多见心烦不寐或躁扰昏谵，其舌质绛而无苔。若治疗后神志渐清，舌质由绛而转红，舌苔亦渐布舌面，是营热已透转气分，病势渐轻之兆。临床亦每有通过治疗后，并不再出现气分证而营热竟直接内清外达而解者。

（4）"入血就恐耗动血"与"直须凉血散血"

"入血"，是指温热邪气深入血分，损伤血液的病变，它是温热病的深重阶段。因心主血，肝藏血，肾藏精，肾精与肝血互相化生，故血分证与心、肝、肾三脏关系至为密切。人体的生命活动，依赖于血液循行以供给营养物质，一旦血液受损，则将危及生命，故叶氏用"就恐耗血动血"六字强调了血分证的严重性。血分证临床可见：身热，心烦，躁扰昏狂，或吐血，或衄血，或便血，或尿血，或妇女非时经血，或发斑，斑色紫黑，或蓄血，舌绛紫，脉数。究其病机，即叶氏所谓"耗血动血"。耗血，是指温热邪气消耗血中津液。若血中津液大亏，则血液浓缩黏滞，愈耗愈滞，甚至使血液流行不畅而凝聚成瘀，此瘀血乃因热邪耗津所致，可谓热凝而瘀。临床所见血分证之舌绛紫及斑色紫黑，皆是津液耗伤，热凝而瘀之征。动血，是指温热邪气鼓动血液，迫血妄行，而且灼伤血络，使血不循径，溢出脉外，造成人体各部位之出血。若血溢于上，则可见吐血、鼻衄、齿衄；若血溢于下，则可见便血、尿血、或妇女非时经血；若血溢于肌肤而瘀于皮下，则可见发斑；若血溢于脉外而瘀于体内，则为蓄血；若病情严重者，可见各个部位同时出血，是为"大衄"。由于血热扰心，又兼血中津亏，心失所养，故致心烦躁扰昏狂。身热，脉数，亦因血热而致。若血热不除，其身热与神志症状等皆不能解。血分证既可见耗血，又可见动血，而且往往耗血与动血同时并见，其血液瘀者自瘀而溢者自溢，内瘀外溢，周身失养，则生命危殆。

血分证表现为耗血与动血两个方面，耗血者，当以养阴法为治；动血者，须用止血药物。然而，叶氏并不言养阴与止血，而明确地提出："直须凉血散血"。这不仅强调了血分证的治疗大法，而且提示了治疗血分证应注意的问题。其"直须"二字，是强调血分证病情危重，除凉血散血外，别无它法，启示后人临床切勿犹豫，必当机立断，义无反顾，方能挽狂澜之既倒，救危亡于顷刻。

"凉血"，是指用能入血分的寒凉药物，清除血分热邪，这对耗血与动血之证，均为"釜底抽薪"之法。耗血之证，是热邪消耗血中津液，其阴津之耗，乃热邪炽盛所致，若单纯用滋阴之品，无异于"扬汤止沸"，不惟热不能清，反有滋腻恋邪之弊，而用凉血药物，则可收清热保津之功。而且甘寒凉血之品，又兼有养阴生津之长，如叶氏所列举药物中，生地就不仅凉血清热，且能养阴生津。叶氏仅倡凉血而不言养阴，实则寓养阴于凉血之中，可谓寓补于清。动血之证，是热邪鼓动血液而导致出血，欲止其血，必清其热，凉血之法确属正本清源。若忽视凉血而径投止血药物，特别是炭类收涩止血药，实乃弃源塞流，不仅易于涩滞留瘀，且易敛滞热邪，使邪无出路，反更动血，是犯"鲧堙洪水"之过。因此，叶氏对动血之证亦仅倡凉血而不言止血，实则寓止血于凉血之中。

"散血"，有两方面的含义：一指养阴，一指活血。耗血，是热邪伤津导致热凝而瘀，津不复则瘀不能祛，欲祛其瘀，必先复其津液，使血中津液充足而不粘滞，则其流自畅而其瘀可散。所以说，必在养阴生津的基础上方能活血散瘀，而非单纯用活血药物所能奏效。叶氏所举4味药物中，生地、阿胶滋阴养血生津，赤芍、丹皮凉血活血行瘀，四药相伍，共收抗热凝，养阴津，活瘀血之功，简而言之，则为散血。阿胶既非凉血之品，又非活血之物，而叶氏举其为凉血散血代表药物，可知是取其养血滋阴而收散血之效。动血的见症是出血，治当凉血以止血。但投以大剂凉血之品，虽有止血之长，却因其寒凉太甚，难免有使"血遇寒则凝"之弊，这种因用凉血药物而致的瘀血，可谓寒凝而瘀。在用凉血药物的同时，加入活血之品，有抗寒凝，活瘀血的作用，可达到止血而不留瘀的目的。血分证中的发斑、蓄血皆是血溢出脉外而瘀于体内的病变，这种离经瘀血留着体内，阻滞血行，亦可导致血不循经而溢出脉外，是因瘀血而又引起出血。对此离经瘀血，必行而散之，是以活血而收止血之功，故活血药物更为必用之品。总之，对血分证中产生的瘀血，必须养阴生津与活血化瘀药物同用，方能达到散血行瘀之目的，二者缺一不可。叶氏之所以称"散血"而不言活血，其意盖出于此。

对血分热盛的耗血动血之证，以凉血散血法为治，其凉血止血与散血，二者对立而又统一。凉血止血者，止其欲出之血；散血者，散其离经之瘀血，散血亦可收止血之功。故凉血止血与散血并用，使止血而不留瘀，祛瘀而助止血，二者同用，有清热、止血、养阴、抗凝、活瘀诸方面的作用。

若温热邪气深入下焦血分，损耗肝血肾精，而致真阴耗损，甚或亡阴脱液，虚风内动之证，则应遵叶氏在本篇第 5 条所云："甘寒之中加入咸寒"为治。

综上所述，叶天士治疗温热病的基本观点是：邪在卫分，因其病轻位浅，只宜用辛凉轻解之法，开郁散邪，清除表热，开通肺气，宣畅气机，使腠理通达，营卫调和，则虽不发汗而自然病解汗出。卫分证既不可用辛温发汗之品，以防助热伤津，又不可早用寒凝药物，防其遏阻气机而致表闭病深。邪到气分，应以寒凉清泄气分热邪为法，但须注意，必邪到气分才可清气，若邪尚在卫分，则仍宜辛凉轻解，不可一见热证，不分表里，即率投大寒。邪入营分，因其较血分尚为轻浅，故除用清营养阴法外，仍可配以透热转气之法，用清泄气热，宣畅气机的药物，使营热有外达之机。邪气深入血分，则损伤血液，耗血动血，病情危笃，治疗亦应当机立断，必径投凉血散血之品，以凉血止血，养阴生津，抗凝活瘀，方能挽危救亡。

从文中"在卫"、"到气"、"入营"、"入血"之语气可以看出，随着温热邪气沿卫分→气分→营分→血分逐步深入，其病情则逐步加重。因其病势有轻重缓急之不同，其治法亦有缓急之分。从其"可也"、"才可"之语气可以看出，卫分证、气分证邪浅病轻，正气不衰，故其治疗，不可操之过急。卫分证不可早用凉遏之品，清气亦必审慎，必到气才可清之。营分证虽已属深重阶段，血中津液已被耗伤，但尚较血分证为轻，虽应清营养阴，但"犹可透热转气"，其治疗较卫分证、气分证为急，然较血分证尚缓。血分证则有耗血、动血之虞，其势急迫，故"直须凉血散血"而刻不容缓。能循此缓急之法施治，则可望获效，而不循此缓急之法，则动手便错，反使病情加重，甚或危及生命，必然惊慌失措，束手无策。故叶氏于此谆谆告诫后学："否则，前后不循缓急之法，虑其动手便错，反致慌张矣。"

【原文】

且吾吴湿邪害人最广。如面色白者，须要顾其阳气，湿胜则阳微也，法应清凉，然到十分之六七，即不可过于寒凉，恐成功反弃。何以故耶？湿热一去，阳亦衰微也。面色苍者，须要顾其津液，清凉到十分之六七，往往热减身寒者，不可就云虚寒而投补剂，恐炉烟虽息，灰中有火也，须细察精详，方少少与之，慎不可直率而往也。又有酒客，里湿素盛，外邪入里，里湿为合。在阳旺之躯，胃湿恒多；在阴盛之体，脾湿亦不少，然其化热则一。热病救阴犹易，通阳最难。救阴不在血，而在津与汗；通阳不在温，而在利小便。然较之杂证，则有不同也。(9)

【释义】

本篇第 8 条论述了温热病卫、气、营、血四类证候的传变规律与治疗大法。本条则承上条而又对其加以补充，重点论述湿热病与体质的关系，强调了不同体质外感湿热邪气的治疗注意点，并对温热病与湿热病两类不同性质的温病之治疗原则分别进行了高度概括，最后还指出了温病与杂病治疗的不同。本条涉及内容相当广泛，全文可分为 4 段。

1. 阳虚体质外感湿热邪气的治疗注意点

本段即原文中"且吾吴湿邪害人最广。如面色白者，须要顾其阳气，湿胜则阳微也，法应清凉，然到十分之六七，即不可过于寒凉，恐成功反弃。何以故耶？湿热一去，阳亦衰微也"之论。叶氏在此详细地分析了阳虚体质之人外感湿热邪气的治疗注意点。

"且吾吴湿邪害人最广"一句，指出了居处环境与发病的关系。叶氏系江苏苏州人氏，古称为吴。其地江河纵横，水域广阔，湿气弥漫，其民每易感受湿邪而为病，故叶氏特针对这一地理环境之特点指出："湿邪害人最广。"句中虽只提出"湿邪"而未提出热邪，但从其地理条件来看，其地气候炎热，湿邪与热邪共同侵袭人体在所难免，且本条中之治法亦明确提出"法应清凉"，可知其亦必有热邪为患。由此可以看出，叶氏本条所论是湿热邪气侵袭人体而导致的湿热病。上条论述温热病的治疗大法，病因是热邪；本条论述湿热病的治疗注意点，重点在湿邪。温热病的治疗要点在于泄热保津；湿热病之治疗要点在于祛湿通阳。二者虽同属温病，但治疗却大有差异，故叶氏于此突出强调"湿邪"，以与上条相对照，在此基础上再深入论述湿热病的治疗注意点。

"面色白者"，乃素体阳气不足之象。因其阳气虚，鼓动无力，气血不能上荣于面，故面白无华。此类体质之人患湿热病，治疗中要特别注意顾护其阳气。因湿为阴邪，遏伤阳气，湿愈盛则阳愈伤，故治其湿热虽应以清凉为法，然治到邪去十分之六、七，就应调整方药，减少或不再用寒凉药物。这是因为，湿热邪气虽去，人体阳气亦已衰微，若再过用寒凉，则反而损伤阳气，恐其证候从阴化寒而转为寒湿，以致造成"成功反弃"之恶果。

2. 阴虚火旺体质外感湿热邪气的治疗注意点

本段即原文中"面色苍者，须要顾其津液，清凉到十分之六七，往往热减身寒者，不可就云虚寒而投补剂，恐炉烟虽息，灰中有火也，须细察精详，方少少与之，慎不可直率而往也"之论。在此段中，叶氏详细地分析了阴虚火旺体质之人外感湿热邪气的治疗注意点。

"面色苍者"，是素体阴虚火旺之兆。因其阴虚火旺，津亏血涩，故面色青暗晦滞。此类体质之人患湿热病，治疗中要特别注意顾护其津液，防其津液损伤而燥热内炽。治其湿热应以清凉为法，治到邪去十分之六、七时，往往可见热势减退，肌肤渐凉之象，这是邪气渐退之兆，不能视为虚寒而轻率地投以甘温补气助阳之品，防其助热伤津，反使其证候从阳化热，转为温热病而深入营分、血分。这是因为，病人素体阴虚火旺，虽湿热渐退而"热减身寒"，但其虚火仍在，即如炉中之焰烟虽已熄灭，然其灰中仍蕴有余火。此时若妄投温补，恰似火上浇油，反更助其热而伤其津，以致死灰复燃，化燥成温，损及营、血。在这种情况下，必须仔细观察，辨证精当，即使确属虚寒，也只能施以少量温阳之品，使其阳气渐复而又不致助热伤津。但一定要谨慎从事，切不可轻率地投以大剂温补，以防变证蜂起，险象丛生。

3. 湿盛体质外感湿热邪气发病的部位及胃湿与脾湿之别

本段即原文中"又有酒客，里湿素盛，外邪入里，里湿为合。在阳旺之躯，胃湿恒多；在阴盛之体，脾湿亦不少，然其化热则一"之论。在此段中，叶氏分析了湿盛体质之人外感湿热邪气发病的病变部位及"胃湿"与"脾湿"的不同。

"又有酒客，里湿素盛"，是举例而言。酒性辛热多湿，故平素嗜酒，豪饮无度之人，往往损伤脾胃，使脾胃升降失司而致湿浊内蕴。由此推而广之，凡饮食不节，过食肥甘油腻，生冷粘硬之人，皆多脾胃失调而湿浊内困。湿盛体质之人，又外感湿热邪气，则极易内外合邪而发为湿热病，其病变部位多以中焦脾胃为中心。温邪愈重，则脾胃愈被其困而呆钝，脾胃愈呆钝，则湿邪愈不易化，且湿热裹结，粘滞胶着，故其病势缠绵，难解难治。

湿热病的病变部位，从总体来看虽多以脾胃为中心，但因病人素体阳气盛衰的不同，其证候类型又有"胃湿"与"脾湿"之别。胃为阳土，主消磨水谷，以阳气为用。阳盛体质之人，每多阳盛胃热，故在湿热病中，其病变中心在胃，往往以热邪为主而呈热重于湿，即如叶氏所云："在阳旺之躯，胃湿恒多"。脾为阴土，主运化水谷与水湿，其阳气易伤。阳虚阴盛体质之人，每多脾阳不足，湿邪停聚，故在湿热病中，其病变中心在脾，往往以湿邪为主而呈湿重于热，即如叶氏所云："在阴盛之体，脾湿亦不少。"

"然其化热则一"一句，是指湿热病虽有属于热重于湿的"胃湿"与属于湿重于热的"脾湿"两种类型，但在发展过程中，由于治疗用药等因素的影响，二者又皆可从阳化热，甚至最终化燥成温而转化为温热病，可谓殊途同归。而一旦从阳化热转化为温热病，也就不存在"胃湿"与"脾湿"之分。

4. 温热病与湿热病的治疗原则及其与杂病治疗的不同

本段即原文中"热病救阴犹易，通阳最难。救阴不在血，而在津与汗；通阳不在温，而在利小便。然较之杂证，则有不同也"之论。在此，叶氏用高度概括的语言，论述了温热病与湿热病的治疗原则。

在本段中，叶氏提出了治疗温病的"救阴"与"通阳"两大法则。"救阴"，是针对温热病而言；"通阳"，是针对湿热病而言。温热病是外感温热邪气而发，在其发生发展过程中，始终以温热伤阴为主要特点，故其治疗应始终以泄热存阴为宗旨，如：卫分证用辛凉轻解法；气分证用清热法或攻下法；营分证用清营养阴，透热转气法；血分证用凉血散血法等。以上诸法，无不以泄热存阴为着眼点。再进一步分析泄热与存阴二者之间的关系，则泄热为存阴之手段，而存阴才是根本目的，即所谓"存得一分津液，便有一分生机"。正因如此，叶氏在这里才特别强调治疗温热病须"救阴"。湿热病是外感湿热邪气而发，在其发生发展过程中，始终以湿邪弥漫，阻滞气机，阳气不通为主要特点，故其治疗应始终以祛除湿浊，宣畅气机，通达阳气为宗旨，如：上焦湿热证用辛宣芳化法，以开通上焦肺气，通调水道；中焦湿热证用辛开苦降法，以宣畅中焦气机，恢复脾胃之升降功能；下焦湿热证用淡渗利湿法以渗利湿浊，使湿邪下行，从小便而驱等。其开上、畅中、渗下诸法，无不以祛湿通阳为着眼点，湿邪一去，阳气通达，则热不独存。再进一步分析祛湿与通阳二者之间的关系，则祛湿为通阳之手段，而通阳才是根本目的。正因如此，叶氏在这里才特别强调治疗湿热病须"通阳"。

"救阴犹易"与"通阳最难"，是将温热病与湿热病的治疗相比较而言。温热为无形之邪，清之即解，热退则阴液得存。即使阴液大伤，用甘寒、咸寒之品以养阴生津，则阴液可复。因此，温热病之"救阴"与湿热病之"通阳"相较，尚属"犹易"。而湿为有形之阴邪，重浊粘滞，在湿热病中，湿热裹结，热蕴湿中，氤氲胶滞，难解难分。湿不祛则热不能清，热不退则郁蒸其湿，因而湿愈滞则热愈郁，热愈蒸则湿愈粘，始终胶着粘滞，缠绵困顿，阻滞气机，使阳气郁而不通。若以辛温之品如桂枝、附子之类通其阳，则更助其热；若以寒凉之品以清其热，则反致湿邪冰伏，故二者皆不可施。湿邪不除，其阳气终不得通，而祛湿又难求速效，故叶氏才有"通阳最难"之说。正如陈光淞在本条按语中所云："热处湿中，温蕴热外，湿热交混，遂成蒙蔽。斯时不开，则热无由达，开之以温，则又助其热，然通阳之药，不远于温，今温药既不可用，故曰'通阳最难'。"

"救阴不在血，而在津与汗；通阳不在温，而在利小便"一句，是进一步阐述"救阴"与"通阳"两大法则的具体运用。

血、精、津、液虽皆属阴，但毕竟又有所不同。在温热病中，其温热伤阴主要是指耗伤津液，即使是营分证、血分证，亦以血中津液耗伤为主，而并非血虚。同时，在温热病中，由于高热蒸腾，亦每见汗出，汗乃津液所化，汗出则津更伤。因此，叶氏特别提出"救阴不在血，而在津与汗"，以此告诫学者，温热病之"救阴"，并非用温性柔腻之品如熟地黄、山萸肉等以补血，而要着眼于"津与汗"。

温热耗津，自当保津、生津。保津之法，当以泄热为用；

生津之法，当以甘寒为先。温病初起，邪在卫分，耗伤肺津，治用辛凉轻解以宣透热邪而保津，热解则津不复伤，同时又可佐以甘寒之品以生津。热邪到气分，耗损胃津，治用清气法以泄其热，泄热即所以保津，同时又可佐以生津之品。若气分热炽，津伤特甚而致肠燥腑实，燥屎内结，治用苦寒攻下，以急下而保津存阴；若燥屎不去而津亏液涸，则治用滋阴与攻下并施。热入营分，耗伤血中津液，治用清营养阴，透热转气之法，以保津、生津。热入血分，耗血动血，治用凉血散血之法，其凉血即可以止血、保津，而散血之用，亦必具养阴生津之品。至于热入下焦血分，耗损真阴，则其"救阴"之法，又须在甘寒生津之中加入咸寒之品以滋阴增液。

温热病"救阴"与汗的关系，当从两方面分析。一是忌发汗，一是要泄热以止汗。温热病初起，邪在卫分，非伤寒初起之表闭无汗，故只宜辛凉轻解，切不可辛温发汗，以防助热伤津，反致内闭外脱之变。热入营、血，因血中津液大伤，汗源匮乏，亦每见身热无汗，治当清营凉血，养阴生津，更不可见其身热无汗，即妄投辛温发汗之品，防其劫阴动血。由此推而广之，热入营、血，津液大伤，亦每见尿少或无尿，治当养阴生津，使津液得复，则小便自下，淡渗利尿之品切不可用，以防重伤津液。热到气分，或为无形热盛，或为有形热结，因其里热蒸腾，每致大汗不止，治疗当用清气或攻下之法以泄其热，热退则汗自止，不可用收敛止汗之品，如黄芪、白术、麻黄根、牡蛎之类，以防闭门留寇。至于因高热大汗伤津耗气而致津气欲脱，症见：身热骤退，冷汗淋漓，脉微细者，则急当补气生津，敛汗固脱，使其阳气得固，则汗不外泄；阴津内守，则阳气不脱。

湿热病中，阳气不通，是因湿阻气机所致。治以辛温通阳之品，如桂枝、附子等，则反助长热邪，并鼓动其湿，致使变证丛生。欲使阳气通达，务在祛除湿邪，故叶氏指出："通阳

不在温，而在利小便。"其"利小便"，是为了强调祛湿即可
通阳而言，此处应与本篇第7条互参。第7条云："此则分消
上下之势，随证变法，如近时杏、朴、苓等类，或如温胆汤之
走泄。"文中已指明，祛湿当用分消走泄之法，开上、畅中、
渗下并施，使肺气宣畅，脾升胃降，水道通调，邪有出路，三
焦弥漫之湿得除，则气机畅达而阳气自通。因第7条已详论治
湿用分消走泄之法，此处承之而论，故简而言之，以"利小
便"为例，指出通阳必用祛湿。读此应前后条文互参，不能
局限地理解为祛湿通阳只有"利小便"之一途。

"然较之杂证，则有不同也"一句，是承上句而强调温病
与杂病治疗的不同。温热病是外感温热邪气为患，其温热伤
阴，主要是耗伤津液，并非血虚，故其治疗原则是："救阴不
在血，而在津与汗。"内伤杂病的阴虚，或由先天不足，或由
情志所伤，或由饮食劳倦所致，多为肝肾之阴亏损，因"乙
癸同源"，肝血肾精可以互相化生，故杂病之滋阴往往与补血
同用，滋阴补血之品，如熟地黄、山萸肉必不可少。湿热病是
外感湿热邪气为患，其阳气不通是湿阻气机所致，通阳之法，
当用祛湿之品，因其湿中蕴热，辛温通阳药物是在所忌，故其
治疗原则是："通阳不在温，而在利小便。"内伤杂病的阳气
不通，多因脏腑功能障碍，阴寒困遏所致，故治用辛温走窜之
品，如桂枝、附子，以破阴寒而通阳。由此可见，温病与杂病
虽均用滋阴与通阳之法，然其用药却大有不同。

【原文】

再论三焦不得从外解，必致成里结。里结于何？在阳明胃
与肠也。亦须用下法，不可以气血之分，就不可下也。但伤寒
邪热在里，劫烁津液，下之宜猛；此多湿邪内搏，下之宜轻。
伤寒大便溏为邪已尽，不可再下；湿温病大便溏为邪未尽，必
大便硬，慎不可再攻也，以粪燥为无湿矣。（10）

【释义】

本条承第 7 条而进一步阐述在湿热病气分证的治疗中，下法的应用及其与伤寒下法之不同。第 7 条论述了湿热邪气不传入血分而留滞三焦气分的治法，其用开上、畅中、渗下之品以分消走泄，使邪有出路，湿热从外而解。本条又进一步指出，三焦气分湿热不得从外而解，则"必致成里结"，其里结的部位，是"在阳明胃与肠也"。究其原因，乃由湿热阻滞气机，脾胃升降失司，食滞内停，湿热夹食滞粘滞胃肠，结聚不下所致。因其湿热夹食滞里结于胃肠，非攻下不能去，故"亦须用下法"。至于"不可以气血之分，就不可下也"之论，是指出：温热伤津，导致阳明燥结腑实，不及时攻下，热邪无出路，即有深入血分之虞。必急用攻下，方能泄热存阴，防其深入血分而耗血动血，或深入下焦，消灼真阴，是攻下即可阻其传入血分。而湿热邪气氤氲黏滞，始终留滞三焦气分，既不传血分，一般又不伤津，故多治以清化，而少用攻下。但若湿热夹食滞黏滞胃肠，已成阳明里结之证，则又非攻下而不能解，故其虽无传入血分之势，但"亦须用下法"，不能拘泥于其留滞气分不传血分就认为不可攻下。也就是说，是否用攻下法，不在于气分之邪是否有传入血分之趋势，而取决于是否有"里结"。凡里结于阳明胃肠者，无论是燥热还是湿热，也无论其有无传入血分之势，均须用下法。

伤寒的阳明腑实证与温病的湿热里结阳明胃肠之证，均可用下法，但由于病因、病机、证候不同，其攻下药物的配伍及运用亦有所别。"但伤寒邪热在里，劫烁津液，下之宜猛"一句，指出伤寒阳明腑实证是寒邪化热入里，阳明热盛，消烁津液，而致肠燥便秘，燥热内结，其症见：身热、恶热，日晡潮热，神昏谵语，汗出，口渴，唇焦，咽燥，小便短赤，大便秘结，腹满痛拒按，舌苔黄厚而燥，甚则焦黑起芒刺，脉沉实有力。因其津液愈伤则燥结愈甚，燥结愈甚则津液愈伤，故必投以苦寒重剂猛攻急下，方能收泄热存阴之功。"此多湿邪内搏，下之宜轻"一句，指出湿热里结之证，乃湿热夹食滞黏滞于胃肠所致，其症见：身热，呕恶，脘痞，腹胀，大便溏臭不爽，色如黄酱，内夹不消化之食物，舌苔黄腻，脉濡数。因湿性粘滞，难以速除，非一攻可尽，且投以重剂猛攻急下，反易损伤脾阳，而致洞泄不止，故宜以轻下、缓下之剂从容图之。

伤寒之阳明腑实证见大便燥结不通，攻下之后，若见大便溏，说明燥结已去，邪气尽解，即当停药，不可再行攻下，再下则损伤阳气，即叶氏所云："伤寒大便溏为邪已尽，不可再下"。湿温病中湿热夹食滞粘滞胃肠，见大便溏滞，用轻下之剂后大便仍溏者，乃湿邪未尽之征，必再连续用药，反复下之，直至大便成硬为止。因为大便由溏而转燥转硬，说明湿邪已尽除，故不可再用攻下，以防损伤正气，即叶氏所云："湿温病大便溏为邪未尽，必大便硬，慎不可再攻也，以粪燥为无湿矣。"简言之，伤寒之阳明腑实证以大便燥结为可下之征，以大便溏为停下之度；而湿热病之阳明里结证则以大便溏为可下之征，以大便硬为停下之度。

《薛生白湿热病篇必读》释义

《薛生白湿热病篇》据传为清代著名医学家薛雪（字生白，号一瓢）所著，曾被收入多部医书中。本书原文选自王士雄编著的《温热经纬》，共分46条，是专论湿热病的重要文献，本书选录其中7条。

【原文】

湿热证，始恶寒，后但热不寒，汗出，胸痞，舌白，口渴不引饮。(1)

【释义】

本条论述湿热证初起的临床表现。按薛生白的自注所云，本条是湿热证的提纲。关于湿热证的发病原因，按薛氏自注所云，是："太阴内伤，湿饮停聚，客邪再至，内外相引，故病湿热。"也就是说，素有脾湿内蕴之人，再外感湿热邪气，内外相引，最易发生湿热证。可见，湿热证往往初起就以脾胃为中心。其初起以恶寒为主症，是因为湿邪阻遏气机，卫阳之气被郁，不达于表，肌表失于温煦所致。但湿为阴邪，重浊黏腻，故湿热证初起除见恶寒外，还当并见四肢倦怠困重，肌肉重痛。其特点是恶寒而肢体重痛，突出的症状是沉重感，与伤寒初起之恶寒体痛有所不同，临床当重点鉴别。随着病情的发展，湿热郁蒸，则热势渐增而恶寒消失，呈现"但热不寒"，甚至反恶热。热蒸湿动则"汗出"，但其特点是汗少而粘。由于湿邪阻遏气机，故"胸痞"为必见之症。因湿热证初起，热蕴湿中，热郁于里而不得发越，故多见舌苔白腻。若进一步发展，湿热交蒸，热邪发越，则可转为黄腻苔。湿阻气机，气化不利，津不上承，则"口渴"，但因其津液未伤且湿邪内停，故口虽渴而不欲饮水。

【原文】

湿热证，恶寒，无汗，身重，头痛，湿在表分，宜藿香、香薷、羌活、苍术皮、薄荷、牛蒡子等味。头不痛者，去羌活。(2)

【释义】

本条论述湿热表证中湿重于热的证治。薛氏在本条自注中云："身重，恶寒，湿遏卫阳之表证。头痛，必夹风邪，故加羌活，不独胜湿，且以祛风。"可见，本条是论述湿热证初起湿邪遏阻卫阳之表证的证治。湿阻气机，卫阳被郁，表气不畅，腠理不通，故"恶寒，无汗"。湿邪重浊，其袭表则"身重"，即周身困重。湿邪夹风上攻，头部气血逆乱，故头痛。湿邪在表，宜用辛温芳香药物，辛温宣透，芳香化湿，以祛除表湿，如：藿香、香薷、羌活、苍术皮、薄荷、牛蒡子等。因其头痛乃湿邪夹风邪上攻所致，故加羌活，"不独胜湿，且以祛风"。如果无头痛症状，说明未夹风邪，可以去羌活。本条之湿热证，从临床表现上看，是以湿邪为主，湿重于热，热象不显。因湿为阴邪，故薛氏在自注中称其为"阴湿伤表之候"。

【原文】

湿热证，恶寒，发热，身重，关节疼痛，湿在肌肉，不为汗解，宜滑石、大豆黄卷、茯苓皮、苍术皮、藿香叶、鲜荷叶、白通草、桔梗等味。不恶寒者，去苍术皮。（3）

【释义】

本条论述湿热表证中湿热并重的证治。薛氏在本条自注中云："此条外候与上条同，惟汗出独异，更加关节疼痛，乃湿邪初犯阳明之表。而即清胃脘之热者，不欲湿邪之郁热上蒸，而欲湿邪之淡渗下走耳。此乃阳湿伤表之候。"由薛氏之自注可以看出，本条与上条均属湿热表证，故恶寒，发热，身重等"外候与上条同"。但与上条不同者，是本条有汗出，且其虽有汗出而肌肉关节疼痛不为汗解。这说明是湿热郁蒸，阻滞气机，虽有热蒸湿动而汗出，但湿邪并不能从汗而驱，故肌肉关节疼痛不得解。本证为湿困肌肉，因胃主肌肉，故薛氏称之为"湿邪初犯阳明之表"。所谓"阳湿"，是指本证与上条有所区别，上条是湿邪重，属湿重于热，故称为"阴湿"，而本证热邪亦偏盛，属湿热并重，故称为"阳湿"。其治法，是"即清胃脘之热"，"而欲湿邪之淡渗下走耳"。此法清热邪于上，渗湿邪于下，使热邪与湿邪上下分消，则二者不会形成郁蒸之势。文中所列滑石、大豆黄卷、茯苓皮、苍术皮、藿香叶、鲜荷叶、白通草、桔梗诸药，有清热透表，芳香化湿，淡渗利湿之功。若不恶寒者，是邪偏于里，去苍术皮，以减其辛温发表之力。

【原文】

湿热证，寒热如疟，湿热阻遏膜原，宜柴胡、厚朴、槟榔、草果、藿香、苍术、半夏、干菖蒲、六一散等味。(8)

【释义】

本条论述湿热证湿热阻遏膜原的证治。湿热证出现寒热往来的症状，似疟疾而非疟疾，其病机是"湿热阻遏膜原"。其证与疟疾的区别，薛氏在自注中云："疟由暑热内伏，秋凉外束而成。若夏月腠理大开，毛窍疏通，安得成疟。而寒热有定期，如疟证发作者，以膜原为阳明之半表半里，热湿阻遏，则营卫气争，证虽如疟，不得与疟同治，故仿又可达原饮之例。盖一由外凉束，一由内湿阻也。"按薛氏之论，疟疾发于秋凉之季，因秋凉外束，少阳经气不利，而发为寒热往来。本证发于夏季，因湿热邪气阻遏于膜原半表半里，气机不利，正邪交争，互有进退，而呈寒热往来。其治疗，仿吴又可达原饮，用疏利气机，透达膜原之法。其所列柴胡、厚朴、槟榔、草果、藿香、苍术、半夏、干菖蒲、六一散等味，辛开苦降，开郁燥湿与淡渗利湿并用，行气破结以开达伏于膜原之邪。

【原文】

湿热证，数日后，脘中微闷，知饥不食，湿邪蒙绕三焦，宜藿香叶、薄荷叶、鲜荷叶、枇杷叶、佩兰叶、芦尖、冬瓜仁等味。(9)

【释义】

本条论述湿热证后期后遗症的证治。"湿热证，数日后"，仅见"脘中微闷，知饥不食"，并无发热，胸痞诸症，说明湿邪已不重，仅脾胃功能尚未恢复，余湿"蒙绕三焦"而已，故治用藿香叶、薄荷叶、鲜荷叶、枇杷叶、佩兰叶、芦尖（即芦根）、冬瓜仁以轻清宣畅，化湿和中。正如薛氏自注所云："此湿热已解，余邪蒙蔽清阳，胃气不舒。宜用极轻清之品以宣上焦阳气，若投味重之剂，是与病情不相涉矣。"

【原文】

湿热证，初起发热，汗出，胸痞，口渴，舌白，湿伏中焦，宜藿梗、蔻仁、杏仁、枳壳、桔梗、郁金、苍术、厚朴、草果、半夏、干菖蒲、佩兰叶、六一散等味。(10)

【释义】

本条论述湿热证初起病在中焦气分的证治，由其所述症状及所用药物分析，其证当属湿重于热。初起见"发热"而不恶寒，说明病不在表而在里。因脾居中焦而主运化水湿，故湿热证初起往往以中焦脾胃为中心，此即薛氏"湿伏中焦"之谓。热蒸湿动，则"汗出"。湿阻气机，胸阳不展，则"胸痞"。气化不利，津不上承，则"口渴"，因病变初起热蕴湿中，津液未伤，故口虽渴而不欲饮。其"舌白"，是指舌苔白腻而不干、不黄。因其湿困中焦，阻滞气机，故治疗宜用辛开苦降，芳香化湿之品，即薛氏自注中所云："病在中焦气分，故多开中焦气分之药。"条文中所列藿梗、蔻仁、杏仁、枳壳、桔梗、郁金、苍术、厚朴、草果、半夏、干菖蒲、佩兰叶等药物可酌情选用，亦可佐以六一散淡渗利湿。

【原文】

湿热证，舌根白，舌尖红，湿渐化热，余湿犹滞，宜辛泄佐清热，如蔻仁、半夏、干菖蒲、大豆黄卷、连翘、绿豆衣、六一散等味。（13）

【释义】

本条是以舌象而论病机，论述湿渐化热，湿热并重的证治。"舌根白"，是指舌根部苔白腻。其舌根部见白腻苔，说明湿邪犹存于中、下焦，而"舌尖红"，说明热势已渐显露。湿热证中见此类舌象，说明在其发展过程中，湿邪渐化而蕴热渐张，已呈湿热并重之势，即薛氏自注中所谓"此湿热参半之证"。故其治疗用辛温宣泄之品以燥湿开郁，宣通气机，并佐以寒凉清热。辛泄之品如蔻仁、半夏、干菖蒲，清热之品如大豆黄卷、连翘、绿豆衣、六一散。

《温病条辨必读》释义

《温病条辨》为清代著名医学家吴瑭（字配珩，号鞠通）所著。全书分为七卷，以"卷一·上焦篇"、"卷二·中焦篇"、"卷三·下焦篇"为核心。本书原文选自清·问心堂刻本，共94条，其中必须背诵的37条，必须熟读的57条。所附方剂歌诀选自多部有关书籍，为便于诵读，略作加工，并有部分新编歌诀。与《伤寒论》《金匮要略方论》两书重复的方剂，其歌诀不予重录。

卷一　上焦篇

【原文】

温病者：有风温、有温热、有温疫、有温毒、有暑温、有湿温、有秋燥、有冬温、有温疟。(1)

【释义】

本条论述温病的病种。吴鞠通在本条之按语中云："诸家论温，有顾此失彼之病，故是编首揭诸温之大纲，而名其书曰《温病条辨》"。可见，吴氏此条意在指明温病的病种，明确四时各种温病病名的概念，做为温病辨治的大纲。本条提出的温病病名共有 9 种，关于每种温病的概念，吴氏在本条分注中云："风温者，初春阳气始开，厥阴行令，风夹温也。温热者，春末夏初，阳气弛张，温盛为热也。温疫者，厉气流行，多兼秽浊，家家如是，若役使然也。温毒者，诸温夹毒，秽浊太甚也。暑温者，正夏之时，暑病之偏于热者也。湿温者，长夏初秋，湿中生热，即暑病之偏于湿者也。秋燥者，秋金燥烈之气也。冬温者，冬应寒而反温，阳不潜藏，民病温也。温疟者，阴气先伤，又因于暑，阳气独发也"。

本条所述 9 种温病的名称，至今仍多沿用。其中"温热"之名，一般认为即今所称之"春温"，是发于春季，初起即以里热为主的温病。

【原文】

太阴之为病，脉不缓不紧而动数，或两寸独大，尺肤热，头痛，微恶风寒，身热，自汗，口渴，或不渴而咳，午后热甚者，名曰温病。(3)

【释义】

本条论述太阴温病的临床表现。"太阴之为病",是指上焦温病中的太阴病,其病变部位在手太阴肺系。"脉不缓不紧而动数",是与伤寒病相鉴别。伤寒表证脉浮,即《伤寒论》所云:"太阳之为病,脉浮,头项强痛,而恶寒。"伤寒病中的太阳中风证脉浮而缓;太阳伤寒证脉浮而紧。上焦太阴温病的脉象既不缓,又不紧,而是"动数",说明是热证。究竟是表热证还是里热证?从文义来看,其既与中风、伤寒相鉴别,当然应是表热证,则其脉象亦应是浮而数,其病变部位在肺卫。因风热邪气袭表,病在上焦肺卫,而两手寸脉候上焦病变,故脉象可见两手寸脉搏动幅度大,即文中所谓"两寸独大"。热邪在上焦,在表,故见上肢肘以下皮肤热,即"尺肤热"。风热上犯清窍,气血逆乱,故头痛。风热袭表,卫外失司,故微恶风寒。正邪相争,功能亢奋,则身热。其身热与微恶风寒并见,可作为诊断表热证的主要依据,是主症。自汗,是因热迫津液外泄。热邪易伤津液,在表证阶段,伤津较甚则口渴,伤津轻则不渴。可见,口渴与不渴在本条是或有之症,即兼症。若风热袭表,导致肺气不利,宣降失常,也可出现咳的症状,但也属兼症。其"午后热甚",是因午后为阳明经气主令,阳明为多气多血之经,其气血充盛,正气抗邪有力,正邪激争而功能亢奋,使体温更高。

上述症状,条文中称其"名曰温病",确切地说,应称之为太阴温病卫分证,按八纲辨证属表热证。

【原文】

太阴风温、温热、温疫、冬温,初起恶风寒者,桂枝汤主之;但热,不恶寒而渴者,辛凉平剂银翘散主之。温毒、暑温、湿温、温疟,不在此例。(4)

【释义】

本条论述太阴温病卫分证的证治。条文的原义是：风温、温热、温疫、冬温这四种温病，初起在手太阴肺卫阶段，如果有恶风寒的症状，用桂枝汤治疗；如果只发热而不恶寒，且口渴者，用辛凉平剂银翘散治疗。温毒、暑温、湿温、温疟这四种温病有其特殊性，故治法与此不同。

本条提出治疗温病用辛温解表之剂桂枝汤的说法，存在很大问题，因此颇遭后世医学家之非议。吴氏把桂枝汤做为全书第一方的理由，他在《温病条辨·卷四·杂说·本论起银翘论》中说："本论第一方用桂枝汤者，以初春余寒之气未消，虽曰风温（系少阳之气），少阳紧承厥阴，厥阴根乎寒水，初起恶寒之证尚多，故仍以桂枝为首，犹时文之领上文来脉也。"这种说法实质上是自相矛盾的，既然是"初春余寒之气未消"，"初起恶寒之证尚多"，则属伤寒范畴，不是温病。若曰风温，乃感受风热邪气致病，则当用辛凉轻解，而桂枝汤断不可用。吴氏将桂枝汤列为《温病条辨》第一方，并加这段说明，并非他不懂伤寒与温病的区别，也并非他真的主张以桂枝汤治疗温病，而是违心之说，其中有难言之隐。在当时的历史条件下，医家多推崇《伤寒论》，治疗温病也多用伤寒之法，温病学派作为不同于伤寒学派的一个新体系而出现，在当时还没有被广泛接受。所以，吴鞠通迫于医界偏见的压力，在倡导温病学说时，亦不得不借推尊伤寒学派之名，行标新立异之实。究其本心，他对太阴温病初起的治疗，是力斥辛温发汗而主张用辛凉之剂的。他在"银翘散方论"中明确指出："温病忌汗，汗之不惟不解，反生他患。盖病在手经，徒伤足太阳无益，病自口、鼻吸受而生，徒发其表亦无益也。"而且他在"本论起银翘散论"中也明确指出："本论方法之始，实始于银翘散"。可见，《温病条辨》第一方用桂枝汤是假，而用辛凉平剂银翘散是真。综观全书，前后对照，反复推敲，即可知其本意。虽然如此，但对初学者来说，对吴氏的用心是很难一目了然的，往往容易为其所惑，这不能不说是《温病条辨》一书中的缺憾。

再者，本条中提出的"但热，不恶寒而渴者，辛凉平剂银翘散主之"，也存在着较大问题。从临床实践中来看，"但热，不恶寒而渴者"并非表热证，而是里热证，应当用清热法，而不应以辛凉平剂银翘散解表清热。吴氏之所以执此说，是为了强调伤寒与温病之区别主要在于恶寒与否。其实温病初起亦非绝对不恶风寒，只是与伤寒初起相较，伤寒初起恶寒重，发热轻，温病初起发热重，恶寒轻。吴氏在本条中强调初起"恶风寒"与"但热，不恶寒而渴者"，实乃矫枉过正，难免偏执。综观其上下文，应当是以第 3 条所述"太阴之为病，脉不缓不紧而动数，或两寸独大，尺肤热，头痛，微恶风寒，身热，自汗，口渴，或不渴而咳，午后热甚者"，用"辛凉平剂银翘散主之"。因其证候是风热袭表，导致手太阴肺的经气不利，乃致卫外失司，以发热，微恶风寒为主症，故治用辛散、凉清、轻宣之剂，以疏风透热，解除表邪，银翘散辛凉平和，正当其属。

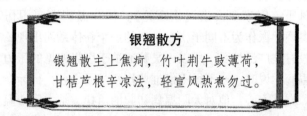

银翘散方

银翘散主上焦疴，竹叶荆牛豉薄荷，
甘桔芦根辛凉法，轻宣风热煮勿过。

【原文】

太阴风温，但咳，身不甚热，微渴者，辛凉轻剂桑菊饮主之。(6)

【释义】

本条论述风温病太阴卫分证以咳为主症者的治法。"但咳"是指以咳为主症。其仅言咳而不言嗽，是指咳而无痰。其"身不甚热，微渴"，可知表热与津伤均不重，仅以咳为主。由其临床表现可以看出，其证是风热外袭，导致肺失宣降，肺气上逆，其病变轻浅，故以"辛凉轻剂桑菊饮主之"，取其辛凉轻透，以宣肺止咳。因其病轻，故用药亦轻。

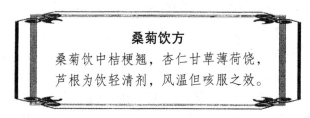

桑菊饮方

桑菊饮中桔梗翘，杏仁甘草薄荷饶，
芦根为饮轻清剂，风温但咳服之效。

【原文】

太阴温病，脉浮洪，舌黄，渴甚，大汗，面赤，恶热者，辛凉重剂白虎汤主之。(7)

【释义】

本条论述太阴温病气分里热蒸腾证候的证治。热邪传入手太阴气分，因其邪气盛而正气不衰，正邪相争激烈，故里热炽盛，蒸腾发越，而致气血涌越，脉势如波涛汹涌，而呈"浮洪"之象。里热上蒸，则舌苔黄。热迫津液外泄，则"大汗"出。热迫气血上涌，则"面赤"。里热蒸腾，则见高热"恶热"。因其里热蒸腾发越，热邪有外达之势，故当辛散寒清，因势利导，使邪有出路，治用辛寒清气，泄热保津之法，以"辛凉重剂白虎汤主之"。

【原文】

太阴温病，脉浮大而芤，汗大出，微喘，甚至鼻孔扇者，白虎汤加人参汤主之，脉若散大者，急用之，倍人参。(8)

【释义】

本条论述太阴气分证因里热蒸腾，耗气伤津，导致里热仍盛而津气两伤，虚实夹杂证候的证治。其"脉浮大而芤"为浮大中空，如按葱管之象，乃因高热大汗，津液大伤，阳气虚浮所致。其"汗大出"，一因热邪迫津，一因气不摄津所致，为虚实夹杂症状。"微喘，甚至鼻孔扇"，亦为虚实夹杂症状。其喘，一因热邪迫肺，肺气上逆，一因热邪耗气，肺气大虚。喘甚，则鼻翼搧动。因其证属热邪仍盛而津气两伤，故治当辛寒清气与补气生津并施，以"白虎加人参汤主之"。若脉象浮散无根，举之浮散不聚，漫无根蒂，按之则无，称为散脉，主气血耗散，津气欲脱，正气将绝，当急用白虎加人参汤，且方中应重用人参以补气敛阴固脱。正如吴氏在本条分注中所云："浮大而芤，几乎散矣，阴虚而阳不固也。补阴药有鞭长莫及之虞，惟白虎退邪阳，人参固正阳，使阳能生阴，乃救化源欲绝之妙法也。汗涌，鼻扇，脉散，皆化源欲绝之征兆也。"

【原文】

白虎本为达热出表，若其人脉浮弦而细者，不可与也；脉沉者，不可与也；不渴者，不可与也；汗不出者，不可与也。常须识此，勿令误也。(9)

【释义】

本条论述白虎汤的功用及禁忌证。"白虎本为达热出表"，是讲白虎汤的功用。白虎汤为辛寒之剂，其君药石膏辛甘大寒，寒能清气，辛能透热，可使里热外达，出表而解，故吴氏将其功用概括为"达热出表"。以下文字，是讲白虎汤的禁忌证。

"脉浮弦而细者，不可与也"：脉细主阴虚血少，脉弦主筋脉拘急，弦细并见，是阴虚血少不能柔养筋脉，筋脉拘急，欲作虚风内动之兆。此类脉象不应见浮象，其浮者，乃又有外感邪气所致。阴虚外感之体，虽有热象，不可用白虎汤，而应予滋阴解表。

"脉沉者，不可与也"：脉沉有二种情况，一为沉实有力；一为沉而无力。沉实有力之脉，多见于阳明腑实证，治当攻下，非白虎汤力所能及，故不用白虎汤。沉而无力之脉，多见于肾阳衰微之证。肾阳衰微，火不归原，浮阳外越，真寒假热，也可见身热，面赤，口渴之假象。然其身虽热，却欲被覆向火。面虽赤，而浮红娇嫩。口虽渴，而不能饮，或喜热饮。与白虎汤证之壮热，口渴饮冷，满面红赤截然不同，当然更不能用白虎汤再伤其阳，而应予温肾回阳。

又有中气素虚患者，亦每见身热，自汗，状似白虎汤证。然其病机属气虚阳浮，故身热多发于劳累耗气之后，汗出乃因气虚不能固表，且又兼见气短，神疲，脉沉弱无力等象，属气虚发热之证，亦须与白虎汤证相鉴别。

"不渴者，不可与也"：虽发热而口不渴，多是湿热之证。湿热未化燥，未伤津液，故口不渴。治疗不能用白虎汤，以防冰伏湿邪。

"汗不出者，不可与也"：身热而汗不出，多因津液大亏，无源作汗。治当甘寒生津，不能单用白虎汤辛寒清热之剂。

若外感暑湿，卫气同病，因其暑邪内感亦可见身热，口渴，面赤，脉洪大而数，但因暑湿困表，则表郁而汗不出。治当清暑化湿，卫气同治，不可用白虎汤，以防净遏洋伏之弊。

总之，白虎汤是治气分热炽之良剂，但非大热，大渴，大

汗，脉洪大者，不可予之。若用之不当，为患亦深。本条以两
种脉象和两种症状为例，论述白虎汤之禁忌证，告诫学者切勿
误用而贻患。正如吴氏在本条分注中所云："此白虎之禁也。
按白虎慓悍，邪重非其力不举，用之得当，原有立竿见影之
妙。若用之不当，祸不旋踵。懦者多不敢用，未免坐误事机。
孟浪者，不问其脉证之若何，一概用之，甚至石膏用至斤余之
多，应手而效者固多，应手而毙者亦复不少，皆未真知确见其
所以然之故，故手下无准的也"。

【原文】

太阴温病，气血两燔者，玉女煎去牛膝加元参主之。
(10)

【释义】

本条论述气营两燔证的治法。"太阴温病，气血两燔"，
是指温热邪气侵入手太阴气分，并深入发展，深入血分，气热
未罢，血热又起，而成气血两燔之证。在本条中，吴氏仅提出
"气血两燔"而未列症状，是省略之笔，应以方测证。其用
"玉女煎去牛膝加元参主之"，方中石膏、知母清气分热，元
参、生地、麦冬清营养阴。可见，其证当属气营两燔，临床每
见高热，口渴，心烦躁扰，舌红绛苔黄燥，脉数。若属气血两
燔，耗血动血之重证，则此方力不能胜。吴氏所谓"气血两
燔"，是以血赅营，笼统言之。因其气营两燔，热炽津伤，故
治用玉女煎加减，可收气营两清，养阴生津之功。

玉女煎去牛膝熟地加细生地元参方

加减玉女清气营，舌绛中心黄苔生，
膏知生地元参麦，辛凉甘寒二法并。

【原文】

太阴温病，血从上溢者，犀角地黄汤合银翘散主之。其中焦病者，以中焦法治之。若吐粉红血水者，死不治。血从上溢，脉七八至以上，面反黑者，死不治，可用清络育阴法。(11)

【释义】

本条论述气血两燔证的证治。"太阴温病，血从上溢"，是指手太阴肺的气分热邪窜入血分，灼伤血络，迫血妄行，使血不循经，溢出脉外而致出血。其有"太阴温病"气分证，当见身热，咳喘，甚则气急鼻搧。其"血从上溢"，是指口、鼻出血，即咳血、咯血、吐血、衄血，可见是热邪损伤肺络。肺热既盛，又致络伤溢血，其证当然属气血两燔。其以"犀角地黄汤合银翘散主之"，是用银翘散清透肺热，用犀角地黄汤凉血散血，二者相合，共收气血两清之功。"其中焦病者，以中焦法治之"，是指中焦气分热炽，窜入血分而致气血两燔，当清泄中焦气热与凉血散血法同用。

"若吐粉红血水者，死不治"，是指所吐不是纯血，而是粉红色血水。吴氏在本条分注中云："至粉红水，非血非液，实血与液交迫而出，有燎原之势，化源速绝"。吴氏认为此证是"血与液交迫而出"，即经脉内之血与经脉外之液同时外溢，是生化之源败绝之重证，故"死不治"。"血从上溢，脉七八至以上，面反黑者，死不治"，是指上部大量吐血、衄血，脉搏一息七、八至以上，数疾之极。如此热邪盛而大出血之重证，面既不红赤，又不苍白，而反见黑色，是血热伤阴，面部瘀滞之象。血外溢而内瘀，热邪仍炽，消耗不止，化源欲绝，其证危重，故预后不良，而"死不治"。若勉为一治，"可用清络育阴法"。其"清络"，是指清血络中热，即凉血法，其"育阴"，即养阴法，实即"凉血散血"法，代表方剂如犀角地黄汤。

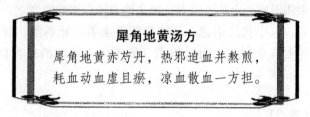

犀角地黄汤方

犀角地黄赤芍丹，热邪迫血并熬煎，

耗血动血虚且瘀，凉血散血一方担。

【原文】

太阴温病，寸脉大，舌绛而干，法当渴，今反不渴者，热在营中也，清营汤去黄连主之。(15)

【释义】

本条论述营分证的证治。本证是热邪由太阴卫分或太阴气分已传入营分，其见"寸脉大"，是因寸脉候上焦病变，心居上焦，"心主血属营"，心营热盛，故"寸脉大"。舌为心之苗，心营热盛，营阴耗损，血中津液大亏，血液粘稠而色深红，故舌质绛而干燥。温病阴液大伤，应见口渴，即"法当渴"。而本证口反不渴，并非津伤不甚，而是热邪深入营分，蒸腾血中津液，使之上升于口，故口不渴。正如吴氏在本条分注中所云："渴乃温之本病，今反不渴，滋人疑惑，而舌绛且干，两寸脉大，均系温病，盖邪热入营蒸腾，营气上升，故不渴，不可疑不渴非温病也。"气分证见口大渴，是热邪消耗肺胃津液，故口渴而欲饮水自救，其口渴虽甚，但所伤为肺胃津液，病位浅而阴液损伤尚轻。营分证之口反不渴，是因营阴上蒸，其血中津液已大伤，故病位深而阴液损伤重。营分证之治疗，应清营养阴，透热转气，主方为清营汤，方中之黄连为清气之品，虽性寒而具清热之功，但又有苦燥伤阴之弊，故营分热盛而营阴大伤者应"去黄连"。读此条应着眼于：清营汤中去黄连的临床依据是"今反不渴者"。

清营汤方、清宫汤方

清营汤是鞠通方,热入营分灼阴伤,

犀角丹元连地麦,银翘竹叶煎服康。

去银连地与丹参,加莲子芯清宫汤。

【原文】

太阴温病,不可发汗,发汗而汗不出者,必发斑、疹;汗出过多者,必神昏谵语。发斑者,化斑汤主之;发疹者,银翘散去豆豉,加细生地、丹皮、大青叶、倍元参主之,禁升麻、柴胡、当归、防风、羌活、白芷、葛根、三春柳;神昏谵语者,清宫汤主之,牛黄丸、紫雪丹、局方至宝丹亦主之。(16)

【释义】

本条论述太阴温病误用辛温发汗所导致的变证的证治。"太阴温病,不可发汗",是强调温病初起,邪在肺卫,应当辛凉轻解,以清透表邪,切不可用辛温解表之剂大发其汗。因风热为阳邪,若误用辛温之品,则不仅助热,且易伤津耗气,反致引邪深入而生它变。如果误用辛温发汗,但因热邪伤津不能作汗而汗不出者,则辛温之品反鼓动热邪由气分窜入血脉。若热邪灼伤血络,迫血妄行,使血不循经,溢出脉外,瘀于皮下,则发斑。若热邪迫血,使血行于表,瘀于肤表血络之中,则发疹。如果误用辛温发汗后,使腠理开泄,气耗津伤,表失固摄而汗出不止者,则可导致心阳、心阴不足而致邪气内陷,逆传心包而神昏谵语。

误汗而致的发斑,治当清热凉血化斑,以"化斑汤主之"。误汗而致的发疹，治当清营透疹，以"银翘散去豆豉，加细生地、丹皮、大青叶、倍元参主之"。无论是发斑还是发疹，都应以清热凉血药为主，绝对禁用升提透发之品，如升麻、柴胡、葛根，也禁用辛温发散药物，如当归、防风、羌活、白芷、三春柳（柽柳）等，以防助热动血，加重病情。正如吴氏在本条方论中所云："若一派辛温刚燥，气受其灾而移于血，岂非自造斑、疹乎！"

误汗而致的逆传心包，神昏谵语，治用清宫汤以清营养阴，同时送服安宫牛黄丸以豁痰开窍。若无安宫牛黄丸，可用紫雪丹或局方至宝丹代替。

化斑汤方

化斑汤中白虎汤，犀角元参共一方，
气血两燔斑色赤，清气凉血用之良。

安宫牛黄丸方

安宫犀角与牛黄，雄黄梅片朱麝香，
芩连郁金珍珠栀，金箔为衣凉开方。

紫雪丹方

紫雪犀羚朱朴硝，硝石寒水磁滑膏，
丁沉木麝四香俱，元参升麻与甘草。

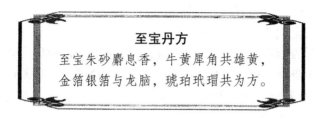

至宝丹方

至宝朱砂麝息香，牛黄犀角共雄黄，

金箔银箔与龙脑，琥珀玳瑁共为方。

【原文】

邪入心包，舌謇，肢厥，牛黄丸主之，紫雪丹亦主之。(17)

【释义】

本条论述热入心包的证治。热入心包之证，其传入途径有二：一是由上焦手太阴卫分或气分直陷心包，因其未经中焦阳明气分，故叶天士称其为"逆传心包"；一是由中焦阳明气分传入心包。因二者病变部位均在心包，故统称为"邪入心包"。热邪深入心包，既可导致营热阴伤，又可灼液成痰，故其病机是营热、阴伤与痰热共存，形成痰热蒙蔽心包之证。舌为心之苗，痰热阻闭心络，故舌体短缩，转动不灵，语言謇涩，称为"舌謇"。痰热阻滞，气机不畅，阳气不达于四末，故见"肢厥"。吴氏此处所列症状甚简，但其证候为"邪入心包"，故还应见神昏谵语，甚或昏愦不语，身灼热而无汗，舌质绛苔黄燥，脉细滑数。其神昏谵语，甚或昏愦不语，是因痰热蒙蔽心包，心神内闭所致。营热而阴伤，汗无来源，故其身灼热却无汗。舌绛与脉细数，主营热而阴伤，舌苔黄燥与脉滑，主气分痰热盛，故其证应属气营两燔。治当豁气分之热痰，清心营之热邪，滋已伤之营阴，用安宫牛黄丸豁痰开窍，或用紫雪丹代之，但此二方均无滋养营阴之功，故本条应与第16条前后互参，前条已讲过本证以"清宫汤主之"，本条亦应以清宫汤送服安宫牛黄丸为治。

【原文】

温毒咽痛，喉肿，耳前耳后肿，颊肿，面正赤，或喉不痛，但外肿，甚则耳聋，俗名大头温、虾蟆温者，普济消毒饮去柴胡、升麻主之。初起一二日，再去芩、连，三四日加之佳。(18)

【释义】

本条论述温毒类病变中大头温、虾蟆温的证治。外感风温时毒，侵袭肌表，卫阳被郁，正邪相争，故初起恶寒，发热。继而温毒邪气由表入里，气分热炽，故恶寒罢而热盛。温热毒邪循阳明经、少阳经上攻头面，气血上壅，故"喉肿，耳前耳后肿，颊肿，面正赤"，或喉部无肿痛，仅头面部红肿。少阳经循行于耳前后，如果气血壅滞特甚，少阳经气不通，也可导致突发性耳聋。这类病证，俗名"大头温"或"虾蟆温"，即近世所称的丹毒、痄腮一类病变，治当疏风清热，解毒消肿，用李东垣的普济消毒饮。关于方中"去柴胡、升麻"的原因，吴氏在本条分注中云："去柴胡、升麻者，以升腾飞越太过之病，不当再用升也"。关于"初起一二日，再去芩、连"的原因，吴氏在本条分注中云："芩、连，里药也，病初起未至中焦，不得先用里药，故犯中焦也。"

普济消毒方

普济消毒芩连牛，玄参甘桔蓝根侣，

升柴马勃连翘陈，僵蚕薄荷为末咀。

【原文】

形似伤寒，但右脉洪大而数，左脉反小于右，口渴甚，面赤，汗大出者，名曰暑温，在手太阴，白虎汤主之，脉芤甚者，白虎加人参汤主之。（22）

【释义】

本条论述暑温病初起的证治。"形似伤寒"一句，指出暑温初起与太阳伤寒证的疑似之处，警示后学者临床应加以鉴别。吴氏在本条分注中云："形似伤寒者，谓头痛，身痛，发热，恶寒也。……伤寒，伤于水气之寒，故先恶寒而后发热，寒郁人身卫阳之气而为热也，故仲景《伤寒论》中有已发热或未发之文。若伤暑，则先发热，热极而后恶寒……"。由吴氏之说可以看出，暑温初起与伤寒初起虽均有发热，恶寒，头痛，身痛，但二者之病因，病机不同，其临床表现虽有疑似，却大相径庭。伤寒初起，寒邪束表，卫阳被郁，故先见恶寒，俟郁阳奋起抗邪而后见发热，且恶寒重而发热轻。寒主收引、凝滞，寒凝血脉，气血凝涩，不通则痛，故头痛，周身骨节疼痛，并伴见无汗，口不渴，舌苔薄白，脉浮紧。暑温病乃外感暑邪所致，暑为热之极，其热势炽盛，且暑季人体腠理开泄空疏，邪气易入于里，故暑温初起往往邪气直接入里而见里热炽盛，并无表证阶段。因其里热炽盛，正邪激争，故初起即以高热为主。暑热伤气，卫外失司，亦可见恶寒，即吴氏所谓"热极而后恶寒"，但多表现为背部微恶寒，与伤寒初起之恶寒重者大有不同。暑热上扰清窍，气血逆乱，也可见头痛，但多表现为晕胀而痛，与伤寒初起头身疼痛剧烈者迥然有异。右手脉候气分的病变，左手脉候血分的病变，暑温初起，里热蒸腾，暑邪在气分而不在血分，故"右脉洪大而数"，其"左脉反小于右"。"左脉反小于右"，并非血虚，而是与气分热盛而致的"右脉洪大而数"相对而言。暑热伤津，则"口渴甚"。暑热上蒸，气血上壅，则"面赤"。暑热蒸迫津液外渗，则"汗大出"。综上所述，暑热季节，症见高热，背微恶寒，头晕胀痛，口渴，面赤，大汗出，右脉洪大而数者，称为"暑温"，其病变部位在上焦手太阴气分。其治疗，当清泄暑热以保津液，以"白虎汤主之"。如果脉虽"洪大而数"，但重按则豁然而空，即吴氏所谓"脉芤甚者"，是暑热炽盛而气阴两伤的实中夹虚之证。治当清泄暑热与益气养阴并施，以"白虎加人参汤主之"。

【原文】

手太阴暑温，如上条证，但汗不出者，新加香薷饮主之。(24)

【释义】

本条论述暑温初起卫气同病的证治。"手太阴暑温，如上条证"，是指与第22条之证候有相同之处，但其不同点在于"汗不出"，故治法不同。吴氏在本条分注中云："证如上条，指形似伤寒，右脉洪大，左手反小，面赤，口渴而言。但以汗不能自出，表实为异，故用香薷饮发暑邪之表也。"

本条文字甚简，但以其新加香薷饮之方测其证，可知当是暑邪夹湿之候，属于暑湿病。正如吴氏在本条分注中所云："温病最忌辛温，暑病不忌者，以暑必兼湿，湿为阴邪，非温不解，故此方香薷、厚朴用辛温，而余则佐以辛凉云。"由吴氏所述可以看出，本证是外感暑湿，卫气同病之候。湿为阴邪，重浊粘腻，阻滞气机，故其初起犯表，则使表气郁遏而见恶寒，发热，无汗，头身重痛，是为卫分证。暑湿弥漫熏蒸于里，则口渴，面赤，是为气分证。因其暑邪夹湿，则胸脘痞闷，苔腻，脉濡等症亦当并见。治当清暑化湿，卫气同治，以

"新加香薷饮主之"。

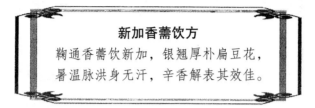

新加香薷饮方

鞠通香薷饮新加，银翘厚朴扁豆花，

暑温脉洪身无汗，辛香解表其效佳。

【原文】

手太阴暑温，或已经发汗，或未发汗，而汗不止，烦渴而喘，脉洪大有力者，白虎汤主之；脉洪大而芤者，白虎加人参汤主之；身重者，湿也，白虎加苍术汤主之；汗多，脉散大，喘喝，欲脱者，生脉散主之。（26）

【释义】

本条论述手太阴暑温气分各类证候的证治。"手太阴暑温，或已经发汗，或未发汗，而汗不止"，是指暑温初起，无论是否用过发汗解表药物，而见汗出不止的症状。从机理上分析，已经发汗而汗不止者，可能是解表药物的作用；未发汗而汗不止者，则是里热蒸腾所致。但无论是否已经过发汗，均应综合分析，辨证论治。"烦渴"，是暑热伤津所致。"喘"，是暑热迫肺，肺气上逆之征。"脉洪大有力"，标明邪气盛而正气不衰，其证属实，治当清泄暑热以保津液，以"白虎汤主之"。若"脉洪大而芤"，则标明汗出不止而致气阴两伤，治当清泄暑热与益气养阴并施，以"白虎加人参汤主之"。若兼"身重者"，是暑热夹湿弥漫于肌肉，治当清泄暑热，兼以燥湿，以"白虎加苍术汤主之"。若汗多不止，脉象散大无根，虚喘喝喝有声而气不得续，则是高热大汗而致津气欲脱之兆，急当补气生津，敛阴固脱，以"生脉散主之"。

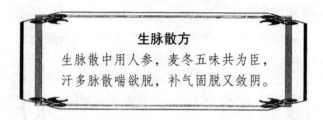

生脉散方

生脉散中用人参，麦冬五味共为臣，
汗多脉散喘欲脱，补气固脱又敛阴。

【原文】

脉虚，夜寐不安，烦渴，舌赤，时有谵语，目常开不闭，或喜闭不开，暑入手厥阴也。手厥阴暑温，清营汤主之。舌白滑者，不可与也。（30）

【释义】

本条论述暑温病营分证的证治。"脉虚"是不足之脉的统称，具体到本证，当见细数脉。"夜寐不安"与"时有谵语"，原因有二：一是营热扰心，心神外越；一是营阴亏而心神失养。营热愈盛则营阴愈伤，而营阴愈亏则虚热愈盛，故营热与阴伤交织而致烦躁不安，入夜尤甚，时有谵语，并见"目常开不闭，或喜闭不开"，而进入神识昏迷状态。"烦渴"，是暑热伤津所致。"舌赤"，是营阴伤而血液黏稠之征。上述见症，说明暑热邪气深入手厥阴心包，属营分证，治当清营养阴，透热转气，以"清营汤主之"。若见舌苔"白滑者"，说明湿邪亦重，不可过用柔腻滋润之品，故清营汤"不可与也"。

本条应与第 15 条对照互参。第 15 条之证"法当渴，今反不渴"，是热蒸营阴，阴伤过甚，故于清营汤中"去黄连"，防其苦燥伤阴。本条有"烦渴"，说明热邪虽已入营分，但气分热邪仍盛而气分津伤，故不去黄连，以其清泄气分之热。

【原文】

手厥阴暑温，身热不恶寒，清神不了了，时时谵语者，安宫牛

黄丸主之,紫雪丹亦主之。(31)

【释义】

本条与第17条同义,均论述热入心包的证治。第17条见于风温、温热(春温)、温疫、温毒、冬温5种温病中,本条见于暑温病,故称"手厥阴暑温"。病种虽不同,但均属热入手厥阴心包之证,故身灼热而不恶寒,神昏谵语等见症无异,因其证候相同,故治法亦同,即所谓"异病同治",这充分体现了中医学"辨证论治"的特色。

【原文】

小儿暑温,身热,卒然痉厥,名曰暑痫,清营汤主之,亦可少与紫雪丹。(33)

【释义】

本条论述小儿"暑痫"的证治。暑痫,是指暑温病过程中出现动风见症者。小儿在暑温病的过程中,每易发生暑痫,究其原因,正如吴氏在本条分注中所云:"小儿之阴,更虚于大人,况暑月乎!一得暑温,不移时有过卫入营者,盖小儿之脏腑薄也。血络受火邪逼迫,火极而内风生,俗名急惊。"小儿暑痫可发生于气分、营分、血分的不同阶段,由本条用"清营汤主之",可测知其证候为营分证,是营热阴伤而波及于肝,导致肝热阴伤,筋脉拘急挛缩而肝风内动。其临床表现,除营热阴伤的见症外,又突发两目上视,四肢抽搐,颈项强直,甚则角弓反张,即条文中所称的"痉"。"厥"的含义有二:一是指肢厥,即四肢厥冷;一是指昏厥,即神识昏迷。在温病中,"痉"与"厥"往往同时并见,故常"痉厥"并称。小儿暑痫除发痉外,亦常伴厥证。其肢厥,是因营热盛而正邪相争于里,阳气聚于里而抗邪,则不达于四末,故四肢逆冷，即所谓"热深厥甚"。其昏厥，乃营热阴伤，心神失常所致。

因本条之暑痫是营热阴伤所致，故治用清营汤以清营养阴，透热转气。同时，可送服少量紫雪丹以清热开窍，凉肝熄风。即如吴氏在本条分注中所云："惟以清营汤请营分之热而保津液，使液充阳和，自然汗出而解，断断不可发汗也。可少与紫雪者，清包络之热而开内窍也。"

【原文】

大人暑痫，亦同上法。热初入营，肝风内动，手足瘈疭，可于清营汤中加勾藤、丹皮、羚羊角。（34）

【释义】

本条论述大人"暑痫"的治法。因大人暑痫的病因、病机与小儿暑痫相同，故治亦同法。其"热初入营，肝风内动，手足瘈疭"是指热邪初入营分，营热盛而营阴伤。其证虽有阴伤，但以营热盛为主，由心营热盛淫及于肝而引动肝风，出现手足瘈疭之症。其治疗用清营汤以清营养阴，透热转气。但因成年人体质充盛，不似小儿之体质未充，易虚易实，其动风之发生亦不似小儿之急，然一旦发生，则说明肝热已炽，故于清营汤中加勾藤、丹皮、羚羊角，以增凉肝熄风之力。

本条仅述大人暑痫"热初入营"的治疗，若营分证迁延日久，热邪久羁，深入下焦，消灼真阴而致水不涵木，虚风内动者，则不可拘于此法此方，而应依"下焦篇"所述辨治。

【原文】

长夏受暑，过夏而发者，名曰伏暑。霜未降而发者少轻，霜既降而发者则重，冬日发者尤重，子、午、丑、未之年为多也。（36）

【释义】

本条论述伏暑的命名及其发病轻重与季节的关系。"长夏受暑,过夏而发者,名曰伏暑",是讲伏暑命名的依据。伏暑,是长夏季节感受暑热或暑湿邪气,当时不发病,邪气伏于体内,至秋、冬为时令之邪所诱发的病变,属新感引动伏邪的伏气温病。因其伏邪由外感时令之邪所诱发,故初起即见表里同病。因其暑热或暑湿邪气内伏,故发病初起虽见表里同病,但以里热证或里湿热证为主,且表邪入里较快。因其外感有风寒、风热之别,伏邪有暑热与暑湿之异,故初起病变类型较多。若暑热内伏于气分,又被外感诱发,初起见卫气同病,其证以气分热盛为主;若暑热内伏日久,伤阴而深入营分,则初起见卫营同病,其证以营热阴伤为主;若暑湿内伏于气分,则初起见卫气同病,其证以里湿热为主。关于发病轻重与季节的关系,一般来说,发病越迟病情越重。这是因为,发病越迟,邪气伏于体内时间越久,则其对人体的损伤消耗越重而正气越虚,故病情越重,即如条文所云:"霜未降而发者少轻,霜即降而发者则重,冬日发者尤重。"至于"子、午、丑、未之年为多也",是与五运六气有关,吴氏在本条分注中云:"子、午、丑、未之年为独多者,子、午君火司天,暑本于火也;丑、未湿土司天,暑得湿则留也"。也就是说,子、午之年暑热邪气偏盛,丑、未之年湿邪偏盛,故易发伏暑病。

【原文】

头痛,微恶寒,面赤,烦渴,舌白,脉濡而数者,虽在冬月,犹为太阴伏暑也。(37)

【释义】

本条论述伏暑冬发的临床表现。其:"头痛,微恶寒"是外感表证的表现，此症状颇似伤寒表证，尤其发于冬季，更易与太阳伤寒相混，但其"面赤，烦渴"，"脉濡而数"则是湿热内蕴之征，与伤寒大相径庭。其"面赤，烦渴"虽与伤寒阳明病相似，但阳明病脉洪大，而非"濡而数"，由此可以确定，本证虽然发于冬季，但并非伤寒，而是伏暑发于手太阴，卫气同病之候。正如吴氏在本条分注中所云："头痛，恶寒，与伤寒无异，面赤，烦渴，则非伤寒矣。然犹似伤寒阳明证，若脉濡而数，则断断非伤寒矣。"

【原文】

太阴伏暑，舌白，口渴，无汗者，银翘散去牛蒡、元参加杏仁、滑石主之。(38)

【释义】

本条是承第 37 条而论述"太阴伏暑"卫气同病的证治。因本条是承上条而言，故仅列"舌白，口渴，无汗"症状，与上条结合起来，其临床表现应当是：发热，微恶寒，无汗，头痛，面赤，烦渴，舌苔白腻，脉濡数。其证属新感引动伏邪，卫气同病。由其临床表现可以看出，其伏邪是暑湿内蕴，但其新感之邪气究竟是风寒还是风热？由其所用之方为银翘散加减可以测知，其新感者为风热邪气。外感风热，内蕴暑湿之证，故治以银翘散辛凉轻解，疏风透热，加杏仁、滑石宣气利尿以祛内蕴之暑湿。银翘散中去牛蒡子，是因其滑泻，有碍祛湿。去元参，是防其滋腻助湿。至于去元参之说，银翘散方中本无元参，此处又云去元参，滋人疑惑。细考《温病条辨》全书，"上焦篇"第 16 条有"……发疹者，银翘散去豆豉，加细生地、丹皮、大青叶、倍元参主之"之说，方中本无元参，又何以"倍元参"？依理推论，可能吴氏在制定银翘散一方时，原来有元参，但因其方为辛凉轻解之剂，旨在疏风透热，而元参虽有清热养阴之功，但毕竟为滋腻之品，卫分证用之恐有敛邪之弊，故在修订书稿之时将元参改为甘寒清养之鲜芦根。原方中虽改，但于下文加减法中未做修改，以致造成疏漏。

【原文】

太阴伏暑，舌赤，口渴，无汗者，银翘散加生地、丹皮、赤芍、麦冬主之。（39）

【释义】

本条论述"太阴伏暑"卫营同病的证治。本证治疗用"银翘散加生地、丹皮、赤芍、麦冬主之"，其方有清热透表，清营养阴之功，以方测证，即可知属卫营同病。本条与第38条之不同，主要在舌象。第38条为"舌白"，即舌苔白腻，主湿邪内蕴；而本条为"舌赤"，即舌质红，主热炽阴伤。第38条与本条均有"无汗"症状，二者亦有区别，前者之无汗为表郁所致；而本条之无汗，除表郁之外，还有营热阴伤，无源作汗之因素，故用生地、麦冬滋养营阴。另外，因本条证候为暑热内伏入营伤阴之证，并无湿邪，故不去牛蒡子、元参。

【原文】

太阴伏暑，舌白，口渴，有汗，或大汗不止者，银翘散去牛蒡子、元参、芥穗，加杏仁、石膏、黄芩主之；脉洪大，渴甚，汗多者，仍用白虎法；脉虚大而芤者，仍用人参白虎法。（40）

【释义】

本条论述"太阴伏暑"以气分证为主的证治。"舌白，口渴，有汗，或大汗不止者，银翘散去牛蒡子、元参、芥穗，加杏仁、石膏、黄芩主之"，是讲卫气同病的证治。条文中虽未列出卫分症状，但其方用银翘散加减，则可知卫分证仍未尽，从其去芥穗而减其透表之力，可知卫分证已减而以气分证为主。至于气分伏邪的性质，从其加杏仁、石膏、黄芩可以看出，是以热邪为主，夹有湿邪，故用石膏、黄芩清热，用杏仁宣降肺气以通调水道，用黄芩燥湿。方中药物有清热祛湿之功，但清热与祛湿相较，是以清热为主。

"脉洪大，渴甚，汗多者，仍用白虎法"，是指伏暑卫分证已罢，而呈气分里热蒸腾之证，可用清泄气热而保津液的白虎汤加减治疗。若气分热炽，耗气伤津，出现气热仍盛而津气两伤之实中夹虚证，则用白虎加人参汤加减治疗。

【原文】

伏暑、暑温、湿温，证本一源，前后互参，不可偏执。（42）

【释义】

本条论述伏暑、暑温、湿温三个病种之间的关系。其所谓"证本一源"，是讲这三个病种的病因均为湿热邪气，其病变均属湿热病，所以临床上可以出现相同证候。这三个病种虽因发病季节不同而名称不同，在书中各列一门，但临床上应互相参照，"有是证便用是方"，不必拘泥于病名之别。应当说明的是，吴鞠通在本条中所讲的暑温与伏暑，是暑邪夹湿的病变，通常称为暑湿病，属于湿热病范畴。若暑温、伏暑病的暑邪不夹湿，则通常称为暑热病，属温热病范畴，与湿温病病因有别，其不在本条所论范围之内。

【原文】

头痛，恶寒，身重疼痛，舌白，不渴，脉弦细而濡，面色

淡黄，胸闷，不饥，午后身热，状若阴虚，病难速已，名曰湿温。汗之则神昏耳聋，甚则目瞑不欲言；下之则洞泄；润之则病深不解。长夏、深秋、冬日同法，三仁汤主之。(43)

【释义】

本条论述湿温病初起的证治及治疗禁忌。"头痛，恶寒，身重疼痛，舌白，不渴，脉弦细而濡，面色淡黄，胸闷，不饥，午后身热"是湿温病初起，卫气同病的临床表现。湿热邪气侵袭人体，初起多以湿邪为主，先犯上焦。因其湿重于热，湿热裹结，热蕴湿中，湿郁热蒸，故往往弥漫表里，而致卫气同病。"头痛，恶寒，身重疼痛"，是卫外失司的表现。湿为阴邪，重浊黏腻，阻滞气机，故湿邪在表则卫气宣发受阻而恶寒。气机阻滞，血行不畅，故头痛，身痛。因湿为有形之邪，其性重浊，故除周身疼痛外，更突出的是有沉重感，称为"重痛"，与伤寒初起身痛而不重者不同。湿温初起，亦有发热见症，但因热蕴湿中，不得宣扬，故以恶寒为主而发热不显，称为"身热不扬"。因湿阻气机，血不上荣，故虽发热而面不红，反"淡黄"。热蕴湿中，热不外扬，故舌苔白腻。津液未伤，故口"不渴"。湿阻气机，则"脉弦细而濡"。湿邪困阻，气机不畅，脾不健运，故"胸闷，不饥"。因午后乃阳明经气主令，阳明为多气多血之经，正气奋起驱邪，正邪激争，故午后身热加重。因其证属湿热裹结，湿不祛则热不除，热不解则湿愈粘，湿热氤氲，难解难分，缠绵淹滞，故"病难速已"，这是湿温病的典型临床表现。

湿温初起，卫气同病的治疗，宜采用宣化湿热之法，以"三仁汤"主之。正如吴氏在本条分注中所云："惟以三仁汤轻开上焦肺气，盖肺主一身之气，气化则湿亦化也"。不仅发于长夏的湿温，即使发于深秋或冬季的伏暑，只要见湿热裹结，卫气同病之证，均可用此方治疗。

由于湿温初起是湿与热两者相互结合为患，而湿为阴邪，热为阳邪，二者性质互异，故临床见症复杂，易于误诊误治，在辨证过程中要特别注意。若见其"头痛，恶寒，身重疼痛"而误诊为伤寒，治以辛温解表，则汗伤心阳，且辛温之药鼓动湿邪，内窜而蒙蔽心窍则"神昏"，上窜而蒙蔽清窍则"耳聋"，"目瞑"，"不欲言"。若见其"胸闷，不饥"就误诊为食滞内停而用下法，则损伤脾阳而致"洞泄"。若见其"午后身热"就误诊为阴虚而治以柔润滋阴之品，则滋腻助湿，反使湿邪胶滞难解而加重病情，以致"病深不解"。

三仁汤方

三仁杏蔻薏苡仁，朴夏通草滑竹伦，
主治湿温口不渴，胸闷不饥其效灵。

【原文】

秋感燥气，右脉数大，伤手太阴气分者，桑杏汤主之。
(54)

【释义】

本条论述温燥初起病在肺卫的证治。"秋感燥气"，说明是秋季外感燥邪而发的秋燥病。秋燥有温燥与凉燥之分，由"右脉数大"可知是外感温热燥邪而致的温燥。右手脉候气分，故曰其病变在"手太阴气分"。但其治疗以"桑杏汤主之"，其方有宣表润燥之功，以方测证，其病变应是燥热邪气侵袭肺卫，病在卫分而非气分，条文中"手太阴气分"之说，是以气赅卫，即叶天士所谓"肺主气属卫"之论。吴氏在本条自注中亦云："其由本气自病之燥证，初起必在肺卫。"本条所述症状甚简，但以其脉象及所用方药测其证，方中既用宣表润燥止咳之品，可知应有发热，微恶寒，干咳无痰，口、鼻、唇、咽、舌干燥，舌苔薄白而干等燥热伤津，肺燥气逆之见症。

桑杏汤方

桑杏沙参栀子皮，象贝香豉与梨皮，

温燥伤肺右脉大，清宣润燥此方宜。

【原文】

燥伤肺胃阴分，或热，或咳者，沙参麦冬汤主之。(56)

【释义】

　　本条论述燥热损伤肺胃阴液的证治。"燥伤肺胃阴分"，是讲其病机为燥热邪气损伤肺胃阴液。因其病在肺胃，故属于气分证，其"或热"，"或咳"，是指可能见发热，也可能见干咳，二者均非必见症状，这说明邪气已不盛，而是以肺胃阴液未复为主，即使有发热，也不会是高热，而应是低热。其证乃温燥邪气已解，或余邪未尽，而阴液未复的后遗症，故以"沙参麦冬汤主之"，用甘寒养阴之品润燥生津，以复阴液。

沙参麦冬汤方

沙参麦冬汤甘寒，桑叶扁豆花粉兼，

更用玉竹生甘草，肺胃阴伤润之痊。

【原文】

燥气化火，清窍不利者，翘荷汤主之。(57)

【释义】

本条论述燥气化火，上干清窍的证治。"燥气化火"，是指燥热邪气化火。之所以称其"化火"，是因出现"清窍不利"的"火曰炎上"症状。至于"清窍不利"的表现，吴氏在本条分注中云："清窍不利，如耳鸣，目赤，龈胀，咽痛之类"。火邪上炎，气血上壅，郁结不散，导致头部官窍不利，故见耳鸣，目赤，齿龈肿痛，咽部肿痛诸症。其治疗，当遵《内经》"火郁发之"之法，故以"翘荷汤主之"，用轻扬宣透之品，宣郁透邪，发其郁火。

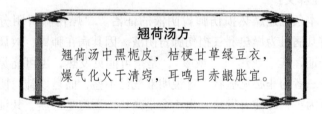

翘荷汤方

翘荷汤中黑栀皮，桔梗甘草绿豆衣，

燥气化火干清窍，耳鸣目赤龈胀宜。

【原文】

诸气膹郁，诸痿喘呕之因于燥者，喻氏清燥救肺汤主之。(58)

【释义】

本条论述燥热犯肺的证治。《素问·至真要大论》云："诸气膹郁，皆属于肺"，"诸痿喘呕，皆属于上"。这两句指出，多种喘息气急，气滞胸闷的病变以及痿证、呕逆，均与上焦肺的关系至为密切。吴氏在本条中以"因于燥者"一句，明确指出，燥热犯肺，损伤肺津，可以导致肺燥气逆而喘息气急，气滞胸闷。亦可因肺不布津，筋脉失养，肢体痿废不用而出现痿证。若肺失濡润，亦可导致肺痿。肢痿与肺痿，统称为"诸痿"。由肺燥而致胃燥，胃气上逆则可见呕逆。上述诸证，病因均为燥热邪气，故均用喻嘉言所组创的"清燥救肺汤主之"，以清肺润燥，养阴生津，吴氏在本条分注中称之为"沃焦救焚"。

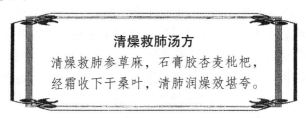

清燥救肺汤方

清燥救肺参草麻，石膏胶杏麦枇杷，

经霜收下干桑叶，清肺润燥效堪夸。

卷二 中焦篇

【原文】

面目俱赤，语声重浊，呼吸俱粗，大便闭，小便涩，舌苔老黄，甚则黑有芒刺，但恶热，不恶寒，日晡益甚者，传至中焦，阳明温病也。脉浮洪躁甚者，白虎汤主之；脉沉数有力，甚则脉体反小而实者，大承气汤主之。暑温、湿温、温疟，不在此例。（1）

【释义】

本条作为"中焦篇"的首条，紧接"上焦篇"，引出"中焦篇"诸证，为承上启下之文，论述上焦太阴气分热邪不解，传至中焦阳明气分的证治。《灵枢·经脉》云："肺手太阴之脉，起于中焦，下络大肠，还循胃口……"。因手太阴肺与足阳明胃之间有经脉相连，又与手阳明大肠互为表里，故上焦太阴气分热邪不解，势必顺传中焦，形成阳明温病，其病变部位在足阳明胃与手阳明大肠。"面目俱赤……传至中焦，阳明温病也"，是讲阳明温病两类证候的共有症状。因阳明经脉循行于面部，阳明里热上蒸，则"面目俱赤"。热邪迫肺，肺失宣降，金实不鸣，则"语声重浊"。肺气上逆，则"呼吸俱粗"甚则喘急鼻搧。高热伤津，肠道失润，则"大便闭"。津伤则尿少而浓，故"小便涩"。热邪上蒸，故"舌苔老黄，甚则黑有芒刺"。里热炽盛，邪不在表，故"不恶寒"。在高热的情况下，若外环境温度低，其里热能够外散，邪气才有出路，若外环境温度高，其热不易外散，则邪无出路，故"但恶热"。"日晡"指申时，此时阳明经气主令，气血充盛，抗邪有力，正邪激争，故其发热"日晡益甚"。出现上述诸症，说明温病已"传至中焦"，病在足阳明胃或手阳明大肠，统称"阳明温病"。

手太阴肺之气分证传入中焦，首先见足阳明胃之无形热盛，其治疗仍须清泄气热。因白虎汤中主要药物石膏、知母既清肺热，又清胃热，故仍以"白虎汤主之"。若肺胃高热不解，大汗不止，津液大伤，导致大肠燥热，传道失司，热邪与糟粕相炼成实，形成有形热结，再用白虎汤清之，无异于扬汤止沸，必予釜底抽薪，急下存阴，当以"大承气汤主之"。至于阳明温病无形热盛与有形热结的不同之处，本条以脉象加以区别，实则是以脉象论病机。无形热盛，里热蒸腾，气血涌越，邪气向表发越，故"脉浮洪燥甚"，治用白虎汤清泄气热，以因势利导，达热出表。有形热结，燥屎内壅，气机阻滞，气血内闭，故"脉沉数有力，甚则脉体反小而实"，治用大承气汤以攻下热结。至于有形热结之证还当见腹满痛拒按等症状，以大承气汤之方测其证自知，故条文中略之。简而言之，本条内容与"上焦篇"联系分析，可概括为：上焦手太阴气分无形热盛用白虎汤→中焦足阳明气分无形热盛仍用白虎汤→中焦手阳明气分有形热结用大承气汤。因暑温、湿温属湿热病，温疟之主症为骨节疼烦，故别有治法而"不在此例"。

【原文】

阳明温病，脉浮而促者，减味竹叶石膏汤主之。②

【释义】

本条论述阳明无形热盛而津气已伤的证治。"阳明温病"，是指第 1 条所述阳明温病的"面目俱赤……"症状皆俱，即吴氏在本篇第 3 条分注中所云："以阳明温病发端者，指首条所列阳明证而言也，后凡言阳明温病者仿此"。但本条脉既不"浮洪躁甚"，亦不"沉数有力"，而是"浮而促"。其脉浮，说明里热蒸腾，气血涌越，热邪有外达之势。其脉促，是指数而时止。其数，是因热邪鼓动。其时有一止，是津气已伤，脉气不续之兆。治当辛寒清宣透热，以逐邪外出，甘寒生津益气，以扶正敌邪，以"减味竹叶石膏汤主之"。

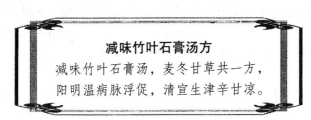

减味竹叶石膏汤方

减味竹叶石膏汤，麦冬甘草共一方，
阳明温病脉浮促，清宣生津辛甘凉。

【原文】

阳明温病，无汗，小便不利，谵语者，先与牛黄丸。不大便，再与调胃承气汤。(5)

【释义】

本条论述阳明温病出现神昏谵语的两种情况及治法。阳明温病出现"无汗，小便不利"，说明阴液已伤。一般来说，因阴伤而大肠津亏，则其大便不下，但未必即形成热结腑实之证。若无腑实而神昏谵语者，是阳明气分热邪灼液成痰蒙蔽心包的热入心包之证，其治疗可先采用清心豁痰开窍之法，用安宫牛黄丸。服药之后，痰热得解，心窍得开，则神志转清，气机通畅，则大便可下。若服用安宫牛黄丸后大便仍然不下，则说明是内有燥屎热结阻滞气机，浊热上扰心神而致神昏谵语，燥屎不去则窍不能开，故应再用调胃承气汤以软坚攻下。正如吴氏在本条分注中所云："无汗而小便不利，则大便未定成硬，谵语之不因燥屎可知。不因燥屎而谵语者，犹系心包络证也，故先与牛黄丸以开内窍。服牛黄丸，内窍开，大便当下，盖牛黄丸亦有下大便之功能。其仍不下者，无汗则外不通，大、小便俱闭则内不通，邪之深结于阴可知，故取芒硝之咸寒，大黄、甘草之甘苦寒，不取枳、朴之辛燥也。"

【原文】

阳明温病，面目俱赤，肢厥，甚则通体皆厥，不瘛疭，但神昏，不大便七八日以外，小便赤，脉沉伏，或并脉亦厥，胸腹满坚，甚则拒按，喜凉饮者，大承气汤主之。（6）

【释义】

本条论述阳明温病有形热结之重证的证治。"面目俱赤"，是阳明热盛，循经上蒸，逼迫气血上充所致。"小便赤"，"喜凉饮"是热盛津伤之征。因其热盛津伤，大肠燥热，燥屎内踞不下，故"不大便七八日以外"。因燥屎阻滞气机，故"胸腹满坚，甚则拒按"。阳气内闭，不达于四肢，故见"肢厥"，若内闭特甚，阳气不达，甚至可见"通体皆厥"。其四肢厥冷与身冷虽为寒象，但其与面赤、饮冷同见，可知是"热厥"，乃阳盛格阴之内真热外假寒证候。其"脉沉伏，或并脉亦厥"，亦因燥屎阻滞气机，气血内闭所致。其"不瘛疭"，说明阳明热邪尚未淫及足厥阴肝，热邪虽盛，但未致动风。

"但神昏"，说明燥屎浊热上蒸，热入手厥阴心包。其虽有心包见症，但病本在于阳明热结，其证见痞、满、燥、坚、实，情势危重，故治用苦寒荡涤，急下存阴之法，以"大承气汤主之"。

【原文】

阳明温病，纯利稀水无粪者，谓之热结旁流，调胃承气汤主之。(7)

【释义】

本条论述"热结旁流"的证治。阳明温病，燥屎内结，肠道热邪熏蒸，迫津液旁渗而出，故"纯利稀水无粪"，称为"热结旁流"。"热结"，是指燥屎浊热结踞于内，"旁流"，是热迫津液旁渗，下流而出。正因其燥屎热结不下，故虽下利清水，气味恶臭，但却无粪便。其证见燥、坚、实，但痞、满不甚，治当缓下热结，以止旁流，以"调胃承气汤主之"，是为"通因通用"之法。关于选用调胃承气汤而不用大、小承气汤的原因，吴氏在本条分注中云："热结旁流，非气之不通，不用枳、朴，独取芒硝入阴以解热结，反以甘草缓芒硝急趋之性，使之留中解结。不然，结不下而水独行，徒使药性伤人也。吴又可用大承气汤者非是。"

【原文】

阳明温病，下利，谵语，阳明脉实，或滑疾者，小承气汤主之；脉不实者，牛黄丸主之，紫雪丹亦主之。(9)

【释义】

本条论述阳明温病下利与谵语并见的治法。阳明温病之"下利"，若见"阳明脉实，或滑疾者"则其下利属实证可知。

从其以"小承气汤主之",可知虽有下利,其肠仍有热结,且当有痞、满、实之象,其谵语是浊热上扰心神所致,故用大黄、枳实、厚朴以行气通下,而不用软坚润燥之芒硝,防其反促下利。燥结浊热得下,则"下利,谵语"自止。若"脉不实者",是阳明无形热邪灼液成痰蒙蔽心包,并无燥屎内结,不可用下法,治当清心豁痰开窍,以"牛黄丸主之",或以紫雪丹代之。

【原文】

温病三焦俱急,大热,大渴,舌燥,脉不浮而躁甚,舌色金黄,痰涎壅甚,不可单行承气者,承气合小陷胸汤主之。(10)

【释义】

本条论述阳明腑实兼痰热结胸的证治。"大热,大渴",舌苔"色金黄"而干燥,脉不浮而躁动不宁,是里热津伤之兆。从其用承气汤可知还当有腹满便秘,燥屎内结之症。其又见"痰涎壅甚",则说明还有痰热结于胸脘,还当见胸脘痞闷之症。上焦有痰热结胸,中焦有阳明腑实,二者均属有形实邪,实邪不去则热不解,势必深入下焦而消灼真阴,形成"温病三焦俱急"之势。其治疗,当攻下热结与清化热痰,开痞散结并施,以"承气合小陷胸汤主之",其方剂由小承气汤合小陷胸汤组成。吴氏在本条分注中云:"三焦俱急,谓上焦未清,已入中焦阳明,大热,大渴,脉躁,苔焦,阳土燥烈,煎熬肾水,不下则阴液立见消亡,下则引上焦余邪陷入,恐成结胸之证,故以小陷胸合承气汤荡涤三焦之邪一齐俱出。此因病急,故方亦急也"。

【原文】

阳明温病，无上焦证，数日不大便，当下之。若其人阴素虚，不可行承气者，增液汤主之。服增液汤已，周十二时观之，若大便不下者，合调胃承气汤微和之。(11)

【释义】

本条论述阴虚体质患者又有阳明热结腑实之证的治法。"阳明温病，无上焦证，数日不大便，当下之"说明已见可下之征。但因"其人阴素虚"，而阴液亏乏，肠道失润，虚实夹杂，无水舟停，用承气汤攻下，无异于旱地行舟，则虽攻而不下，故"不可行承气"。应当滋阴润燥，增水行舟，以"增液汤主之"。服用增液汤后，观察"周十二时"，即一昼夜（12时辰为24小时），若大便仍不下，说明肠液虽增，但推动乏力，故再"合调胃承气汤微和之"，以增其荡涤之动力。吴氏在本条分注中云："妙在寓泻于补，以补药之体，作泻药之用，既可攻实，又可防虚。余治体虚之温病与前医误伤津液，不大便，半虚半实之证，专以此法救之，无不应手而效"。吴氏在增液汤方论中又云："本论于阳明下证，峙立三法：热结液干之大实证，则用大承气；偏于热结而液不干者，'旁流'是也，则用调胃承气；偏于液干多而热结少者，则用增液，所以廻护其虚，务存津液之心法也。"

增液汤方

增液汤中用元参，生地麦冬共滋阴，

咸寒苦甘润下法，增水行舟此方珍。

【原文】

阳明温病，下后汗出，当复其阴，益胃汤主之。（12）

【释义】

本条论述阳明腑实证用攻下法之后的善后调理。"阳明温病，下后汗出"，是讲阳明热结腑实之证用承气汤攻下后，其燥结已下，邪气已解，里气已通而汗出。汗乃津液所化生，下后又见汗出则阴伤，故"当复其阴"，以益胃汤甘寒清养之品，滋养胃阴，胃液恢复，则周身之阴可复。

益胃汤方

温热伤阴益胃汤，药用玉地麦沙糖，
滋而不腻复胃阴，甘寒清养代表方。

【原文】

下后，无汗，脉浮者，银翘汤主之；脉浮洪者，白虎汤主之；脉洪而芤者，白虎加人参汤主之。（13）

【释义】

本条论述阳明腑实证用攻下法后，有形热结已去而无形热邪未解之变证的证治。吴氏在本条分注中称之为"此下后邪气还表之证也"。"下后，无汗，脉浮者"，是指下后有形热结虽去，但无形热邪未解。其"无汗"，是津液已伤，汗无来源。"脉浮"，说明无形热邪趋于表，欲从表出，治当因势利导，透邪外达，同时用生津增液之品滋汗托邪，以"银翘汤主之"。若"脉浮洪者"，说明下后有形热结虽去，但无形热邪仍盛，里热蒸腾，气血涌越，热邪有外达之势，治当因势利导，清泄气热，达热出表，以"白虎汤主之"。若"脉洪而芤者"，说明无形热邪仍盛而津气已伤，故治当清泄达热与补气生津并施，以"白虎加人参汤主之"。

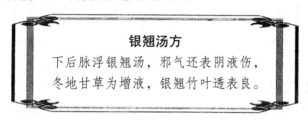

银翘汤方

下后脉浮银翘汤，邪气还表阴液伤，

冬地甘草为增液，银翘竹叶透表良。

【原文】

下后数日，热不退，或退不尽，口燥咽干，舌苔干黑，或金黄色，脉沉而有力者，护胃承气汤微和之；脉沉而弱者，增液汤主之。(15)

【释义】

本条论述阳明温病用攻下法后，邪气复聚，燥屎又结的证治。"下后数日，热不退，或退不尽，口燥咽干，舌苔干黑，或金黄色。"说明下后有形热结已去，但无形热邪未除，又延至数日，则热邪继续耗伤津液不止。其"脉沉而有力者"，说明津亏肠燥，燥屎又结，治疗仍需通下。但因其证是攻下之后邪气复聚，其虽有燥结，但阴伤已甚，故不可纯用苦寒攻下，当攻下与养阴并用，攻补兼施，以"护胃承气汤微和之"。若"脉沉而弱者"，说明正气大亏，恐攻下更伤其正气，故只能滋阴润下，以"增液汤主之"。正如吴氏在本条分注中所云："温病下后，邪气已净，必然脉静身凉。邪气不净，有延至数日邪气复聚于胃，须再通其里者，甚至屡下而后净者，诚有如吴又可所云。但正气日虚一日，阴津日耗一日，须加意防护其阴，不可稍有卤莽。"

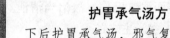

护胃承气汤方

下后护胃承气汤，邪气复聚阴液伤，

元地丹皮麦知母，通下仍须用大黄。

【原文】

阳明温病，下后二三日，下证复现，脉不甚沉，或沉而无力，止可与增液，不可与承气。(16)

【释义】

本条是承第 15 条进一步强调下后邪气复聚，虽有可下之征，但因正气已虚，不可鲁莽攻下。"阳明温病，下后二三日，下证复现"，是讲下后邪气复聚，又有可下之征。"脉不甚沉，或沉而无力"，说明燥结不甚或燥结虽甚但正气大伤，其治疗当采用润下法，而不可再用承气汤，防其伤正而引邪深入，故"只可与增液，不可与承气"。

【原文】

阳明温病，下之不通，其证有五：应下失下，正虚不能运药，不运药者死，新加黄龙汤主之；喘促不宁，痰涎壅滞，右寸实大，肺气不降者，宣白承气汤主之；左尺牢坚，小便赤痛，时烦渴甚，导赤承气汤主之；邪闭心包，神昏，舌短，内窍不通，饮不解渴者，牛黄承气汤主之；津液不足，无水舟停者，间服增液，再不下者，增液承气汤主之。(17)

【释义】

本条论述阳明温病既有有形热结，又有其它兼症的五种证候及其治法。"阳明温病，下之不通"，说明其证属阳明有形热结，具有大便秘结，腹满痛拒按等可下之征。但攻下之后燥屎仍然不下，腑气仍然不通，说明病情复杂，必有其它兼夹症，而影响攻下之效果。"其证有五"，阐明"下之不通"的五种情况，亦即五种证候。

"应下失下"，是讲阳明有形热结之证，应及时攻下，以防燥屎热结久踞，消耗正气。应下而未及时攻下，失去时机，则热结伤阴耗气，以致实邪未去而正气大伤，转为热结便秘兼气阴两虚之虚实夹杂证。正气大虚，胃肠之受纳、传道功能低下，不能消化吸收药物，以致"正虚不能运药"，形成虚不受补，实不能攻之势，故称"不运药者死"。其病情危重，虚实夹杂，热结不去则正气被耗，正气不复则推动无力而热结不下，故治当祛邪与扶正并举，攻补兼施，以"新加黄龙汤主之"。吴氏在本条分注中云："正气既虚，邪气复实，勉拟黄龙法，……此邪正合治法也。"其在新加黄龙汤方论中又云："此处方于无可处之地，勉尽人力，不可稍有遗憾之法也。"

"喘促不宁，痰涎壅滞，右寸实大，肺气不降者"，是讲其证不仅大肠有燥屎热结不下，且肺有痰热壅滞，肺与大肠相表里之脏腑同病。痰热壅肺，肺气不降而上逆，则"喘促不宁，痰涎壅滞"。右手寸脉候肺与大肠，二者同病，邪气炽盛，故"右寸实大"。肺与大肠经脉络属，互为表里，肺气不降则大肠腑气不通，燥屎热结不去则热邪上壅于肺，二者相互影响，遂成恶性循环，故治当攻下热结与宣肺化痰并施，以"宣白承气汤主之"。因按五行归类，肺与白色相应，故"宣白"即宣肺之意，吴氏在本条分注中称其为"脏腑合治法"，即相表里的脏腑肺与大肠合治。

"左尺牢坚，小便赤痛，时烦渴甚"，是讲其证不仅大肠有燥屎热结不下，且有小肠热炽津伤。小肠之热下移膀胱，且阴液已伤，导致膀胱热盛津亏，尿液粘稠，水热互结，甚至热伤血络而致尿中带血，故小便涩滞热痛色赤，即"小便赤

·**457**·

痛"。"时烦渴甚",是大、小肠热邪炽盛消灼阴液,引水自救之征。关于"左尺牢坚"之脉象,吴氏在本条分注中云:"因其火腑不通,左尺必现牢坚之脉(左尺,小肠脉也,俗候于左寸者非,细考《内经》自知)"。"牢坚",即沉弦有力,主里热壅滞。"左尺",按《医宗金鉴》所述,候肾、膀胱、小肠,因其病机为小肠热炽下移膀胱,故其牢坚见于左手尺脉,但吴氏"细考《内经》自知"之说却无根据,因以左尺候小肠之说不见于《内经》,而是见于《医宗金鉴》。本证为大肠热结便秘又兼火腑小肠热炽下移膀胱,大肠燥热不去,则小肠热炽不解,小肠热无出路,则大肠燥结更甚,二者互为因果,故治当攻下热结与清泄火腑并施,以"导赤承气汤主之"。因按五行归类,小肠与赤色相应,故"导赤"即通导小肠之意,吴氏在本条分注中称其为"二肠同治法"。

"邪闭心包,神昏,舌短,内窍不通,饮不解渴者",是讲其证不仅大肠有燥屎热结不下,且有痰热蒙蔽心包,而致神昏谵语,舌体短缩,语言蹇涩。其病变虽在心包,但心包代心受邪,心包闭塞,则心窍亦闭塞不通,心窍为内窍,故称"内窍不通"。其"饮不解渴",是因大肠燥热,消灼真阴,导致肾水亏耗,津不上承所致。因其证候为大肠热结便秘兼痰热蒙蔽心包,心包之邪不解,则下灼大肠而燥结愈甚,大肠燥结不去,则浊热上蒸心包而痰热更盛,故治当攻下热结与清心豁痰开窍并施,以"牛黄承气汤主之"。吴氏在本条分注中云:"其因邪闭心包,内窍不通者,前第5条已有先与牛黄丸,再与承气汤之法。此条系已下而不通,舌短,神昏,闭已甚矣,饮不解渴,消亦甚矣,较前条仅仅谵语,则更急而又急,立刻有闭、脱之虞,阳明大实不通,有消亡肾液之虞,其势不可少缓须臾,则以牛黄丸开手少阴之闭,以承气急泻阳明,救足少阴之消,此两少阴合治法也。再,此条亦系三焦俱急,当与前第10条用承气、陷胸合法者参看。"

"津液不足，无水舟停者"，是讲大肠燥屎热结消耗阴液，致使阴愈伤而肠愈燥，肠愈燥而阴愈伤。肠燥阴伤，虚实夹杂，无水舟停，单用承气汤攻下，当然"下之不通"，故于攻下之后"间服增液"，以增液汤滋阴润下。若"再不下者"，则增液与攻下同用，攻补兼施，以"增液承气汤主之"，共收增水行舟之效，吴氏在本条分注中称之为"此一腑中气血合治法也"。其"一腑"，是指手阳明大肠腑。"气血合治"，之"气"，是指阳明气分燥屎热结；"血"，是指燥热消耗阴液，致阴血亏损。"一腑中气血合治"，即攻下大肠之热结，滋养大肠之阴液。

新加黄龙汤方

新加黄龙攻补施，元地麦草归姜汁，
人参海参气阴补，再用硝黄下腑实。

宣白承气汤方

宣白承气膏大黄，蒌皮杏仁急煎尝，
热结大肠痰阻肺，宣上泻下效昭彰。

导赤承气汤方

导赤承气治二肠，小便赤痛热移胱，
赤芍生地黄连柏，通下更用硝与黄。

牛黄承气汤方

牛黄承气消渴甚，腑实痰热致神昏，
安宫牛黄大黄末，调服急救两少阴。

增液承气汤方

增液承气用硝黄，元地麦冬增液良，
津亏无水舟停者，滋阴通下急煎尝。

【原文】

阳明温病，干呕，口苦而渴，尚未可下者，黄连黄芩汤主之。不渴而舌滑者，属湿温。(19)

【释义】

本条论述阳明温病热郁足少阳胆的证治。"阳明温病，……尚未可下者"，说明虽然阳明里热炽盛，但无腹满痛拒按等见症，其大便虽不下，却并未燥结成硬，故仍属阳明气分无形热盛。其口渴，是热伤津液所致，但无汗出，说明里热虽盛，却无蒸腾发越之势，而是热郁于里，邪无出路。热郁阳明，土壅木郁，则邪犯足少阳胆，热迫胆汁上溢而致"口苦"。郁热蒸迫，胃气上逆，则"干呕"。纵观其证，"干呕，口苦而渴"，是阳明无形郁热淫及足少阳胆，气机阻滞，故治当苦寒清气折热与行气宣郁并施，以"黄连黄芩汤主之"，其功用与白虎汤的辛寒清泄肺胃蒸腾之热，达热出表有所不同。若虽干呕，口苦，但口不渴而舌苔滑腻者，是湿温病，当按湿温辨治，方法与此条不同。

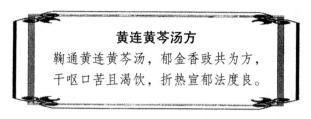

黄连黄芩汤方

鞠通黄连黄芩汤，郁金香豉共为方，
干呕口苦且渴饮，折热宣郁法度良。

【原文】

阳明温病，舌黄燥，肉色绛，不渴者，邪在血分，清营汤主之。若滑者，不可与也，当于湿温中求之。(20)

【释义】

本条论述阳明温病由气分热盛，消耗津液，进而深入营分的证治。"阳明温病"，是指阳明气分热邪盛。"舌黄燥"，是指阳明气分热邪熏灼，津液大伤，以致舌苔黄而干燥。"肉色绛"，即舌质绛，这说明热邪已深入营分，消耗营阴，导致血液黏稠而致舌质呈深红色。阳明气分热盛应口渴，但其证却"不渴"，并非津液损伤轻，而是气分津伤特甚，热邪进而深入营分，蒸腾营阴，使血中津液上潮于口所致。正如吴氏在本条分注中所云："温病传里，理当渴甚。今反不渴者，以邪气深入血分，格阴于外，上潮于口，故反不渴也。曾过气分，故苔黄而燥。邪居血分，故舌之肉色绛也。"此条所言"邪在血分"，是以血赅营，从其所用方剂为清营汤，可知其应是营分证。热邪入营，营热阴伤，治当清营养阴，透热转气，故以"清营汤主之"。

"上焦篇"第15条云："太阴温病，寸脉大，舌绛而干，法当渴。今反不渴者，热在营中也，清营汤去黄连主之。"该条为太阴温病传入营分，本条为阳明温病传入营分，二者均见口"不渴"，均以清营汤为主方，但一去黄连，一不去黄连，二者似有矛盾。应当说，口不渴是热蒸营阴上潮于口的表现，是热入营分的主症，若蒸腾不止，则将致营阴耗竭，故应去苦寒燥烈之黄连，防其苦燥伤阴。"上焦篇"第15条中的舌象是"舌绛而干"，其舌质干绛，但并无黄燥苔，说明气分证已完全传入营分，故去苦寒清气之黄连。而本条"舌黄燥，肉色绛"，其绛舌之上仍有黄燥苔存在，说明热邪虽已入营，但气分证仍未罢，是以营热阴伤为主的气营两燔之证。因其气热未罢，故方中用黄连清气分之热，以共收气营两清之功。由此观之，吴鞠通用清营汤是否去黄连，有两个标准：一是看是否口不渴，一是看绛舌上是否有黄燥苔。如果无黄燥苔，而口不渴，则去黄连。如果有黄燥苔，则虽口不渴，仍用黄连。

"若滑者"，是指舌苔滑腻，这是湿温病的表现，其口不渴是湿热熏蒸之象，不可与清营汤，防其滋阴恋邪，应按湿温病辨治。

【原文】

阳明斑者，化斑汤主之。(21)

【释义】

本条论述阳明温病发斑的治法。"阳明斑者"，是指阳明气分热邪炽盛，进而由气分窜入血分，灼伤血络，迫血妄行，使血不循经，溢出脉外，瘀于皮下而发斑。阳明气分热炽窜入血分而发斑，属气血两燔之证，治当清气凉血化斑，以"化斑汤主之"。

【原文】

阳明温病，下后疹续出者，银翘散去豆豉加细生地大青叶元参丹皮汤主之。(22)

【释义】

本条论述阳明温病下后出疹的治疗。阳明温病，热结腑实之证，在未用攻下法之前，因燥结闭塞气机，气血内闭，邪无出路，故疹不得出。下之后，气血通畅，则无形热邪趋于表，鼓动血行于表，使血液瘀于肤表血络之中而发疹。此乃热邪外达之兆，故当因势利导，透邪外出，使邪有出路，则疹自消退。治以银翘散为主方，辛凉轻解，疏表透邪。因其热邪是自里而达于外，并无表邪，故去豆豉，以减其辛温之性。加大青叶清气，细生地、元参、丹皮凉营养阴，共奏清热透疹之功。

【原文】

斑、疹，用升提则衄，或厥，或呛咳，或昏痉；用壅补则瞀乱。（23）

【释义】

本条论述斑、疹的治疗禁忌。斑为热邪灼伤血络，迫血妄行，使血不循经，溢出脉外，瘀于皮下而成；疹乃热邪迫血行于表，使血瘀于肤表血络之中而发。二者虽有不同，但均为热邪深入血络之中的病变。其治疗虽有化斑和透疹之别，但均须用清宣凉血之品而禁升提、壅补药物，以防邪深病重。正如吴氏在本条分注中所云："斑、疹之邪在血络，只喜轻宣凉解。若用柴胡、升麻辛温之品，直升少阳，使热血上循清道则衄；过升则下竭，下竭者必上厥；肺为华盖，受热毒之熏蒸则呛咳；心位正阳，受升提之摧迫则昏痉。至若壅补，使邪无出路，络道比经道最细，'诸痛痒疮，皆属于心'，既不得外出，其势必反而归之于心，不瞀乱得乎？"

【原文】

斑、疹，阳明证悉具，外出不快，内壅特甚者，调胃承气汤微和之，得通则已，不可令大泄，大泄则内陷。(24)

【释义】

本条论述因阳明热结腑实而致斑、疹发出不畅的治法。"斑、疹阳明证悉具，外出不快，内壅特甚者"，是指发斑或发疹的疾病，因阳明热结腑实，阻滞气机，而致气血壅滞不通，使斑、疹外发受阻而发出不畅，致邪无出路。治当通下热结腑实，有形热结一去，则气血畅达，斑、疹自可透发。但用通下法要注意，应以"调胃承气汤微和之"，而不可用大承气汤猛攻急下，且燥屎得下则应停药，切不可使之大泄，以防过泄伤正而致邪气内陷。

【原文】

阳明温病，不甚渴，腹不满，无汗，小便不利，心中懊憹者，必发黄。黄者，栀子柏皮汤主之。(27)

【释义】

本条论述阳明湿热发黄而无腑实的证治。"阳明温病"而发黄疸，可知是湿热为患。再以其方而测其证，因其方以苦寒药为主，故湿热两种邪气相较，应是热重于湿。"不甚渴"，说明津伤不甚。"腹不满"，说明里热虽盛但尚未形成热结腑实。"无汗，小便不利"，说明湿热内郁，气机阻滞，邪无出路。湿热不得外泄，上扰心神则"心中懊憹"。湿热浸淫于胆，逼迫胆汁外溢，故"必发黄"。治当苦寒折热，燥湿退黄，以"栀子柏皮汤主之"。

【原文】

阳明温病，无汗，或但头汗出，身无汗，渴欲饮水，腹满，舌燥黄，小便不利者，必发黄，茵陈蒿汤主之（28）

【释义】

本条论述阳明湿热发黄而热结腑实的证治。"阳明温病"而发黄疸，且"渴欲饮水"，"舌燥黄"，可知是热重于湿，且津伤已甚。"腹满"而舌苔黄燥，可见已形成热结腑实。"无汗"，"小便不利"说明湿热内郁，气机阻滞，邪无出路。头为诸阳之会，湿热上蒸，可见"但头汗出"，但因气机阻滞，阳郁不宣，表气不通，故"身无汗"。湿邪不得外泄，浸淫于胆，逼迫胆汁外溢，故"必发黄"。本条与第27条相较，虽均属湿热阳黄，热重于湿之证，但却有所不同，吴氏在本条分注中云："此条与上条异者，在口渴，腹满耳。上条口不甚渴，腹不满，胃不甚实，故不可下；此则胃家已实而黄不得退，热不得越，无出表之理，故从事于下趋大、小便也。"其治疗以"茵陈蒿汤主之"，苦寒清利，通大便，利小便，使邪有出路，其黄自退。

【原文】

阳明温病，无汗，实证未剧，不可下，小便不利者，甘苦合化，冬地三黄汤主之。（29）

【释义】

本条论述阳明温病热盛津伤的证治。"阳明温病"而"实证未剧"，说明里热虽炽但并未形成有形热结，而是气分无形热盛，故"不可下"。"无汗"与"小便不利"并见，说明热邪仍炽而津伤已甚，其治疗当甘寒生津与苦寒折热并施，故用

"甘苦合化阴气法",以"冬地三黄汤主之"。

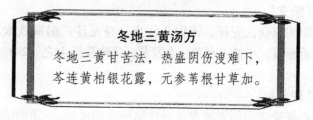

冬地三黄汤方

冬地三黄甘苦法,热盛阴伤溲难下,
芩连黄柏银花露,元参苇根甘草加。

【原文】

温病小便不利者,淡渗不可与也,忌五苓、八正辈。(30)

【释义】

本条论述温热病小便不利者的治疗禁忌。"温病小便不利者",可见于温热病,也可见于湿热病。见于湿热病者,当以淡渗利湿法为治,自不待言。但本条所述"小便不利者",是见于风温、温热、温疫、温毒、冬温诸病的中焦里热证,则可知其属温热病范畴。温热病以至于小便不利,是热邪伤津特甚,尿无来源,只能清热生津以滋尿源,而不能强利其尿以重伤津液,故"淡渗不可与也",如五苓散、八正散等淡渗利湿、苦寒清利之剂均当忌用。正如吴氏在本条分注中所云:"此用淡渗之禁也。热病有余于火,不足于水,唯以滋水泻火为急务,岂可再以淡渗动阳而燥津乎?"

【原文】

温病燥热,欲解燥者,先滋其干,不可纯用苦寒也,服之反燥甚。(31)

【释义】

本条论述温热病伤津化燥,燥热内生的治疗禁忌。"温病燥热"是因热伤津液，津伤化燥而致燥热内生。因其燥乃津液干涸所致，故"欲解燥者"当以甘寒滋润之品生津润燥，即条文中所谓"先滋其干"。因苦寒清热泻火药有苦燥伤津之弊，故治燥热之证"不可纯用苦寒也"，防其伤津而致"服之反燥甚"。即使热邪仍盛，也应在大队甘寒之中辅以少量苦寒之品，以求"甘苦合化阴气"。正如吴氏在本条分注中所云："此用苦寒之禁也。温病有余于火，不用淡渗犹易明，并苦寒亦设禁条，则未易明也。举世皆以苦能降火，寒能泻热，坦然用之而无疑，不知苦先入心，其化以燥，服之不应，愈化愈燥。……吾见温病而恣用苦寒，津液干涸不救者甚多，盖化气比本气更烈。故前条冬地三黄汤甘寒十之八九，苦寒仅十之一二耳。"

【原文】

阳明温病，斑、疹、温痘、温疮、温毒、发黄，神昏谵语者，安宫牛黄丸主之。（36）

【释义】

本条论述多种温病由阳明气分传入心包的证治。多种温病在阳明气分阶段出现发斑、发疹、出痘、生疮、温毒发颐、黄疸等症，同时又见"神昏谵语者"，是热邪由阳明气分传入心包，治当清心豁痰开窍，以"安宫牛黄丸主之"。

【原文】

风温、温热、温疫、温毒、冬温之在中焦，阳明病居多；湿温之在中焦，太阴病居多；暑温则各半也。（37）

【释义】

本条论述温热病与湿热病在中焦所侵犯的脏腑。中焦为脾胃所居，胃为阳土，主燥而恶燥，温热病是热邪为患，故"风温、温热、温疫、温毒、冬温"等温热病在中焦，多侵犯足阳明胃而见高热之证，即"阳明病居多"。脾为阴土，主湿而恶湿，湿温病是湿热两种邪气为患，初起以湿邪为主，热蕴湿中，其在中焦，多侵犯足太阴脾而见湿邪困脾之证，即"太阴病居多"。暑温病中的暑湿病，亦属湿热病范畴，是以暑热为主，夹有湿邪的病变，多呈湿热并重或热重于湿，其在中焦，每见脾湿与胃热并重或胃热夹脾湿，故称"暑温则各半也"。吴氏在本条分注中云："此诸温不同之大关键也。温热等皆因于火，以火从火，阳明阳土，以阳从阳，故阳明病居多。湿温则以湿从湿，太阴阴土，以阴从阴，则太阴病居多。暑兼湿热，故各半也。"

【原文】

脉洪滑，面赤，身热，头晕，不恶寒，但恶热，舌上黄滑苔，渴欲凉饮，饮不解渴，得水则呕，按之胸下痛，小便短，大便闭者，阳明暑温，水结在胸也，小陷胸汤加枳实主之。(38)

【释义】

本条论述阳明暑温痰热结胸的证治。"脉洪滑，面赤，身热"，"不恶寒，但恶热"，"渴欲凉饮"，"小便短，大便闭者"，是气分里热炽盛，津液损伤的表现。但热炽津伤不应见"头晕"，"舌上黄滑苔"，"饮不解渴，得水则呕，按之胸下痛"之症，这说明其证非独热炽津伤，还有痰热结于胸脘。痰热上蒸，充塞清窍则头晕。痰热上蒸于舌，故见舌苔黄而滑腻。痰热阻滞气机，气化不利，津不上承，故虽饮水而渴仍不解。痰热内阻，水湿不化，胃失和降，故饮水则呕。"胸下"是指胃脘部，因痰热阻于胃脘，气机痞塞不通，故按之作痛。

上述症状是暑温病在阳明气分阶段的痰热结胸证。因痰、饮、水、湿同属阴邪，故吴氏称之为"水结在胸也"，治用辛开苦降之法，清热化痰，开痞散结，以"小陷胸汤加枳实主之"。

【原文】

暑温蔓延三焦，舌滑微黄，邪在气分者，三石汤主之；邪气久留，舌绛苔少，热搏血分者，加味清宫汤主之；神识不清，热闭内窍者，先与紫雪丹，再与清宫汤。（41）

【释义】

本条论述暑湿病热重于湿弥漫三焦的证治。"暑温蔓延三焦，舌滑微黄，邪在气分者"，讲述了病因、病位、症状及病程阶段。暑温病有暑热病与暑湿病之分，由其舌苔滑腻微黄可以看出是暑湿病，其以暑热为主，夹有湿邪，属热重于湿。其病位是弥漫于上、中、下三焦。病程阶段在气分，邪气盛而正气不衰。本条所述症状甚简，仅"舌滑微黄"一句，但以"暑温蔓延三焦"及用三石汤治疗而测其证，则可知应具暑热夹湿弥漫三焦之症状，如上焦见身热，汗出，面赤，眩晕，耳聋；中焦见口渴，胸脘痞闷，恶心呕吐，大便溏臭；下焦见小便黄少等。因其病程属气分阶段，暑湿邪气盛而正气不衰，故治当泄热利湿，宣畅三焦，以"三石汤主之"

对"邪气久留，舌绛苔少，热搏血分者，加味清宫汤主之"，应综合分析。其文意是指暑热夹湿在气分留恋日久，则其暑热邪气与湿邪相煎，化燥入营而成营热阴伤之证，其"舌绛"，即是暑热邪气已入营分，灼伤营阴，血液浓稠之确证。从其用"加味清宫汤主之"以测其证，因方中加知母、银花、竹沥，可知其气分湿热仍未尽化，且湿聚成痰，故可见少量黄燥苔。这说明其证候属气营两燔，治疗当清气化痰与凉营养阴并施，方用清宫汤凉营养阴，加知母、银花、竹沥清气化痰。条文中所谓"热搏血分者",是以血赅营,实际是热入营分,气营两燔。

若见"神识不清",说明暑热邪气除灼伤营阴外,又煎湿成痰,蒙蔽心包,致心窍闭塞,心神内闭而神昏,治当"先与紫雪丹"清营开窍,"再与清宫汤"清营养阴。

三石汤方

三石汤中用石膏,滑石寒水白通草,
杏茹金汁与银花,三焦暑湿服之消。

加味清宫汤方

暑温加味清宫汤,热入血分阴液伤,
清宫加入鲜竹沥,知母银花苦辛凉。

【原文】

暑温、伏暑,三焦均受,舌灰白,胸痞闷,潮热,呕恶,烦渴,自利,汗出,溺短者,杏仁滑石汤主之。(42)

【释义】

本条论述暑温、伏暑两种病中,湿热并重弥漫三焦的证治。"暑温、伏暑,三焦均受,舌灰白……",讲述了病因、病位、症状。由其舌苔色灰白可知其属暑湿病,"胸痞闷","呕恶","自利",说明湿邪重;"舌灰白","潮热","烦渴","汗出,溺短",说明热亦重,故其病变属湿热并重之证。湿热交混,热蒸湿动,故弥漫于上、中、下三焦。弥漫于上、中焦则潮热，烦渴，汗出，胸脘痞闷，呕恶，便溏下利；弥漫于下焦则小便短少。因其湿热并重，弥漫三焦，故治当清泄三焦弥漫之热与祛除三焦弥漫之湿并举。但其关键在于宣通肺气以通调水道，使三焦弥漫之湿邪从下而驱，湿有出路，则热亦随之而解。其方名"杏仁滑石汤"，可知以杏仁、滑石为君药。杏仁降肺气以开上焦，滑石利湿热以通下窍，佐以通草，通利三焦。三药合用，则使上下通达，邪有出路。再辅以辛开苦降，燥湿清热，宣畅中焦之品，则三焦弥漫之邪可分道而消，即如吴氏在本条分注中所云："俾三焦混处之邪，各得分解矣。"故此方可称是分消走泄之剂。

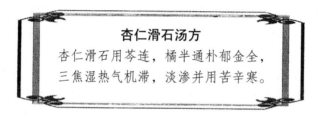

杏仁滑石汤方

杏仁滑石用芩连，橘半通朴郁金全，
三焦湿热气机滞，淡渗并用苦辛寒。

【原文】

吸受秽湿，三焦分布，热蒸头胀，身痛，呕逆，小便不通，神识昏迷，舌白，渴不多饮，先宜芳香通神利窍，安宫牛黄丸，继用淡渗分消浊湿，茯苓皮汤。(56)

【释义】

本条论述湿温病湿热邪气阻滞膀胱，小便不通而致神昏的证治。"吸受秽湿，三焦分布"，是指湿热弥漫三焦。"头胀，身痛"，"神识昏迷"是上焦症状；"呕逆"，"渴不多饮"是中焦症状；"小便不通"是下焦症状。从其"热蒸头胀"可知是有热邪，但从其"吸受秽湿"，"舌白"又可知是以湿邪为主，湿重于热而热蕴湿中。其"热蒸头胀"是因热蒸湿动，湿热上蒙清窍，而致头晕胀如蒙如裹。湿热弥漫肌表，阻滞气机，气血不通，则身重疼痛。湿阻中焦，脾胃升降失司，则胃气上逆而作呕恶。湿阻膀胱，下窍闭塞，则"小便不通"。湿热上蒙心包，则"神识昏迷"。湿阻气机，气化不利，津不上承故"渴"，但因热蕴湿中，津液未伤，故虽渴而"不多饮"。其"舌白"是指舌苔白腻，此为湿重于热之确征。综观其证，关键在于"小便不通"。其小便点滴皆无，说明膀胱闭塞，气化无权。而尿液不出，则邪无出路，邪不去，则其证不解。因此，可以说其主症是"小便不通"，治疗亦应以淡渗利尿为法。膀胱闭塞，病变中心在下焦，但吴氏却将其证候列入"中焦篇"，究其原因，如他在本条分注中所云："此证表里、经络、脏腑、三焦俱为湿热所困。"可见，他将湿热弥漫三焦病变的中心部位归于中焦脾失健运，故将本条归入中焦病变中论述。

关于治法，吴氏提出："先宜芳香通神利窍，安宫牛黄丸，继用淡渗分消浊湿，茯苓皮汤"。这样治疗的理由，吴氏在本条分注中云："此证表里、经络、脏腑、三焦俱为湿热所困，最畏内闭外脱，故急以牛黄丸宣窍清热而护神明，但牛黄丸不能利湿分消，故继以茯苓皮汤。"吴氏此说虽似有理，但并不符合临床实际。因本证之关键在于湿阻膀胱，"小便不通"，邪无出路，以致湿热弥漫，上蒙心包而"神识昏迷"。小便不下，则湿热不解而其窍终不能开，故其先开窍，后利湿通小便之说有本末倒置之嫌，应是利小便与开窍同时并举。另外，"舌白"属湿重于热，而用安宫牛黄丸大寒之剂，不仅不能"通神利窍"，反易冰伏湿邪，故应选"温开"之苏合香丸，以"芳香通神利窍"。本证之临床治疗，应以淡渗利湿之茯苓皮汤送服芳香开窍之苏合香丸为宜。

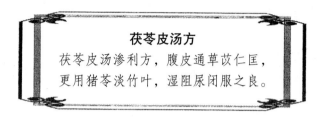

茯苓皮汤方

茯苓皮汤渗利方，腹皮通草苡仁匡，
更用猪苓淡竹叶，湿阻尿闭服之良。

【原文】

三焦湿郁，升降失司，脘连腹胀，大便不爽，一加减正气散主之。(58)

【释义】

本条论述湿滞中焦，脾胃升降失司的证治。"三焦湿郁，升降失司"，是指湿邪以中焦脾胃为中心，弥漫三焦，郁阻气机，导致脾不健运，脾胃升降失司。"脘连腹胀"，是因湿邪阻滞气机。大便溏滞"不爽"，是湿困脾胃，消磨、运化失司，湿夹食滞下注大肠，粘滞肠道所致。治当燥湿行气化滞，调理脾胃之升降，以"一加减正气散主之"。

【原文】

湿郁三焦，脘闷，便溏，身痛，舌白，脉象模糊，二加减正气散主之。(59)

【释义】

本条论述湿郁表里的证治。"脘闷"，说明湿滞中焦，气机不畅。"便溏"，乃湿浊下注大肠所致。"身痛"，因于湿邪弥漫，郁于肌肉经络，导致气机不通，不通则痛。"舌白"，主湿重。"脉象模糊"，即濡软缓怠之象，亦主湿。综观其证，"脘闷，便溏"主湿困中焦，"身痛"主湿邪困表，共成表里同病，弥漫三焦之势。治当燥湿利尿，宣通经络，兼顾表里，以"二加减正气散主之"。

【原文】

秽湿着里，舌黄，脘闷，气机不宣，久则酿热，三加减正气散主之。(60)

【释义】

本条论述湿郁生热的证治。"秽湿着里"，指湿浊内蕴，滞着不去，是讲病因。"气机不宣，久则酿热"，是讲病机，论述湿浊阻滞，气机不宣，阳气被郁，若人体阳气不虚，阳郁日久则化热。由此可以看出，本证是因湿生热，热蕴湿中，湿重于热之候。其主症见"舌黄，脘闷"，可知湿阻气机，邪无出路，故治当祛湿泄热，通调水道，宣畅气机，以"三加减正气散主之"。

【原文】

秽湿着里，邪阻气分，舌白滑，脉右缓，四加减正气散主之。(61)

【释义】

本条论述寒湿困阻脾胃的证治。"秽湿着里，邪阻气分"，是指湿浊内蕴，阻滞气机。"舌白滑，脉右缓"，是湿重之征。右手脉候气分病变，因其"邪阻气分"，故右手脉濡缓无力。本条只列舌、脉，而未述其它症状，但从其方中加入辛温之草果及消食导滞之楂肉、神曲可以测知其证，应是湿困脾胃，久郁伤阳，脾阳不足而从阴化寒，转化为寒湿病。寒湿困阻脾胃，则胸脘痞闷，纳呆食少，食滞不化等见症自不可少，治当辛开苦降，温脾健胃，以"四加减正气散主之"。

【原文】

秽湿着里，脘闷，便泄，五加减正气散主之。(62)

【释义】

本条论述寒湿阻滞气机的证治。"秽湿着里"，是指湿浊内蕴，日久不解。湿郁日久，损伤脾阳，则寒自内生而转化为寒湿病。寒湿阻滞气机，则"脘闷"。脾不健运，寒湿下注大肠，则"便泄"。寒湿阻滞气机，治当用辛温、苦温之品，辛开苦降，燥湿行气，以"五加减正气散主之"。吴氏在本条分注中云："以上二条（即第 61、62 条）应入前寒湿类中，以同为加减正气散法，欲观者知化裁古方之妙，故列于此"。寒湿本非温病，但因其亦属湿邪为患，与湿温有疑似之处，且湿温病湿重于热之证，因湿邪伤阳，亦可从阴化寒而转化为寒湿病，故吴氏在《温病条辨》中亦收载寒湿病，以与湿温病对照。正如他在"上焦篇"第 49 条分注中所云："载寒湿，所以互证湿温也。……以见寒湿、湿温不可混也。"

五个加减正气散方

加减正气朴陈皮，藿梗茯苓四必俱。
一加杏曲腹麦茵，二加防己通豆豉，
三加滑石杏藿叶，四加草果楂神曲，
五加腹皮苍术谷，湿着三焦变通宜。

【原文】

脉缓，身痛，舌淡黄而滑，渴不多饮，或竟不渴，汗出热解，继而复热，内不能运水谷之湿，外复感时令之湿，发表、攻里，两不可施，误认伤寒，必转坏证，徒清热则湿不退，徒

祛湿则热愈炽，黄芩滑石汤主之。(63)

【释义】

本条论述中焦湿热并重胶着难解的证候、病因、治法及治疗禁忌。本证的特点是中焦湿热并重，裹结胶着，难解难分。"脉缓"，即濡缓之脉，主湿热内蕴。"舌淡黄而滑"，主湿热熏蒸。其"身痛"，是湿热熏蒸于肌肉、经络之间，气血运行不畅所致。湿阻气机，气化不利，津不上承，可见口渴，但因其津液未伤，湿邪内蕴，故"渴不多饮，或竟不渴"。其发热，是湿热熏蒸，正邪相争所致。热蒸湿动，可见汗出，但因其汗乃热邪蒸迫湿邪外出所致，故汗少而黏，气味秽浊。热邪随汗出有外达之机，故"汗出热解"。但湿浊黏腻，不可能一汗而尽泄，而热蕴湿中，湿不去则热不能除，故汗出之后"继而复热"。其证候特点是反复出少量黏汗，汗出之后热势稍减，但继而又增，形成汗出则热减，汗止则热增，热增则汗出，汗出热又减之状态，反复不止，缠绵不已。应当说明的是，条文中所谓"汗出热解"之"解"字使用不确切，应为"减"字。因为汗出之后体温虽然降低，但并未恢复正常，而是稍有所减，继而又起。这种状态，正说明湿热胶结，缠绵难解。究其病因，乃"内不能运水谷之湿，外复感时令之湿"。"内不能运水谷之湿"，则水谷内生之湿困阻脾胃，脾不健运。脾不健运，则易遭外邪侵袭而"外复感时令之湿"。外湿侵袭，则肌肤经络受困，进而困阻脾胃。内外合邪，湿阻气滞，阳郁化热，热处湿中，遂成裹结胶着之势。

本证"脉缓，身痛"，"汗出"，有似太阳中风，但脉虽缓而不浮，且舌苔"淡黄而滑"，虽汗出热减，但"继而复热"，不可误诊为伤寒的太阳中风表证而投以辛温解表之剂。因湿热阻滞中焦，，其大便多见溏滞不爽，黏滞难下，更不可误诊为伤寒阳明腑实证而误用攻下之法。如果误诊为伤寒之太阳中风或阳明腑实证而误用汗、下之法，不惟邪不能去，反使正气损伤，转为"坏证"。正如吴氏在本条分注中所云："发表则诛伐无过之表，阳伤而成痉；攻里则脾胃之阳伤，而成洞泄寒中，故必转坏证也。"

因其证为湿热邪气所致，治疗应当用清热法或祛湿法。但其特点是湿热裹结，胶着难解，若单纯寒凉清热，则湿不能去，且热蕴湿中，寒凉药物反易冰伏湿邪；若单纯用温燥祛湿药物，则又易助其热邪，二者皆非所宜。因此，吴氏有"徒清热则湿不退，徒祛湿则热愈炽"之论。

湿热胶着，则气机不通，气化不行。欲祛其邪，必从宣畅气机入手，气机通畅，则气化功能恢复，其湿邪可化，热亦随湿解。宣畅气机之法，以行气利小便为首选，故吴氏在本条分注中云："共成宣气利小便之功，气化则湿化，小便利则火腑通而热自清矣"。其方剂，以"黄芩滑石汤"主之。

本条与本篇第42条应相互对照。二者均为湿热并重之证，但前者为湿热邪气以中焦为中心弥漫三焦，本条为湿热邪气胶着于中焦。其治疗，均以宣气利小便为主旨，但因前者是湿热弥漫三焦，故以"杏仁滑石汤主之"，其方中以杏仁开上焦肺气，配淡渗通利下焦之滑石、通草，并辅以大量燥湿宣畅中焦之品，其用药三焦兼备。本条是湿热胶着于中焦，故以"黄芩滑石汤主之"，不用入上焦之杏仁，而以宣畅中焦与通导下焦之品为主。

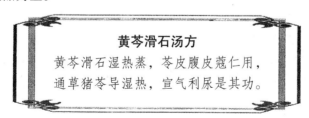

黄芩滑石汤方

黄芩滑石湿热蒸，苓皮腹皮蔻仁用，
通草猪苓导湿热，宣气利尿是其功。

【原文】

湿郁经脉，身热，身痛，汗多，自利，胸腹白疹，内外合邪，纯辛走表，纯苦清热，皆在所忌，辛凉淡法，薏苡竹叶散主之。(66)

【释义】

本条论述湿热郁蒸，外发白㾦的病因、证治及治疗禁忌。"内外合邪"，是讲病因，即第63条所云："内不能运水谷之湿，外复感时令之湿。"其外感湿热与内生湿邪相合，则形成湿热郁蒸之势。"湿郁经脉"，说明湿热郁蒸于肌表，邪气有外达之趋势。因其湿热郁蒸，正邪相争，故见"身热"。湿热阻滞于经脉肌肉之间，气血不通，故"身痛"。热蒸湿动，湿邪从表而出，则见"汗多"，且其汗质粘味秽。脾不健运，湿热下注大肠，则见"自利"，但其大便虽溏却黏滞不爽。"胸腹白疹"，是指胸腹部发出白㾦。

白㾦多在湿热病一周左右出现，其形如粟米，高出皮肤，为白色疹点，故吴氏称其为"白疹"，㾦内有淡黄色浆液，状如水泡。多见于胸、腹，有时延及背部，四肢很少出现，一般数目不多，几个或几十个，亦偶有大片出现者。白㾦溃后，有浆液渗出，退后皮色如常，不留斑痕及色素沉着，常见出一次汗而随之发一次白㾦。白㾦之出现，标志湿热郁蒸，热蒸湿动，湿热外达肌表，但因汗出不畅，湿热不得从汗而解，遂致郁于肌肤而发㾦。白㾦之发出，说明湿热有外达之机，往往随白㾦之出现，发热有减，但因湿热不能尽解，故继而复热，反复缠绵。若白㾦空瘪，内无浆液，则属气阴两竭，称为"枯㾦"。

因本证为内外合邪，湿热郁蒸之候，治当表里兼顾，不可偏执一端。条文中之"纯辛走表"，是指用辛温解表药物，因其辛温燥烈，必助热动湿，不惟湿热不祛，反易招致它患，甚至发生湿热上蒙清窍，内闭心包之重证。"纯苦清热"，是指用苦寒药物，其虽长于清热，但有碍于湿，易于导致湿邪冰伏之患，故二者"皆在所忌"。宜用辛凉甘淡之剂，宣透与清利并施，表里同治，以"薏苡竹叶散主之"。正如吴氏在本条分注中所云："此湿停热郁之证，故主以辛凉解肌表之热，辛淡渗在里之湿，俾表邪从气化而散，里邪从小便而驱，双解表里之妙法也。"

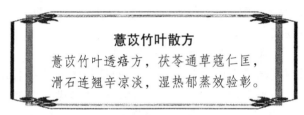

薏苡竹叶散方

薏苡竹叶透痦方，茯苓通草蔻仁匡，
滑石连翘辛凉淡，湿热郁蒸效验彰。

卷三　下焦篇

【原文】

　　风温、温热、温疫、温毒、冬温，邪在阳明久羁，或已下，或未下，身热，面赤，口干舌燥，甚则齿黑，唇裂，脉沉实者，仍可下之；脉虚大，手足心热甚于手足背者，加减复脉汤主之。①

【释义】

　　本条作为"下焦篇"的首条，紧接"中焦篇"，引出"下焦篇"诸证，为承上启下之文，论述温热病由中焦阳明气分传入下焦血分，导致真阴耗损的证治。风温、温热、温疫、温毒、冬温等温热类疾病，热邪在中焦阳明气分日久，气分有形热结之证持续不解，必深入下焦，吸灼真阴，而导致肝血肾精大亏的真阴耗损之证。中焦阳明气分有形热结证与下焦真阴耗损证，二者虽均有燥热与阴伤之象，如"身热，面赤，口干舌燥，甚则齿黑，唇裂"等，但虚实却判然有别，本条以热型与脉象为鉴别标准。若属中焦阳明气分有形热结的腑实证，是以燥热为主，症见高热而"脉沉实"，无论是否用过下法，仍可用下法以急下存阴。若属下焦真阴耗损证，则见"脉虚大，手足心热甚于手足背"。其脉之"虚大"，乃轻取浮大而重按则空之谓，是因真阴亏损而致心阴虚，脉中阴津不足，阴不敛阳，阳气虚浮所致。其"手足心热甚于手足背"，是指五心烦热，乃阴虚内热之征。因其证属真阴耗损，故以"加减复脉汤主之"，用甘寒之品，以滋阴复脉，兼清虚热，即或有大便不下，通过滋阴增液，即可收润下之功。

　　加减复脉汤系由《伤寒论》中的复脉汤（即炙甘草汤）加减化裁而来。《伤寒论》曰："伤寒，脉结代，心动悸，炙甘草汤主之。"其证乃因寒邪损伤心阳，心阳不振，心气亏虚，温煦失权，而致心中悸动不安。心主血脉，心阳虚则脉中阳气不足，无力推动血行，故见脉象结代。因其脉结代是因气虚阳衰所致，故重用补气通阳之品以复脉中之阳。温病之脉虚大或迟缓结代，乃阴液大亏，血液粘稠，血行涩滞使然，重在复脉中之阴，而不可再用温阳药以伤其阴，故本方以《伤寒论》之复脉汤去人参、桂枝、生姜、大枣、清酒加白芍组成，功专救阴，又清虚热，是滋阴复脉的"祖方"，即基本方。正如吴氏在本条分注中所云："在仲景当日，治伤于寒者之结代，自有取于参、桂、姜、枣，复脉中之阳；今治伤于温者之阳亢阴竭，不得再补其阳也。用古法而不拘用古方，医者之化裁也。"惟其药属滋润，必真阴耗损，热由虚生者，方可用之，若热邪尚盛者，则不宜用，以防恋邪。

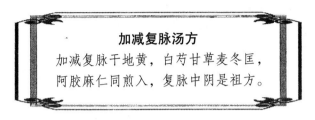

加减复脉汤方

加减复脉干地黄，白芍甘草麦冬匡，

阿胶麻仁同煎入，复脉中阴是祖方。

【原文】

温病误表，津液被劫，心中震震，舌强，神昏，宜复脉法复其津液，舌上津回则生。汗自出，中无所主者，救逆汤主之。②

【释义】

本条论述温病误用辛温解表药而导致阴伤，甚至气阴两伤的证治。"温病误表，津液被劫"，是指温病误用辛温解表药而致津液大伤。"心中震震"，是因津伤阴亏，心失濡养，心肌拘挛所致。心阴亏不能濡润于舌，则舌体强硬塞涩，称为"舌强"。心阴亏而神失所养，则"神昏"。津伤阴亏，治当滋阴生津，故"宜复脉法复其津液"。若服加减复脉汤后，舌体潮润有津而不再强硬，说明津液已经恢复，是有生机之兆。

如果误用辛温解表药后不仅"心中震震，舌强，神昏"，甚至"汗自出，中无所主"，则说明误汗不仅伤津，而且耗气，竟致气阴两伤。气伤不能敛津，则汗出不止，汗出不止则更伤津耗气，使津气无所主载，将成虚脱之势。若津气欲脱，再单纯用加减复脉汤复其阴，已力不胜任，治当滋阴潜阳，敛阴固脱，以"救逆汤主之"。

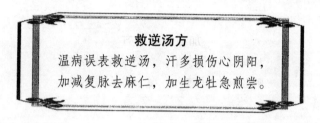

救逆汤方

温病误表救逆汤，汗多损伤心阴阳，

加减复脉去麻仁，加生龙牡急煎尝。

【原文】

温病耳聋，病系少阴，与柴胡汤者必死，六七日以后，宜复脉辈复其精。③

【释义】

本条论述温病耳聋的治疗及治疗禁忌。温病"六七日以后"出现"耳聋"，是因为热邪深入下焦，迁延日久，耗损真阴，肾精不能上荣于耳所致，其病在足少阴肾，属虚证。除见耳聋外，还必见"口干舌燥，甚则齿黑，唇裂"，"脉虚大，手足心热甚于手足背"等真阴耗损之症状。

"病系少阴，与柴胡汤者必死"，是与伤寒少阳病耳聋相鉴别。伤寒少阳病之耳聋，乃半表半里证，是因风寒邪气侵袭足少阳胆经，使少阳枢机不利，经气阻滞所致，其治疗当和解表里，疏通少阳，方用小柴胡汤。温病之耳聋病在足少阴肾，是真阴耗损所致，若以小柴胡汤升散之剂治之，则下劫真阴而鼓动虚火，势必导致阴竭于下，阳亢于上，而成下竭上厥之危证，故曰"必死"。治当滋养真阴，以"复其精"，方用"复脉辈"，即加减复脉汤之类。

【原文】

劳倦内伤，复感温病，六七日以外不解者，宜复脉法。④

【释义】

本条论述体虚之人又感温热邪气的证治。"劳倦内伤"一句，指出其人素有劳倦内伤，或气虚，或阴虚，或气阴两虚，是正气已先亏于内。"复感温病，六七日以外不解者"，指又感受温热邪气，迁延日久，深入下焦而致真阴耗损之证。若素体阴虚者，则其阴亏更甚，恐成亡阴脱液之证；若素体气虚或气阴两虚者，则恐有津气欲脱之虞。故虚人感温，更当急保其阴，宜以加减复脉汤之类方剂复其阴，阴复则阳气亦不致外脱，守阴即可以留阳。

【原文】

温病已汗而不得汗，已下而热不退，六七日以外，脉尚躁盛者，重与复脉汤⑤

【释义】

本条论述温病汗、下之后病仍不解而真阴已亏的证治。"已汗而不得汗"，是因发汗伤阴，真阴耗损，津液大亏，汗已无源。"已下而热不退"，是指攻下之后，腑实虽去而热邪并未尽除。"六七日以外"，是指温病已迁延日久，除"已汗而不得汗，已下而热不退"外，还必见真阴耗损诸症。"脉尚躁盛者"，指出汗、下之后，热邪仍未尽除，但正气也尚可与之抗衡，正邪交战，故脉躁动不安。此时若攻其邪，则必伤其正，故当用加减复脉汤滋阴以扶正，助正气以祛邪，是"寓攻于补"之法。加减复脉汤是纯补之剂，就一般而言，当于真阴耗损，邪气已尽之时方可用之，若邪热尚盛者则不宜用，防其恋邪。然本证是汗、下之后，热邪不为药衰，而真阴耗损过甚，若不救阴，则势将亡阴，故须"重与复脉汤"，补其真阴，阴复则有逐邪之力，扶正即可以敌邪。"重与"，是言用药剂量宜大。

【原文】

温病误用升散，脉结代，甚则脉两至者，重与复脉，虽有他证，后治之。⑥

【释义】

本条论述温病误用升提、发散之药导致真阴耗损的证治。温病应忌升提、发散之品，若误用之，则劫阴耗气且助长热邪。"脉结代，甚则脉两至者"，乃阴伤过甚，血中津涸，血液粘稠，且心气亦衰，推动无力，血行艰涩，脉气不续之兆。"脉两至"，指脉搏一息两至，即迟脉之甚者，实属心阴心气大伤之危象。以脉测证，其真阴耗损之甚可知，故急当"重与复脉"，以复其欲竭之阴，使阴复而气生，虽有其它兼证，待气阴恢复之后再议，即所谓"虽有他证，后治之"。此乃急以存阴为务，先留其人，后治其病之法。正如吴氏在本条分注中所云："此留人治病法也。即仲景'里急，急当救里'之义。"

【原文】

汗、下后，口燥咽干，神倦欲眠，舌赤苔老，与复脉汤。(7)

【释义】

本条论述温病汗、下后真阴耗损的证治。"汗、下后"，指温病用发汗、攻下法之后。"口燥咽干，神倦欲眠，舌赤苔老"，是阴液大伤，真阴耗损之象。真阴耗损则津不上承，故"口燥咽干"，"舌赤苔老"。真阴耗损则心阴亦亏，神失所养，故神倦欲眠。证属手、足少阴阴液大伤，故"与复脉汤"以复其阴。

【原文】

热邪深入，或在少阴，或在厥阴，均宜复脉。(8)

【释义】

本条总括论述加减复脉汤的应用。"热邪深入"，指温热邪气已深入下焦。"或在少阴"，指足少阴肾。"或在厥阴"，指足厥阴肝。肝藏血，肾藏精，精血互生，肝肾同源，二者关系密切，可以说，真阴耗损即是肝血肾精大亏之证。两脏同源，治亦同法，故"均宜复脉"。正如吴氏在本条分注中所云："此言复脉为热邪劫阴之总司也。盖少阴藏精，厥阴必待少阴精足而后能生，二经均可主以复脉者，乙癸同源也。"

【原文】

下后，大便溏甚，周十二时三四行，脉仍数者，未可与复脉汤，一甲煎主之。服一二日，大便不溏者，可与一甲复脉汤。(9)

【释义】

本条论述温病用攻下法之后，大便溏而频数的证治。"下后大便溏甚，周十二时三四行"，是指温病用攻下法之后，出现便溏不止，一昼夜泄泻三、四次的症状。一般来说，如果温病具有可下之征，用攻下法之后，燥屎已去，应不再大便。若攻下之后反而便溏频繁，可能有两种情况：一是患者阳气素虚，苦寒攻下更伤其阳，以致阳气失于固摄而便溏不止；一是不当下而强下，以致便溏频频。下后便溏而"脉仍数者"，说明余热未尽。其便溏不止，且余热未尽，必致津液大伤而有亡阴之虞，应当滋阴与止泻并施，但滋阴之品又有滑肠之弊，故当先止其泻,以"一甲煎主之",待泻止之后,再议复阴。正如吴氏在本条分注中所云:"下后法当数日不大便,今反溏而频数,非其人真阳素虚,即下之不得其道,有亡阴之虑。若以复脉滑润,是以存阴之品,反为泻阴之用。故以牡蛎一味,单用则力大,既能存阴,又涩大便,且清在里之余热,一物而三用之"。

服一甲煎一、二日后,若"大便不溏者",可考虑用滋补之品,以复其已伤之阴。但因其泻刚止,骤用滋阴柔润之品恐又致便溏复发,故治当滋阴与固摄并施,"可与一甲复脉汤",其方即加减复脉汤去滑肠之麻仁,加涩肠之牡蛎。

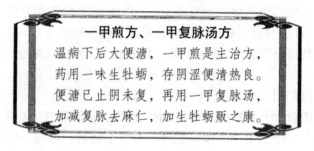

一甲煎方、一甲复脉汤方

温病下后大便溏,一甲煎是主治方,
药用一味生牡蛎,存阴涩便清热良。
便溏已止阴未复,再用一甲复脉汤,
加减复脉去麻仁,加生牡蛎贩之康。

【原文】

下焦温病,但大便溏者,即与一甲复脉汤。(10)

【释义】

本条论述下焦温病大便溏的治法。"下焦温病",指热邪深入下焦,耗损真阴之虚证。"但大便溏者,即与一甲复脉汤",是指只要见到大便溏,不论是否用过下法,也不论其便溏之轻重,均须用一甲复脉汤。下焦温病之见大便溏,可因攻下所致;也可因热邪下迫大肠,逼津液下渗而下利不止,下利则伤阴,甚则导致真阴耗损。总之,真阴亏损而又下利便溏,则其阴更伤,故治当于滋阴之中加固摄止泻之品,以防滑泄之弊。正如吴氏在本条分注中所云："温病深入下焦劫阴，必以救阴为急务。然救阴之药多滑润，但见大便溏，不必待日三四行，即以一甲复脉法，复阴之中，预防泄阴之弊。"

【原文】

少阴温病，真阴欲竭，壮火复炽，心中烦，不得卧者，黄连阿胶汤主之。(11)

【释义】

本条论述阴亏火炽，心肾不交的证治。"少阴温病，真阴欲竭，壮火复炽"，指出了本证的病位与病机。"少阴温病"，是指温热邪气深入手少阴心与足少阴肾，导致手、足少阴同病。在正常生理状态下，人体之心火下交于肾，以温化肾水不寒，肾水上济于心，以制约心火不亢，心肾相交，水火既济，维持脏腑功能活动的动态平衡。温热邪气侵袭少阴，下灼足少阴肾水，则导致"真阴欲竭"，上助手少阴心火，则导致"壮火复炽"。肾水亏于下，则不能上济于心，心火亢于上，则不下交于肾，形成心肾不交。阴愈亏则火愈炽，火愈炽则阴愈伤，形成恶性循环。阴亏火炽，心肾不交，阳不入阴，故"心中烦，不得卧"，治当泻南补北，即泻心火育肾阴，以"黄连阿胶汤主之"。

黄连阿胶汤方

黄连阿胶芩白芍，鸡子用黄二枚搅，
真阴欲竭壮火炽，泻南补北心肾交。

【原文】

夜热早凉，热退无汗，热自阴来者，青蒿鳖甲汤主之。
（12）

【释义】

本条论述温病后期邪伏阴分的证治。"夜热早凉"，是指夜间身热而白天热退。究其缘由，是因温病后期，热邪虽已不甚，但余邪深伏阴分，使人体阴阳失调所致。人体卫气昼行于表，夜入于里。阴分本有伏热，夜间阳入于阴，则助长其热势，致使阴不制阳而见入夜发热。早晨卫气行于表，阳出于阴，故热退身凉。其身热虽退，但其热邪仍伏于阴分，不从表解，故"热退无汗"。因其热邪深伏阴分，不从汗解，其"夜热早凉"缠绵不已，故称"热自阴来"。正如吴氏在本条分注中所云："夜行阴分而热，日行阳分而凉，邪气深伏阴分可知。热退无汗，邪不出表而仍归阴分，更可知矣，故曰热自阴分而来，非上、中焦之阳热也"。论其治疗，吴氏云："邪气深伏阴分，混处气血之中，不能纯用养阴，又非壮火，更不得任用苦燥"，故当养阴与透络并施，以"青蒿鳖甲汤主之。"

青蒿鳖甲汤方

青蒿鳖甲细生地，再加知母与丹皮，
邪伏阴分应透络，先入后出此方奇。

【原文】

热邪深入下焦，脉沉数，舌干，齿黑，手指但觉蠕动，急防痉厥，二甲复脉汤主之。（13）

【释义】

本条论述下焦温病真阴耗损，虚风内动的证治。"热邪深入下焦"，必耗损肝血肾精。因其真阴耗损，正气大伤而致脉内津亏且鼓动无力，又有虚热内生，故"脉沉数"。津亏不能上润，则"舌干"。其"齿黑"，是指牙齿枯燥干焦之象，乃肾精不荣于齿所致。"手指但觉蠕动"，是因为真阴耗损，肝阴大亏，筋脉失养而致拘挛，乃水不涵木，虚风内动之兆。其虽为肝风初动，病情尚轻，但应急投滋阴潜阳之品以熄虚风，防其深入发展而出现痉厥重证，以"二甲复脉汤主之"。其方以加减复脉汤滋阴，加生牡蛎、生鳖甲潜阳，共奏熄风止痉之功。

【原文】

下焦温病，热深厥甚，脉细促，心中憺憺大动，甚则心中痛者，三甲复脉汤主之。(14)

【释义】

本条论述下焦温病虚风内动且心悸心痛的证治。"下焦温病，热深厥甚"，是指热邪深入下焦，耗损真阴，出现四肢厥冷的见症。吴氏将其厥的病机解释为"热深厥甚"，其说不确。本证真阴耗损已甚，其正气大伤，已成邪少虚多之候，其热势并不高，而是低热，不能称为"热深"。其四肢厥冷，是因阴液大亏，血中津液粘稠涩滞，血行不畅，气血不达于四肢，阴阳气不相顺接所致，并非热邪炽盛，真热假寒之热厥，二者应作出鉴别。"脉细促"，是脉细数而时有一止。细主阴亏；数主虚热扰动，血行加速；时有一止，是因血中津亏，血液粘稠，运行艰涩所致。因其真阴耗损，心阴大亏，心失所养，心肌痉挛，故心中悸动不宁，即"心中憺憺大动"，甚则血脉不通，而致"心中痛"。本证是第13条虚风内动之证的进一步发展，不仅已见痉厥，且见"心中憺憺大动，甚则心中痛"，故其治疗除用二甲复脉汤滋阴潜阳熄风外，又加潜镇养心之生龟板，即"三甲复脉汤主之"。

二甲复脉汤方、三甲复脉汤方

二甲复脉滋肝肾，加减复脉复其阴，
牡蛎鳖甲皆用生，育阴潜阳熄虚风，
三甲再加生龟板，镇心安神解心痛。

【原文】

既厥且哕（俗名呃忒），脉细而劲，小定风珠主之。(15)

【释义】

本条论述虚风内动兼呃逆的证治。"既厥且哕（俗名呃忒）"，是指既见痉厥又见呃逆。"厥"，本指昏厥与肢厥，并不包含痉证，而且本条中也未述及痉证，但吴氏在本条分注中云："温邪久踞下焦，烁肝液为厥。"其"烁肝液"应是引起虚风内功之痉症，吴氏却称之为"厥，可见是以厥统痉。且论其药物作用又云："阿胶沉降，补液而熄肝风。"由其分注所云可知，其证候是既有虚风内动之痉证，又见四肢厥逆之厥证，文中之"厥"字，是痉厥的统称。其虚风内动，是热邪耗损真阴，肝阴大亏，筋脉失养所致。其四肢厥冷，乃缘于阴亏血涩，气血不达四末。真阴亏则胃阴涸，肝阴亏则火旺，肝火旺则易横逆犯胃，胃阴本涸，又兼肝火扰动，则胃气上逆而为哕，其呃声时断时续，即"俗名呃忒"。脉"细"主阴伤，"劲"为弦急之象，乃阴亏而筋脉失养所致，为虚风内动之

征。虚风内动，当滋阴潜阳熄风，以"小定风珠主之"，其方
多用血肉有情之品，滋阴之力较强。

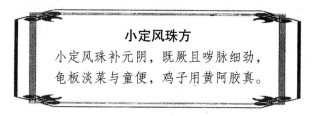

小定风珠方

小定风珠补元阴，既厥且哕脉细劲，
龟板淡菜与童便，鸡子用黄阿胶真。

【原文】

热邪久羁，吸烁真阴，或因误表，或因妄攻，神倦，瘛
疭，脉气虚弱，舌绛苔少，时时欲脱者，大定风珠主之。
(16)

【释义】

本条论述亡阴脱液危重证候的证治。"热邪久羁，吸烁真
阴"，是指热邪日久不解，消灼真阴，而致真阴大亏。"或因
误表，或因妄攻"是指温热病误用辛温解表，以致大汗伤阴，
或盲目攻下，下利不止而伤阴。总之，在温热病发展过程中，
或因热邪持续不解，或因误汗，或因误下，均可导致真阴耗
损，甚至亡阴脱液。其临床表现除见第 1 条所述之"手足心热
甚于手足背"，第 13 条所述之"舌干，齿黑，手指但觉蠕
动"，第 14 条所述之"心中憺憺大动，甚则心中痛"，第 15
条所述之"既厥且哕"诸症外，又见"神倦，瘛疭，脉气虚
弱，舌绛苔少，时时欲脱"之症。其"神倦"乃精神萎靡，
时欲昏睡之谓，是真阴大亏，阴不生阳，阴阳两虚，心神失养
所致。"瘛疭"，是水不涵木，虚风内动之症。"脉气虚弱"是
不足之脉的统称，多呈微细欲绝之象。"舌绛苔少"，是热邪
深入血分，消灼真阴，血中津亏，血液浓稠所致。"时时欲
脱"，是阴竭阳衰，将呈阴阳离绝之势。其证情危重，治当滋

阴潜阳，敛阴留阳，以"大定风珠主之"，求其挽危救亡。本
方以大队血肉有情之品组成，其滋补之力更强于小定风珠，故
称为大定风珠。吴氏在本条分注中云："此邪已去八九，真阴
仅存一二之治也。观脉虚，苔少可知，故治以大队浓浊，填阴
塞隙，介属潜阳镇定。"大定风珠乃三甲复脉汤加鸡子黄、五
味子组成，为滋补之重剂。其填补之力虽强，但其药多"浓
浊"腥腻，故方中加鸡子黄之后，其生牡蛎、生鳖甲、生龟
板之用量均较三甲复脉汤中减少，以防胃难受纳。

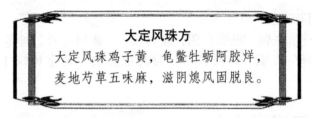

大定风珠方

大定风珠鸡子黄，龟鳖牡蛎阿胶烊，
麦地芍草五味麻，滋阴熄风固脱良。

【原文】

**壮火尚盛者，不得用定风珠、复脉。邪少虚多者，不得用
黄连阿胶汤。阴虚欲痉者，不得用青蒿鳖甲汤。**(17)

【释义】

本条从病机上论述定风珠、加减复脉汤、黄连阿胶汤、青
蒿鳖甲汤诸方证之鉴别。此诸方虽均治下焦温病，均有养阴之
功，然因邪之多少不同，其证之虚、实程度亦不同，故其应用
也有区别。

虽有真阴耗损，但"壮火尚盛者"，是虚实夹杂之证，当
滋阴与泻火并用，以黄连阿胶汤为宜，不可用定风珠、加减复
脉汤一类纯补之剂，以防恋邪。

若"邪少虚多"，而余邪深伏阴分不出者，宜用青蒿鳖甲
汤养阴透热。黄连阿胶汤虽有清热泻火之功，然其药苦寒，且
无入络搜邪之能，用之则徒伤正气而邪不能祛，故不可用。

若"阴虚欲痉者",是真阴耗损,亡阴脱液,水不涵木,虚风内动之兆,宜用加减复脉汤、定风珠之类方剂,以滋阴潜阳熄风,不可用青蒿鳖甲汤芳窜搜剔之品。

吴氏在本条分注中云:"此诸方之禁也。前数方虽皆为存阴退热而设,其中有以补阴之品为退热之用者;有一面补阴,一面搜邪者;有一面填阴,一面护阳者。各宜心领神会,不可混也。"

【原文】

痉厥神昏,舌短,烦躁,手少阴证未罢者,先与牛黄、紫雪辈开窍搜邪,再与复脉汤存阴,三甲潜阳,临证细参,勿致倒乱。(18)

【释义】

本条论述温热病"痉厥,神昏,舌短,烦躁"的辨治。上焦温病之热入心包证与下焦温病之亡阴脱液证,皆可见"痉厥,神昏,舌短,烦躁",但热入心包是虚实夹杂证,必又有高热,舌绛苔黄燥,脉细滑数等见症;亡阴脱液属虚证,必又有手足心热甚于手足背,舌绛苔少或舌光绛无苔,脉细或微细欲绝等见症。二者截然不同,治疗也不一样。热入心包者,宜先与安宫牛黄丸、紫雪丹之类方药清心豁痰开窍,俟邪尽之后,方可议用加减复脉汤滋阴或用三甲复脉汤滋阴潜阳。亡阴脱液之证,当以救阴为治,然若兼有热入心包而"手少阴证未罢者",亦应先祛邪,后议滋阴,若邪未祛而妄施补剂,势将"闭门留寇",而有内闭外脱之虞。正如吴氏在本条分注中所云:"痉厥,神昏,舌蹇,烦躁,统而言之为厥阴证。然有手经、足经之分。在上焦,以清邪为主,清邪之后,必继以存阴;在下焦,以存阴为主,存阴之先,若邪尚有余,必先以搜邪。手少阴证未罢,如寸脉大,口气重,颧赤,白睛赤，热壮之类。"

吴氏在文中所说的"少阴"、"厥阴"，是指手少阴心、手厥阴心包与足少阴肾、足厥阴肝。上焦温病热入心包证，病在手少阴、厥阴；下焦温病亡阴脱液证，病在足少阴、厥阴。因少阴与厥阴往往同病，故《温病条辨》中常统称为"少阴温病"或"厥阴温病"。

【原文】

邪气久羁，肌肤甲错，或因下后邪欲溃，或因存阴得液蒸汗，正气已虚，不能即出，阴阳互争而战者，欲作战汗也，复脉汤热饮之，虚盛者加人参。肌肉尚盛者，但令静，勿妄动也。(19)

【释义】

本条论述下焦温病欲作战汗的病机及治法。"邪气久羁，肌肤甲错"，是指温病迁延日久，热邪耗损真阴，肌肤失于濡润，干燥粗糙脱屑，甚至干燥如鳞甲。在这种情况下，如果有燥屎内结，用攻下法之后燥结已去，则气机通畅，热邪有外达之机，正气奋起驱邪，可以出现正邪交争而全身战栗，这是"欲作战汗也"。还有一种情况，是真阴耗损之证服用滋阴增液药物后阴液恢复，正气奋起驱邪，正邪交争，蒸迫津液，也可出现全身战栗，"欲作战汗"。总之，"或因下后邪欲溃，或因存阴得液蒸汗"，但因正气已虚，不能立即驱邪外出，故出现正邪交争而战，全身战栗的现象。即文中所谓"阴阳互争而战者"。此时，应与"复脉汤热饮之"，是用加减复脉汤补阴液，以充其汗源，"热饮之"可助阳气以鼓邪外出。如果正气大虚，抗争无力者，可"加人参"补正气以鼓邪。如果虽然阴伤正虚，但肌肉尚充盛，人体尚未致大虚者，则不需用药，只需嘱其静卧以待，不可妄动，旁人亦不可骚扰，以防消耗正气，其正气自可鼓汗而出。战汗之后，如果阴液未复，阴虚症状较重，可再议补阴。

【原文】

时欲漱口不欲咽，大便黑而易者，有瘀血也，犀角地黄汤主之。（20）

【释义】

本条论述血热动血瘀于肠间的证治。"时欲漱口不欲咽"，是瘀血的特征。瘀血阻滞，气机不利，津不上承，故口中干燥，但因气机不利，气化受阻，津液不化，故不欲饮水，而以含漱为快。"大便黑而易"，是血分热盛，灼伤血络，迫血妄行，使血不循经，溢出脉外，瘀于肠道所致。血久瘀则色黑，而"血主濡之"，瘀血与大便相混而下，故"大便黑而易"。因其瘀血乃血热动血所致，故治当凉血散血，以"犀角地黄汤主之"。本方凉血以止其欲出之血，散血以祛其肠间瘀血，因其瘀血与大便相混而下，邪有出路，故不用大黄、芒硝攻下之品。

【原文】

少腹坚满，小便自利，夜热昼凉，大便闭，脉沉实者，蓄血也，桃仁承气汤主之，甚则抵当汤。（21）

【释义】

本条论述下焦血热蓄血的证治。"少腹坚满"，是指少腹硬满急结，窘急难耐，甚或胀满坚硬拒按。究其原因，或因水蓄膀胱，气闭不通而致；或因瘀血蓄积少腹，气血阻滞而成。若因于膀胱蓄水，则当小便不利，今"小便自利"，可知并非蓄水，而是蓄血所致。因蓄血阻滞，气血内闭，故"脉沉实"。其蓄血的形成，乃因热邪深入血脉，耗伤血中津液，使血液黏滞成瘀所致。热愈炽则血愈耗而瘀愈甚，瘀愈甚则热邪愈无出路，遂致瘀热互结于下焦少腹部血络之中。"夜热昼凉"，说明热在血分。其"夜热"，是因血中津伤，夜间阳入于阴，则阴不制阳而发热。其"昼凉"，是因白天阳出于阴，故其体温有所降低。其"昼凉"是指白天比夜间体温低，发热程度轻，但未必不发热。"大便闭"，是因津伤肠燥，又加瘀热阻滞气机，而致腑气不通。因其瘀热互结，蓄于下焦少腹部血络之中，故治当凉血泄热逐瘀，以"桃仁承气汤主之"，若蓄血特甚，桃仁承气汤力不胜任者，则当加重攻逐破瘀之力，故"甚则抵挡汤"。

本条与第21条相较，前条之证是血溢出脉外而瘀于肠道，其瘀血在经脉之外，与大便相混而下，邪有出路，其证较轻，故不用攻逐之品。本证是血热互结于下焦少腹部血络之中，邪无出路，故必重用攻下逐瘀之品方可收功。

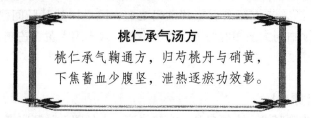

桃仁承气汤方

桃仁承气鞠通方，归芍桃丹与硝黄，

下焦蓄血少腹坚，泄热逐瘀功效彰。

【原文】

暑邪深入少阴消渴者，连梅汤主之；入厥阴麻痹者，连梅汤主之；心热，烦躁，神迷甚者，先与紫雪丹，再与连梅汤。(36)

【释义】

本条论述暑邪深入下焦肝肾，消灼真阴，导致消渴、麻痹的证治。暑热邪气持续不解，可深入下焦，消灼真阴，导致肝肾阴虚。肾阴亏则津液不能上供，故口渴而消水不已。肝阴亏则筋脉失养，故筋脉麻痹。肝与肾乙癸同源，故治亦同法，均以"连梅汤主之"，其方以酸甘化阴滋补肝肾为主，以酸苦泄热为辅。若同时见"心热，烦躁，神迷甚者"，是暑热邪气下伤足少阴肾水而上助手少阴心火，乃手、足少阴同病，心肾不交，虚实夹杂之证。若径投连梅汤，则恐滋润敛邪，反致暑热邪气无出路，故"先与紫雪丹"，以清涤暑热，然后"再与连梅汤"，以滋阴泄热。

本条与第 11 条均为下焦温病真阴耗损之证，但前者为"真阴欲竭，壮火复炽"，其虚实并重，故以黄连阿胶汤泻南与补北并用。本条以阴伤为主，见消渴与麻痹之症，故以酸甘化阴为主，酸苦泄热为辅。

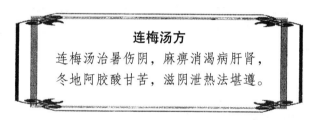

连梅汤方

连梅汤治暑伤阴，麻痹消渴病肝肾，
冬地阿胶酸甘苦，滋阴泄热法堪遵。

【原文】

暑邪久热，寝不安，食不甘，神识不清，阴液元气两伤者，三才汤主之。(39)

【释义】

本条论述下焦温病后期，热邪已退而气阴两伤的证治。"暑邪久热"，是指暑热邪气留恋日久，正气大伤。其"寝不安"，是阴液大亏，心肾不交所致。其"食不甘"，说明暑热伤津耗气，脾胃气阴两虚，消磨、运化功能低下，导致纳食减少而饮食无味。其"神识不清"乃因于心气、心阴大亏而心神失养。其证属暑热邪气久耗而致"阴液元气两伤"，故治当补益气阴，以"三才汤主之"。因其方中用天冬、干地黄、人参三味，正符天、地、人"三才"之说，故以三才名方。条文中虽云"暑邪久热"，但其症状皆为虚象，可见是暑邪已退而气阴两伤之后遗症。本条虽列于暑温、伏暑门中，但其它温热病热邪耗气伤阴而见此证者，治亦同法。

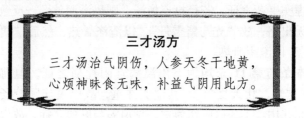

三才汤方
三才汤治气阴伤，人参天冬干地黄，
心烦神昧食无味，补益气阴用此方。

【原文】

喘咳息促，吐稀涎，脉洪数，右大于左，喉哑，是为热饮，麻杏石甘汤主之。(48)

【释义】

本条论述肺热喘咳的证治。"喘咳息促"而"脉洪数"，可知其病机为热邪迫肺。热邪逼迫，肺气上逆，故喘咳而呼吸急促。肺热气涌，故脉象洪数。因右手脉候气分，其证为气分热盛，故其脉洪数而"右大于左"。"吐稀涎"，是因热邪壅肺，肺失宣降，津液不布，凝滞于肺，聚而为饮。因其饮之形成，乃热邪壅肺所致，故称为"热饮"。"喉哑"，是热邪壅肺，肺失宣畅而致"金实不鸣"。其证为肺热喘咳，治当清宣肺热，以"麻杏石甘汤主之"。

本证为肺热而致喘咳，应属上焦气分证，但吴氏却将其列入"下焦篇"之"寒湿"门，是因吴氏在"下焦篇""寒湿"门中将"痰饮"列为专题论述，其列入本条之"热饮"，是与"寒饮"等痰饮病相互对照。

【原文】

湿温久羁，三焦弥漫，神昏窍阻，少腹硬满，大便不下，宣清导浊汤主之。(55)

【释义】

本条论述湿滞大肠的证治。"湿温久羁，三焦弥漫"，是讲湿温病日久，湿热邪气弥漫于上、中、下三焦。其湿邪与热邪孰轻孰重？由其所用之宣清导浊汤是以祛湿为主的方剂可以看出，是以湿邪为主，湿重于热。其湿邪虽弥漫三焦，但以下焦为主，湿阻气机，腑气不通，故"少腹硬满"。湿滞大肠，黏腻滞着，故"大便不下"。因其为湿邪粘着，并非燥屎热结，故虽大便不下，少腹硬满，但并无潮热，汗出，腹满痛拒按，口渴，舌苔焦燥等阳明热结腑实症状。湿滞下焦，气机闭塞，邪无出路，则弥漫于中、上焦。湿浊上蒙心包，则见"神昏窍阻"，即神识昏蒙，心窍闭阻之症。其弥漫于中焦，脾胃升降失常，则脘痞，呕恶亦自不待言。吴氏在本条分注中云："此湿久郁结于下焦气分，闭塞不通之象。"因其湿阻气机，邪无出路，故浊气不降，清气不升，治当祛湿清热，升清降浊，以"宣清导浊汤主之"。其"宣清"，即升清之意。"导浊"，即降浊之意。清气升则浊气降，而浊气降则清气升，二者互为因果，故宣清与导浊实际上是相辅相成，相互为用。

宣清导浊汤方

宣清导浊猪茯苓，加寒水石湿热清，
晚蚕砂共皂荚子，升清降浊两相应。

卷四　杂说·治病法论

【原文】

治上焦如羽（非轻不举）；治中焦如衡（非平不安）；治下焦如权（非重不沉）。

【释义】

本条论述上、中、下三焦温病的治疗原则。

"治上焦如羽（非轻不举）"，是指上焦温病初起，病变部位在手太阴肺，导致肺失宣降，卫外失司，治疗应当用轻扬宣透的药物，以其升散之性，举邪外出，而恢复肺的宣发肃降功能。"如羽"，是比喻药物的作用应象禽类的羽毛一样，具有轻扬之特性，通过宣发肺气而举邪外出，即《叶香岩外感温热篇》中所说的"辛凉轻剂"。

"治中焦如衡（非平不安）"，是指中焦温病病变部位在脾胃，导致脾胃升降失常，其治疗重点应在于调整脾胃升降的平衡。如胃热盛则气逆而上，升之太过，清胃即可降逆而使之归于平衡。脾湿重则清气不升，浊气不降，升降失调，祛湿即可令清气升而浊气降，使之归于平衡。脾胃升降平衡，则人体得安。"如衡"，是比喻药物的作用应象秤杆称重一样，使脾胃功能恢复而保持升降平衡。

"治下焦如权（非重不沉）"，是指下焦温病病变部位在肝、肾、膀胱，或热邪深入下焦，导致真阴耗损，肝肾阴亏而致水不涵木，虚风内动；或湿邪阻滞膀胱，气机不利，湿浊不下，邪无出路。治疗真阴耗损，虚风内动，应当用质重沉降的药物，重镇潜阳，以熄虚风。治疗湿阻膀胱，应当用质重沉降的药物如滑石之类，沉降下行，渗湿利尿，以导邪外出。"如权"，是比喻药物的作用应象秤砣一样，质地重而下沉，才能作用于下焦。